Eckehard Pioch, Luisa von Hauenschild, Katarzyna Meinert,
Isabel Mühlinghaus, Tilman Watzel (Hg.)
Zwischen Angst und Hoffnung

Das Anliegen der Buchreihe Bibliothek der Psychoanalyse besteht darin, ein Forum der Auseinandersetzung zu schaffen, das der Psychoanalyse als Grundlagenwissenschaft, als Human- und Kulturwissenschaft sowie als klinische Theorie und Praxis neue Impulse verleiht. Die verschiedenen Strömungen innerhalb der Psychoanalyse sollen zu Wort kommen, und der kritische Dialog mit den Nachbarwissenschaften soll intensiviert werden. Bislang haben sich folgende Themenschwerpunkte herauskristallisiert: Die Wiederentdeckung lange vergriffener Klassiker der Psychoanalyse – wie beispielsweise der Werke von Otto Fenichel, Karl Abraham, Siegfried Bernfeld, W. R. D. Fairbairn, Sándor Ferenczi und Otto Rank – soll die gemeinsamen Wurzeln der von Zersplitterung bedrohten psychoanalytischen Bewegung stärken. Einen weiteren Baustein psychoanalytischer Identität bildet die Beschäftigung mit dem Werk und der Person Sigmund Freuds und den Diskussionen und Konflikten in der Frühgeschichte der psychoanalytischen Bewegung.

Im Zuge ihrer Etablierung als medizinisch-psychologisches Heilverfahren hat die Psychoanalyse ihre geisteswissenschaftlichen, kulturanalytischen und politischen Bezüge vernachlässigt. Indem der Dialog mit den Nachbarwissenschaften wiederaufgenommen wird, soll das kultur- und gesellschaftskritische Erbe der Psychoanalyse wiederbelebt und weiterentwickelt werden.

Die Psychoanalyse steht in Konkurrenz zu benachbarten Psychotherapieverfahren und der biologisch-naturwissenschaftlichen Psychiatrie. Als das ambitionierteste unter den psychotherapeutischen Verfahren sollte sich die Psychoanalyse der Überprüfung ihrer Verfahrensweisen und ihrer Therapie-Erfolge durch die empirischen Wissenschaften stellen, aber auch eigene Kriterien und Verfahren zur Erfolgskontrolle entwickeln. In diesen Zusammenhang gehört auch die Wiederaufnahme der Diskussion über den besonderen wissenschaftstheoretischen Status der Psychoanalyse.

Hundert Jahre nach ihrer Schöpfung durch Sigmund Freud sieht sich die Psychoanalyse vor neue Herausforderungen gestellt, die sie nur bewältigen kann, wenn sie sich auf ihr kritisches Potenzial besinnt.

Bibliothek der Psychoanalyse
Herausgegeben von Hans-Jürgen Wirth

Eckehard Pioch, Luisa von Hauenschild,
Katarzyna Meinert, Isabel Mühlinghaus,
Tilman Watzel (Hg.)

Zwischen Angst und Hoffnung

Psychoanalyse in Zeiten gesellschaftlicher Krisen

Mit Beiträgen von Luise Bringmann, Martin Ehl,
Shmuel Erlich, Mira Erlich-Ginor, Igor M. Kadyrov,
Jonathan Lear, Cécile Loetz, Angela Mauss-Hanke,
Jakob Müller, Eckehard Pioch, Kai Rugenstein, Nils F. Töpfer,
Sally Weintrobe, Herbert Will und Karin Johanna Zienert-Eilts

Psychosozial-Verlag

Bibliografische Information der Deutschen Nationalbibliothek
Die Deutsche Nationalbibliothek verzeichnet diese Publikation
in der Deutschen Nationalbibliografie; detaillierte bibliografische Daten
sind im Internet über http://dnb.d-nb.de abrufbar.

Originalausgabe

Gesetzlich vertreten durch die persönlich haftende Gesellschaft Wirth GmbH,
Geschäftsführer: Johann Wirth
Walltorstr. 10, 35390 Gießen, Deutschland
0641 96 99 78 0
info@psychosozial-verlag.de
www.psychosozial-verlag.de

Umschlagabbildung fotografiert von Carsten Krebs
Umschlaggestaltung und Innenlayout nach Entwürfen von Hanspeter Ludwig, Wetzlar
Druck und Bindung: Majuskel Medienproduktion GmbH
Elsa-Brandström-Str. 18, 35578 Wetzlar, Deutschland
Printed in Germany

ISBN 978-3-8379-3414-4 (Print)
ISBN 978-3-8379-6322-9 (E-Book-PDF)

Inhalt

Vorwort

Die DPG-Jahrestagung im Mai 2024 mit dem Titel »Angst, Regression, Desintegration – und Hoffnung? Psychoanalyse in Zeiten der Krise« in Berlin war mit dem Versuch verbunden, die aktuellen Krisen, Kriege und andere gesellschaftliche Zuspitzungen psychoanalytisch zu verstehen und in ein gemeinsames Nachdenken zu finden. Dies geschah aus dem Gefühl heraus, dass die Realität und Vielzahl der Krisen und Konflikte kaum aushaltbar sind, mit Angst, Regression und Resignation einhergehen und in der Folge zu Abwehrbewegungen führen, die häufig die Situation verschärfen. Es war dabei ein Anliegen der Tagung, die verschiedenen Krisenherde nicht isoliert zu betrachten, sondern anzuerkennen, dass ihnen psychische Mechanismen und pathologische Abwehrformen zugrunde liegen, die in uns allen verortet sind. Regressive Bewegungen bis hin zur Desintegration bereiten schließlich den Boden dafür, dass zentrale Abwehrmechanismen wie Verleugnung, Flucht in die Omnipotenz, Selbst-Idealisierung und Abwertung der anderen in den Vordergrund rücken. »Das Gefühl, narzisstisch zu omnipotentem Denken berechtigt zu sein, um der Realität auszuweichen, ist der psychische Treibstoff, der diesen seelischen Zustand fördert« schrieb Sally Weintrobe (2022, S. 1115) treffend, um diese aktuelle Entwicklung in Gesellschaften und Politik zu beschreiben. Es gilt auch an dieser Stelle, sich das ursprüngliche Bestreben Freuds zu vergegenwärtigen: Unbewusstes bewusst zu machen, damit es nicht untergründig destruktiv fortwirken kann, sondern Entwicklung und Veränderung möglich werden. Jonathan Lear (2020 [2006]), der genau wie Sally Weintrobe die Tagung durch einen Hauptvortrag bereichert hat, spricht in eine ähnliche Richtung und verweist darauf, dass die Unfähigkeit, sich die eigene Zerstörung vorzustellen, der blinde Fleck einer jeden Kultur sei. Vera King (2022, S. 1134) fasst die Herausforderung der Gegenwart folgendermaßen zusammen: »rasches Handeln zu fordern, ohne alarmistisch zu sein; sich

Gefahren zu vergegenwärtigen, ohne ohnmächtig aufzugeben; und dies angesichts sich zuspitzender ökologischer Krisen mit teils schleichenden, teils eruptiv hervortretenden Schäden«. Dabei arbeitet sie heraus, wie sehr die Problematik der Generativität beziehungsweise die Generationenspannung und die damit verbundenen ambivalenten Gefühle den Umgang mit den Krisen der Gegenwart prägen.

Hier fügt sich auch das Cover-Foto von Carsten Krebs ein, das uns auch durch die Tagung begleitet hat. Es ist im Rahmen eines Projekts zum Thema »Flur – bereinigt« entstanden und bebildert, wie der Mensch in die Umwelt eingreift und diese zu kontrollieren versucht. Das Bild vermittelt auf besondere Weise eine bedrückende Atmosphäre, die uns erfasst, wenn wir uns auf das beunruhigende Thema einlassen – auf die Art, wie wir mit unserer Welt umgehen, welche Spuren wir hinterlassen und dabei in Gefahr bringen, wovon Leben abhängt.

Die Bedeutung regressiver Prozesse hat auf der Tagung einen eigenen Themenblock gebildet und zu viel Austausch angeregt. Neben der heilsamen, therapeutisch notwendigen Regression rückten dabei häufig die pathologischen Formen in den Fokus, die dynamisch von besonderer Bedeutung sind, wenn wir destruktive Muster als Antwort auf die krisenhaften Entwicklungen verstehen möchten – auf individueller wie kollektiver Ebene.

Im Angesicht all dessen nicht die Hoffnung zu verlieren, war ein zentrales Anliegen der Tagung. Hoffnung stand daher nicht nur im Titel, sondern wurde psychoanalytisch aus unterschiedlichen Perspektiven diskutiert. Dabei geht es um eine »verantwortungsvolle Hoffnung« (King, 2022, S. 1137), die konstruktive Prozesse antreibt und kreative Lösungen in festgefahrenen, destruktiven Szenarien ermöglicht, bis hin zu einer »radikalen Hoffnung«, wie Lear (2020 [2006], S. 10) sie versteht – die Hoffnung, »dass etwas Gutes hervortreten wird, selbst wenn man gegenwärtig noch nicht über die Begriffe verfügt, mittels derer man sich dieses Gute verständlich machen kann«.

Hoffnung wird gebraucht, um überhaupt Zukunft denken zu können – eine wesentliche Voraussetzung für die psychoanalytische Arbeit im Behandlungszimmer. Die Frage, wie sich die gesellschaftlichen und teils globalen Krisen im Einzelnen abbilden und was daraus für die psychoanalytische Arbeit folgt, zieht sich durch alle Beiträge der Tagung und dieses Themenbandes, auch dann, wenn die therapeutische Arbeit mit Patient:innen nicht ausdrücklich im Fokus steht.

Wir freuen uns sehr, Ihnen die Beiträge in diesem Band vorstellen zu dürfen, die eine Auswahl der auf der Tagung gehaltenen Vorträge widerspiegeln. Wir danken allen Autor:innen für die Mitarbeit und ihren Enthusiasmus für das Thema, der aus ihren Beiträgen spricht.

Eckehard Piochs Kapitel trägt den Titel: »›Rottet die Bestien aus!‹ versus ›Man müsste an so was wie Liebe glauben!‹ Omnipotenz und toxische Polarisierung als individuelle und kollektive Abwehr des existenziellen Angewiesenseins des Menschen«. Pioch setzt sich mit destruktiv-narzisstischen Omnipotenzfantasien und mit der dem Menschen eigenen Aggression auseinander und thematisiert, wie libidinöse Verbindungen und Objektbeziehungen durch die menschliche Destruktivität bedroht, beschädigt und pervertiert werden können. Er beginnt sein Kapitel mit einer Skizzierung des namenlosen Protagonisten aus Knut Hamsuns Roman *Hunger*, der seinen heimlichen Wunsch nach Beziehung durch eine idealisierte innere Welt, in der scheinbar eine omnipotente Bedürfnislosigkeit möglich ist, abwehrt. Diese Ambivalenz greift Pioch in seinen später im Text diskutierten Fallvignetten noch einmal auf und verbindet diese unter anderem mit den theoretischen Überlegungen von Brenman Pick. Eingerahmt werden die Falldarstellungen von historischen und philosophischen Überlegungen. Dabei kommt dem Diktum von Hobbes »Homo homini lupus« und Freuds darauf aufbauenden Gedanken zur menschlichen Destruktivität eine besondere Bedeutung zu. Pioch nimmt zudem Bezug auf die Kolonialzeit und versteht die Rechtfertigungen von Gräueltaten als Projektionen oral-sadistischer Impulse mit der Folge eines pervertierten Über-Ichs. Er beendet sein Kapitel mit einem vorsichtig hoffnungsvollen Blick, indem er aufzeigt, wie innerlich Befriedendes auch in hochdestruktiven Strukturen gelingen kann, wenn ein Zugang zum »Menschlichen«, zum Abhängigen des Einzelnen gelingt. Abschließend zitiert er nochmals Freud und resümiert bezugnehmend auf die aktuellen globalen Krisen: »Wer kann den Erfolg und Ausgang voraussehen?«

»›Wehe denen, die Böses gut und Gutes böse heißen …‹ Psychoanalytische Überlegungen zur Entwicklung der Anfälligkeit für Verschwörungsnarrative und für ›pervertiertes *containing*‹« ist der Titel und das Programm des Beitrags von *Karin Johanna Zienert-Eilts*. Am Beispiel des Verschwörungsnarrativs »The Big Lie« untersucht Zienert-Eilts die Wirkkraft und die Dynamik von Verschwörungserzählungen, die auf dem Nährboden regressiver Prozesse – mehr oder weniger bewusst, mehr oder weniger gezielt – Realitätsverzerrungen und Lügen als ein Mittel zur Agitation einsetzen. Dabei geht es der Autorin im Besonderen um die Bereitschaft vieler Menschen, an Verschwörungstheorien ohne jeden Zweifel zu glauben, und sie liefert dazu Daten, gewonnen aus sozialen Medien, klinischem Material, Interviews und Dokumentationen. Als ein Versuch, die Entwicklung dieser Bereitschaft im Individuum erklärbar zu machen, verbindet sie die Ausführungen Wilfred Bions, Susan Isaacs und Herbert Rosenfelds und entwickelt die These, dass misslingende Containingprozesse in frühen Beziehungserfahrungen entscheidend sind für die Anfälligkeit für Verschwörungsnarrative: In Krisenzeiten – seien sie individueller oder gesellschaftspolitischer Art oder aber eine Kombination von beiden – setzen Regressionsprozesse ein, die frühe Verwirrungszustände, Verlust- und Vernichtungsangst, Hass und Ohnmachtserleben mobilisieren. Als ein Abwehrschirm bilden sich starre bis hin zu einer Art abgedichteter »Überzeugungs-Kapseln«, durchdrungen von Omnipotenz- und Überlegenheitsphantasmen. Diesen Prozessen liegen vor allem eine als existenzbedrohlich erlebte Panik vor Veränderungen sowie die übermäßige Identifizierung mit einem omnipotenten Objekt zugrunde; damit untrennbar verbunden ist die unbewusste Sehnsucht nach Symbiose mit einem omnipotenten »Erlöser« – ein Konglomerat, das die Anfälligkeit für Verschwörungserzählungen, für autokratische, destruktiv-populistische Führer und für den Prozess eines »pervertierten *containings*« hervorbringt. Zusammenfassend wird die gut dokumentierte destruktiv-symbiotische Beziehungsdynamik zwischen Donald Trump und seinen Anhänger:innen, einschließlich der systemimmanenten Eskalation von Gewalt, umrissen – eine Dynamik, aus der es nur schwer ein Entkommen zu geben scheint.

Martin Ehl geht in seinem Beitrag »Rettung der Welt – Fantasien in Krisenzeiten. ›Imaginative‹ versus ›Omnipotente‹ Fantasie« auf die innere Dynamik ein, die omnipotente Rettungsfantasien hervorbringen kann. Er geht davon aus, dass das Erleben von Kränkungen und Zerstörungen in der äußeren Welt unbewusst an unseren inneren beschädigten Objekten rühren und auf diese Weise weltweit zunehmende zerstörerische Kräfte mobilisieren kann; mit der Folge, dass Zuflucht in omnipotenten Rettungsfantasien gesucht wird bis hin zu psychotischer Realitätsverkennung und krimineller Gewalt. Er zeigt auf, wie die steigende Belastung durch Umweltkrisen und Kriege die individuelle und gesellschaftliche Konflikt- und Integrationsfähigkeit beeinträchtigt und so populistische Entwicklungen fördert. Dabei können primitive Abwehrmechanismen in den Vordergrund treten und die Grenze zwischen Fantasie und Realität angreifen oder ganz auflösen. Als besonders fatal beschreibt Ehl Verleugnungsprozesse, die den Blick auf die selbstzerstörerischen Folgen unseres Handelns verstellen und die Bewusstwerdung angemessener Schuldgefühle verhindern. Dies gestatte es, sich weiterhin schuldhaft zu verhalten, ohne Schuld erleben zu müssen – wie zum Beispiel im Umgang mit der Klimakatastrophe. Ehl verdeutlicht die innere Dynamik an Fallvignetten aus Behandlungen von Psychotiker:innen und Kriminellen. Ausgehend von diesen Erfahrungen wendet er sich der gesellschaftlichen Ebene zu, betrachtet die Dynamik zwischen Führer:innen und ihren Anhänger:innen und blickt auf Beispiele, wie destruktive gesellschaftlichen Prozesse aufgearbeitet, die damit verbundene Schuld anerkannt und Versöhnung ermöglicht werden kann (zum Beispiel im Rahmen der »Wahrheits- und Versöhnungskommission« in Südafrika).

In seinem Beitrag »Zurück wohin? Gestalten der Regression« nimmt sich *Kai Rugenstein* den Begriff der Regression vor, untersucht Wendungen in seiner Rezeptionsgeschichte, erinnert an mögliche Konnotationen und bringt, so auch sein Programm, das Konzept in unserem analytischen Denken neu in Bewegung. In sieben beschriebenen »Gestalten des Zurücks« fächert Rugenstein dies auf und zeigt, wie in der Rezeptionsgeschichte des Regressionsbegriffs eine oft genutzte Unterscheidung in ein Zurück im Raum und ein Zurück in der Zeit auch dazu dient, eine andere Unterscheidung zu verdecken. Der Beitrag rückt die Spannung zwischen einem historisch älteren biologischen Regressionsbegriff und einem historisch jüngeren psychologischen Regressionsbegriff ins Zentrum des Interesses und zeigt, wie Freuds Begriffsbildung nicht nur von biologischen Modellen der Regression ausgeht, sondern auch der beständigen Versuchung unterliegt, wieder ins Biologische zurückzufallen. Rugenstein schließt mit einem Plädoyer für die Konnotation von Regression im Sinne eines *negative development* – »eines Verzichts, der einen Weg zurück ermöglicht, zurück nicht etwa ins Bett und auch nicht in die Vergangenheit, sondern ins Leben«.

Igor M. Kadyrov beginnt seinen Text »Angst, Tod und das Ich-zerstörende Über-Ich. Im sozialen Raum« mit der Untersuchung einiger Haupttexte von Freud und zeigt auf, dass Angst in der Freud'schen Theoriebildung eine zentrale Rolle spielt – sowohl bei der Unterscheidung verschiedener Typen von Angst als auch bei der Transformation von Angst in der Symptombildung, der psychischen Entwicklung und im Verlauf der psychoanalytischen Behandlung. Kadyrovs Freudlektüre führt dazu, die Angst des Ichs vor einem tödlichen und allgegenwärtigen (das heißt innerlich und äußerlich lokalisierten) Über-Ich als eine eindrückliche Manifestation der Todesangst zu betrachten. Das, was im intrapsychischen Bereich als verfolgendes Über-Ich bezeichnet wird, zeige Gegenstücke und Entsprechungen in der äußeren gesellschaftlichen Realität, genauer: in den übergeordneten öffentlichen und staatlichen Systemen. Diese können Kadyrov zufolge in bestimmten Ländern und Regionen tiefgreifende und weitreichende Krisen auslösen.

Dieser theoretischen Einführung schließt der Autor eine zutiefst bewegende Schilderung der Situation russischer Psychoanalytiker:innen nach dem Angriff Russlands auf die Ukraine am 24. Februar 2022 an. In dessen Folge habe die innenpolitische Atmosphäre, die sich bereits über viele Jahre hinweg stetig verschlechtert hatte, einen Orwell'schen Charakter angenommen. In suggestiven »Neusprech«-Phrasen, die an *1984* erinnern, zeige sich »das Ich-destruktive Über-Ich bei der Arbeit«. Der Autor beschreibt eine psychische Struktur, die auf einer doppelten Identifikation beruhe: einerseits mit dem eingeschlossenen, gefangenen (»bereits beschädigten« oder selbstbeschädigten) Ich; andererseits mit dem quälenden, die projektive und introjektive Identifikation verweigernden »planetarischen« Über-Ich-System, das es umgibt. Hieraus ergeben sich verschiedene Enactment-Szenarien, die Kadyrov näher beschreibt.

In einem Epilog vergleicht der Autor die intrapsychische Situation eines Ichs, das darum kämpft, sich von seinem harten unmoralischen und mörderischen Zerstörer, dem destruktiven Über-Ich, zu emanzipieren, mit der Situation russischer Psychoanalytiker:innen und Kandidat:innen, die analog als ein Ich identifiziert werden könnten, »das darum kämpft, sein Recht auf unabhängige Beobachtung und Beurteilung von dem abnormen, schwer bewaffneten und mörderischen ›Super‹-Ich zurückzuerobern«. Besorgt fragt Kadyrov, ob der Zweig der russischen Psychoanalyse, dessen professionelles Niveau und das System der psychoanalytischen Ausbildung in den letzten 30 Jahren ein beeindruckend hohes Niveau auf internationalem Standard erreicht habe, überhaupt überleben könne. Der Autor sieht diese Frage gegenwärtig als nicht beantwortbar an und schließt Freud zitierend: »The struggle is not yet over.«

Shmuel Erlich und Mira Erlich-Ginor beschäftigen sich in ihrem Beitrag »Zeitgemäßes über Antisemitismus« mit der nach dem 7. Oktober 2023 zu beobachtenden sprunghaft angestiegenen Ausbreitung des Antisemitismus. Dieser ist seit Jahrhunderten Teil der jüdisch-christlich-islamischen Kultur und hat verschiedene Formen und Ausprägungen angenommen.

Nach seinem zerstörerischen Höhepunkt im Holocaust des 20. Jahrhunderts mit der systematischen Vernichtung der Juden entstand die kollektive Entschlossenheit: »Nie wieder!« Doch die jüngsten Ausschreitungen gegen Israel und gegen Juden in vielen Teilen der Welt zeugen von der anhaltenden Macht und Unerbittlichkeit des Antisemitismus. Die Autor:innen untersuchen dieses Phänomen mit einer psychoanalytischen »Linse«, ergänzt durch eine gruppendynamische Perspektive unter Einbeziehung sozio-historischer Aspekte. Sie arbeiten heraus, dass sich im Antisemitismus ein perverser Wunsch ausdrückt, eine Welt zu schaffen, die frei ist von der Last der Moral sowie von historischer und zwischenmenschlicher Vielfalt und Generationsunterschieden. Die sozialen Medien mit ihren Filterblasen verstärken die Ausbreitung von Judenhass, der auf Projektionen, Fantasien und starken Emotionen statt auf historischen und sozialen Fakten beruht. Auch die Psychoanalyse sei von diesen Mechanismen bedroht. Erlich-Ginor und Erlich hoffen darauf, dass die Psychoanalyse einen Weg findet, sich stärker in den gesellschaftlichen Diskurs einzubringen.

»Rache, Vergeltung, Ressentiment. Psychoanalytische Erkundungen zu einigen allzu menschlichen Impulsen« – so lautet der Titel des Kapitels von *Angela Mauss-Hanke*. Sie geht der Frage nach, ob die Rache, der »Rach-Durst«, etwas genuin Menschliches ist. Hierfür stellt sie Bezüge zur griechischen Antike her. Psychoanalytisch betrachtet stelle Rache eigentlich einen Wunsch nach Kommunikation dar. Sowohl in Freuds Passiv-Aktiv-Wendung als auch in Kleins projektiver Identifizierung sowie in Bions »Ich füge dir etwas zu, damit du spürst, wie es sich in mir anfühlt«, findet Mauss-Hanke Belege für diese These. Im Weiteren stellt sie Ergebnisse einer kleinen Befragung von Jugendlichen vor. Insbesondere bei pathologischen Entwicklungen reiche die Rachefantasie nicht aus und der Racheakt könne nie eine tatsächliche Genugtuung verschaffen, um die erlebte (narzisstische) Kränkung ungeschehen zu machen. Daraus resultiere eine »Rachespirale«, wie Mauss-Hanke anhand von Auszügen des Onlinetagebuchs des Attentäters von Emsdetten herausarbeitet. Zum Abschluss wird in diesem Kapitel beleuchtet, wie Rache und Ressentiment sich zueinander verhalten und welch verheerend destruktive – auch aktuell weltpolitische Wirkung das in den »Mantel der Gerechtigkeit« gehüllte Ressentiment entfalten kann.

In dem Text »Resignation: Die Aufgabe der Aufgabe« diskutieren *Cécile Loetz und Jakob Müller* das Phänomen der Resignation auf eine vielschichtige, realitätsnahe und bewegende Weise. Resignation wird oft als eine stille Reaktion auf eine als ausweglos empfundene Zukunft wahrgenommen. Sie kann angesichts unlösbarer gesellschaftlicher Probleme auftreten oder auch im Umgang mit unwiderruflichen Verlusten oder in stagnierenden Therapieprozessen. Dabei wird die Resignation in unserer Gesellschaft grundsätzlich eher als negativ wahrgenommen. Der dringende Wunsch nach schnellen Lösungen überwiegt. Häufig verkleidet sich deshalb die Resignation mit dem Gewand des Aktivismus und scheinbar unermüdlicher Geschäftigkeit. Der Text verfolgt die unbewussten Wurzeln der Resignation sowohl in der breiten Gesellschaft als auch innerhalb therapeutischer Kontexte. Die Autor:innen beleuchten dabei sowohl die destruktiven als auch die konstruktiven Facetten des Aufgebens. Aufschlussreich ist dabei die eingehende Analyse einer Fallvignette, die dazu anregt, sich intensiver mit der Bedeutung und dem Prozess des Durcharbeitens resignativer Krisen auseinanderzusetzen und zu reflektieren, wie es möglich werden kann, emotional aus einer Blockade herauszukommen, die die persönliche und soziale Entwicklung hemmt. Sie stellen dem eher passiv-erduldenden Charakter der Resignation eine eher aktiv-integrierende Alternative gegenüber: Akzeptanz, verstanden als Anerkennung einer unveränderbaren Wirklichkeit als Teil des eigenen Lebens. Loetz und Müller führt diese unter Bezug auf Adorno zu der dialektischen Schlussfolgerung, dass in den Worten, die aussprechen, was ist, eine größere Kraft zur Veränderung stecken könne als in allen Beschwörungen des Positiven, die in Wahrheit das Bestehende stabilisieren.

Sally Weintrobe geht es in ihrem Beitrag »Über die Gefahren einiger Arten omnipotenten Denkens« im Wesentlichen um die Rolle, die Omnipotenz beim »Herstellen« einer bestimmten Realität spielt. Weintrobe sieht Allmachtsdenken als die treibende und gestaltende Kraft einer »Klimabetrugsblase«, die sich über die realen Grenzen dessen hinwegsetzt, was der Planet für jede Generation an Ressourcen zur Verfügung hat, und die durch das Zusammenwirken von profitgeleiteter Fossilindustrie und gesellschaftlich breiter Kollusion aufrechterhalten wird – letztlich ein massenhafter seelischer Rückzug von der Realität, wie ihn John Steiner konzeptualisiert hat. Weintrobe formuliert den bestürzenden Befund, dass die heutzutage dominanten Wirtschaftsmodelle und dementsprechend handelnden Regierungen keinerlei Vorsorge für die Zukunft der nachfolgenden Generationen treffen. Wie sich dies im Erleben heutiger Jugendlicher niederschlägt, die nicht nur schon jetzt mit den Auswirkungen der Klimakrise zu kämpfen haben, sondern auch gerade wegen ihrer Sorge ums

Klima häufig belächelt, in pervertierender Weise als »moralisch überlegen« abgestempelt und zum Schweigen gebracht werden, veranschaulicht eine von Weintrobe durchgeführte Studie. Diese offenbart, inwieweit das Verantwortungsgefühl der Jungen in eklatantem Gegensatz zur relativen Ignoranz der älteren Generation steht, deren omnipotentes Agieren insbesondere die Verleugnung von Schuldgefühlen wegen bereits verursachter Schäden ermöglicht und somit ein essenzielles Hindernis bei der Auseinandersetzung mit der Klimaproblematik darstellt. Weintrobes abschließende Frage lautet, wie wir damit leben können, dass die nahende Klimakatastrophe nicht nur Menschen am anderen Ende der Welt, sondern unsere eigenen Enkel treffen wird.

Nicht nur die Erde erhitzt sich in erschreckendem Ausmaß, sondern auch die Gemüter, stellt *Luise Bringmann* in ihrem Beitrag »Unser Trip auf der Titanic. Gedanken zum emotionalen Klimawandel in der Gesellschaft« fest. Ungezügelte Wut- und Hassbereitschaft seien nicht die einzigen Anzeichen einer zivilisatorischen Desintegration in der Gesellschaft, hinzukämen ein Verlust an geteilter Realität und als dritte beschriebene Tendenz ein übersteigertes Eigeninteresse im Zeitgeist des Hyperindividualismus. So stellt Bringmann die Frage, ob wir es mit einer grundlegenden Krise des Menschseins zu tun haben, beschäftigt sich mit möglichen Hintergründen sowie deren Wechselwirkungen, im Besonderen in Bezug auf die hemmende Wirkung dieser Dynamiken auf die Bekämpfung des physikalischen Klimawandels. Die emotionale Klimakrise genauer in den Blick nehmend, stellt Bringmann fest, dass die ständige Verfügbarkeit sämtlicher Ressourcen Gefühlsbindungen verkümmern lässt, da auch diese flüchtig, austauschbar und beliebig erscheinen, und dass derjenige, der sich in diesem kühlen Klima wiederum ungehalten fühlt, seinen Groll und Ressentiments hegt, um sich abermals in den Schützengraben zurückzuziehen. Diese Zusammenhänge aufzuzeigen, dazu ermutigt Bringmann Analytiker:innen, im günstigsten Fall mit einer »weder überhitzten noch unemotionalen« Haltung. Gerade Analytiker:innen könnten Fürsprecher für ein wärmeres gesellschaftliches Klima sein, in dem der gemeinsame Verzicht durch eine positive Erzählung einer großen Aufgabe gelingen könne.

Jonathan Lear fokussiert in seinem Beitrag »Vulnerabilitäten für Bedeutung und die Wechselfälle von Hoffnung und Dankbarkeit« auf Hoffnung, Dankbarkeit und Trauer in einer Zeit, in der die Welt durch vielerlei Bedrohungen »verletzlich« erscheint. Dabei unterstreicht er die Realität der Klimakatastrophe, Pandemien, Weltkriege, nuklearer Verwüstung, des völligen Zusammenbruchs der rationalen politischen Ordnung, Massenmigrationen und der technologischen Versklavung des Menschen. Er weist auf eine schwer erträgliche Häufung krisenhafter Zuspitzungen hin, denen wir uns stellen müssen, ohne zu wissen, wie sich die Zukunft entwickeln wird. Lear führt uns vor, dass Wahrheit auf unterschiedliche Weise »fantasievoll eingesetzt« werden kann, dabei jedoch nicht immer ersichtlich ist, welche Variante sich als richtig erweisen wird – da wir selbst Teil der Krise, Teil des Problems sind. Lear nähert sich dabei der Frage, wie wir angesichts dieser Verhältnisse nicht die Hoffnung verlieren und in omnipotente Abwehrbewegungen hineingeraten, die dem Erleben von Dankbarkeit und Trauer entgegenstehen.

Herbert Will wendet sich in seinem Beitrag »Hoffen heißt, sich verzaubern lassen. Ein psychoanalytisches Prozessmodell der Hoffnung« der Dynamik von Hoffnung und Enttäuschung zu. Er zeigt auf, wie kritisch und entwertend mit Hoffnung in der Psychoanalyse umgegangen werde und dass sich in der Literatur daher kaum Konzeptualisierungen von ihr finden ließen. Hoffen ist aus seiner Sicht neben einem kognitiven auch ein emotionaler, primärprozesshafter Vorgang, den er »Verzauberung« nennt. Diesem gehen lebendig-lustvolle Erfahrungen in der Primärbeziehung voraus, die Will als »somatopsychische Erfahrung wechselseitiger Verlebendigung« charakterisiert, aus der »primäre kindliche Kreativität« sowie die Überzeugung hervorgeht, »dass das Gute überleben und mich tragen wird«. Sie schafft ein Fundament, das später dafür sorgen kann, dass die nicht ausbleibende »Desillusionierung« und »Entzauberung« in der weiteren Entwicklung ausgehalten werden kann, ohne dass mit Hass und zerstörerischer Wut darauf geantwortet werden muss. Aus dieser Erfahrung könnten schließlich Realitätsprüfung und Trauerarbeit hervorgehen und es könne neue Hoffnung geschöpft werden. Ein bedeutsames Charakteristikum der Hoffnung ist ihre Vergänglichkeit: Sie kann immer wieder verloren gehen und wieder zurückgewonnen werden. Will skizziert diese Bewegung zwischen Verzauberung und Entzauberung und illustriert anhand einer Fallvignette ihre Dynamik, die er im Rahmen seines Prozessmodells »Hoffnungs-Enttäuschungs-Zyklus« oder »Hoffnungs-Desillusionierungs-Zyklus« nennt. Diese Zyklen geben einen Einblick in die »Schicksale der Hoffnung«, die Patient:innen in die Behandlung bringen und die im gemeinsamen Prozess durchgearbeitet werden können.

»Zwischen Regression und Progression. Dialektik und Dynamik der Hoffnung in der Psychoanalyse« – so lautet der Titel des Kapitels von

Nils F. Töpfer. Töpfers Anliegen ist es, in seinem Beitrag das Verhältnis zwischen Angst, Regression, Desintegration und Hoffnung theoretisch unter Zuhilfenahme psychoanalytischer Konzepte zu untersuchen. Er unterscheidet dabei bezugnehmend auf H. N. Boris und S. A. Mitchell zwischen regressiver und progressiver Hoffnung. Während es bei regressiver Hoffnung eher um ein unrealistisches Festhalten an Idealvorstellungen und damit verbunden um eine Blockade der Wunscherfüllung gehe, stelle die progressive Hoffnung etwas Konstruktives, Wachstumsförderndes dar. Aufgabe des:der Psychoanalytiker:in sei es, *Möglichkeiten für neues Wachstum in alten Hoffnungen zu erkennen*. Dafür sei es notwendig, sich im Prozess – auch als Analytiker:in – erschüttern zu lassen oder anders gesagt: ausdrücklich ein Stück weit Angst, Regression und Desintegration *erleben* zu *müssen*, damit transformative Hoffnung überhaupt entstehen könne. Angst, Regression, Desintegration und Hoffnung seien, so arbeitet Töpfer heraus, somit keine Widersprüche – wie es der Tagungstitel vermuten lassen könnte –, sondern im Gegenteil: integral miteinander verbundene Bestandteile bei der Entstehung von transformativer Hoffnung.

Die Arbeit daran Angst, Schmerz und Ungewissheit auszuhalten und aus destruktiven Abwehrbewegungen herauszufinden, gehört zu den täglichen Bemühungen in jeder psychoanalytischen Behandlung. Es kommen dabei äußere und innere Realität zusammen, die wechselseitig aufeinander einwirken. Diese Prozesse sind komplex und bereichernd, wenn es gelingt etwas von der Dynamik zu verstehen und Licht ins Dunkel zu bringen. Auszuhalten bleibt dennoch, dass es bezogen auf das Thema dieses Bandes oft mehr Fragen als Antworten und viele Unwägbarkeiten gibt. Aber »[w]enn man die Fragen lebt, lebt man vielleicht allmählich, ohne es zu merken, eines fremden Tages in die Antworten hinein« (Rilke, 1903).

Berlin im Dezember 2024
Die Herausgeber:innen
Eckehard Pioch, Luisa von Hauenschild, Katarzyna Meinert,
Isabel Mühlinghaus & Tilman Watzel

Literatur

King, V. (2022). Generative Verantwortung im Anthropozän – Perspektiven psychoanalytischer Aufklärung. *Psyche – Z Psychoanal, 76*(12), 1132–1156. https://doi.org/10.21706/ps-76-12-1132

Lear, J. (2020 [2006]). *Radikale Hoffnung. Ethik im Angesicht kultureller Zerstörung.* Übers. v. J. Pier. Suhrkamp.

Rilke, R. M. (1903). *Über die Geduld* [online]. https://www.deutschelyrik.de/ueber-die-geduld-1903.html (25.10.2024).

Weintrobe, S. (2022). Liebe und ihr Überleben in unerträglichen Zeiten. *Psyche – Z Psychoanal, 76*(12), 1108–1130. https://doi.org/10.21706/ps-76-12-1108

»Rottet die Bestien aus!« versus »Man müsste an so was wie Liebe glauben!«

Omnipotenz und toxische Polarisierung als individuelle und kollektive Abwehr des existenziellen Angewiesenseins des Menschen

Eckehard Pioch

Als Einführung: Hunger

Sein Leben ist prekär: Verzweifelt versucht er, Arbeit, Brot und ein Obdach zu finden. Doch nichts gelingt ihm auf Dauer. Sein Leben wird bestimmt von äußeren Gegebenheiten und von Entscheidungen anderer, denen er ohnmächtig ausgeliefert ist. Mitunter gelingt es ihm, als Journalist etwas Geld zu verdienen, doch immer wieder ist er völlig mittellos. Dann ist er gequält von Hunger und irrt durch die Stadt, fiebrig und dem Wahnsinn nahe. Seine Habseligkeiten hat er schon längst zum Pfandleiher gebracht. Er kaut auf einem Holzspan, um ein Sättigungsgefühl zu erreichen, und einmal beißt er sich in den Daumen, damit die eigenen Blutstropfen den beißenden Hunger stillen – ein hilfloser Versuch, sich aus sich selbst heraus zu sättigen. Derjenige, dessen nackte Not hier beschrieben wird, ist der namenlose Erzähler in Knud Hamsuns Roman *Hunger* von 1890, der einen rastlosen Überlebenskampf in Kristiania, dem heutigen Oslo, schildert. Knud Hamsuns eigene Lebensgeschichte mit seiner späteren Bewunderung des Nationalsozialismus könnte die Thesen dieses Textes illustrieren. Hier aber soll sein brillantes Frühwerk uns weiter in die Thematik einführen.

Die desolate äußere Situation des Protagonisten geht einher mit einer überspannten seelischen Verfassung: Er schwankt zwischen großer Niedergeschlagenheit angesichts der Erfolglosigkeit seiner Bemühungen und manischer Hochstimmung, in der er in omnipotenter Verleugnung seiner Lage gerade erworbene bescheidene Geldmittel weiterverschenkt. Er schwankt auch zwischen Schuldzuweisungen und Selbstanklage. Und dann ist da diese unendliche Scham: Eine Scham, nicht für sich sorgen zu können. Scham, auf andere angewiesen zu sein. Scham, dem Bild des bürgerlichen Intellektuellen, der in der Lage ist, mit seiner geistigen Arbeit seinen Lebensunterhalt zu bestreiten, nicht entsprechen zu können. Diese Scham hindert ihn daran, sich in seiner Bedürftigkeit zu zeigen. Damit hadert er – als er jemanden erblickt, der Hilfe leisten könnte, denkt er: »Könnte ich doch nur jegliche Scham vergessen und mich an ihn wenden! Ihm ganz direkt die Wahrheit sagen, dass es bei mir knapp wurde und es mir schwerfiel, mich am Leben zu erhalten« (Hamsun, 2023 [1890], S. 59).

Aber das kann er nicht. So unterlässt er es auch, sich Bezugsmarken für die Armenspeisung zu besorgen. Er schafft es lediglich, beim Metzger um einen Knochen für seinen – in Wirklichkeit gar nicht existierenden – Hund zu bitten. Als er dann selbst diesen Knochen abnagt, kann er die Fleischreste nicht aufnehmen. Einmal kommt der Protagonist einer Frau nahe. Sie scheint sich zunächst auch für ihn zu interessieren. Doch in der Nähe nimmt sie seine dramatische Lage deutlicher wahr. Ausfallende Haare sind sichtbare Zeichen seiner Mangelernährung. Als er sich ihr gegenüber rückhaltlos öffnet, nimmt sie erschrocken Abstand, sie fürchtet, er könne wahnsinnig sein.

Hunger – dieser unhintergehbare basale Körperreiz kann in den auf Arbeitsteilung beruhenden Gesellschaftsformen nur durch Kooperation mit anderen Menschen befriedigt werden. Die Notwendigkeit, sich zu ernähren, verweist uns auf ein existenzielles Angewiesensein der Menschen untereinander.

Hamsuns Ich-Erzähler ist aufgrund seines Schamkonfliktes daran gehindert, sein Angewiesensein auf andere anzuerkennen. Er flüchtet sich in Grandiosität und Omnipotenzphantasien. So scheitert er daran, stabile Beziehungsstrukturen aufzubauen, in denen er verlässlich für andere sorgt und in denen er auch von anderen versorgt wird. Wir erfahren nichts von seiner bisherigen Lebensgeschichte, seine Objekte bleiben blass und flüchtig, tauchen kurz auf und verschwinden dann wieder. Er ist absolut allein, geworfen in ein überforderndes Schicksal. Am Ende des Romans heuert er auf einem Lastschiff an, dass ihn nach England bringen wird. Das Schlussbild zeigt ihn, wie er nach Auslaufen des Schiffes auf dem Fjord noch einmal hinüber ans Land schaut und die hell leuchtenden Fenster der Häuser Kristianias sieht. Es ist dieser melancholische Blick von außen auf »das Leben der Anderen«, den auch ein Patient von mir immer wieder in Träumen und Assoziationen zu Spaziergängen durch bestimmte Stadtviertel schilderte: Hinter den leuchtenden Fenstern wird ein lebendiges und wärmendes, Geborgenheit und Sicherheit stiftendes Familien- und Gemeinschaftsleben vermutet, von dem der Betrachter ausgeschlossen ist, was Sehnsucht und einen Neidschmerz in ihm auslöst.

Es bleibt festzuhalten, dass der hungernde Erzähler in Hamsuns Roman sich seine Moralität trotz allen Elends erhält. Sein Gerechtigkeitssinn hat mitunter groteske Züge und wirkt gleichzeitig auch anrührend. Hier sind die verinnerlichten Einflüsse von Kultur und einem funktionierenden Staatswesen wirksam. Was aber, wenn diese regulierenden Faktoren nicht vorhanden sind? Thomas Hobbes schreibt im 17. Jahrhundert: »Gäbe es den Galgen nicht, wären einige Menschen von so grausamer Natur, dass sie mehr Gefallen daran fänden, einen anderen Menschen zu töten, als ich am Töten eines Vogels« (zit. nach Lindquist, 2023 [1992], S. 20). Hobbes macht sich keine Illusionen darüber, was Menschen einander antun können, wenn sie durch keine äußere Ordnungsmacht daran gehindert werden. Das durch ihn berühmt gewordene Diktum: »Homo homini lupus« greift Freud in *Das Unbehagen in der Kultur* auf:

> »Das gern verleugnete Stück Wirklichkeit hinter alledem ist, dass der Mensch nicht ein sanftes, liebebedürftiges Wesen ist, dass sich höchstens, wenn angegriffen, auch zu verteidigen vermag, sondern daß er zu seinen Triebbegabungen auch einen mächtigen Anteil von Aggressionsneigung rechnen darf. Infolgedessen ist ihm der Nächste nicht nur möglicher Helfer und Sexualobjekt, sondern auch eine Versuchung, seine Aggression an ihm zu befriedigen, seine Arbeitskraft ohne Entschädigung auszunützen, ihn ohne seine Einwilligung sexuell zu gebrauchen, sich in den Besitz seiner Habe zu setzen, ihn zu demütigen, ihm Schmerzen zu bereiten, zu martern und zu töten. Homo homini lupus; wer hat nach allen Erfahrungen des Lebens und der Geschichte den Mut, diesen Satz zu bestreiten? Diese grausame Aggression wartet in der Regel eine Provokation ab oder stellt sich in den Dienst einer anderen Absicht, deren Ziel auch mit milderen Mitteln zu erreichen wäre. Unter ihr günstigen Umständen, wenn die seelischen Gegenkräfte, die sie sonst hemmen, weggefallen sind, äußert sie sich auch spontan, enthüllt den Menschen als wilde Bestie, der die Schonung der eigenen Art fremd ist« (Freud, 1930a, S. 470).

Der Mensch als wilde Bestie – Freud macht sich keine Illusionen über das destruktive Potential des Menschen. Diese Möglichkeit zu omnipotenter Zerstörung und Vernichtung muss immer wieder eingehegt werden, durch die »seelischen Gegenkräfte«, die wir auch als Liebesfähigkeit bezeichnen können.

Ich möchte in diesem Text die von Sigmund Freud hier beschriebene Ambivalenz des Menschen näher ausleuchten. Ich möchte die Leserinnen und Leser zunächst mitnehmen in das »Herz der Finsternis«, um anschließend das dort Gefundene an einer ersten Fallvignette zu vertiefen. Danach möchte ich einen Blick auf die frühe Entwicklung werfen, dem eine zweite Fallvignette folgen soll. So sind wir vorbereitet für eine Betrachtung der gesellschaftlichen Ebene, die durch viele gleichzeitig stattfindende Krisen gekennzeichnet ist. Zum Abschluss möchte ich darüber nachdenken, was uns Grund zur Hoffnung geben könnte.

»Exterminate all the brutes« – »Rottet die Bestien aus«

Ungefähr zur selben Zeit, als Knud Hamsun seinen hungernden Protagonisten per Schiff Richtung England in eine ungewisse Zukunft aufbrechen lässt, sticht der polnischstämmige Kapitän Józef Teodor Nałęcz Konrad Korzeniowski von Belgien aus mit seinem Dampfschiff »Otago« Richtung Kongo in See. Er hat vor Kurzem die britische Staatsbürgerschaft erworben. Wir kennen ihn unter dem Namen Joseph Conrad und er sollte einige Jahre später die Seefahrt zugunsten des Schriftstellerberufs aufgeben. In Werken wie *Vorposten des Fortschritts* und vor allem *Herz der Finsternis* verarbeitet er seine unmittelbaren Erfahrungen des europäischen Kolonialismus, die er im Kongo gesammelt hat.

Bereits in seinem Tagebuch der Kongoreise *(The Congo Diary)* konstatiert Conrad, dass das eigentliche Motiv der Forschungsexpedition, die er als Kapitän eines Kongo-Flussdampfers transportieren sollte, das Verlangen war, »den Eingeweiden des Landes seine Schätze zu entreißen [...] und die moralische Haltung, die dieser Absicht zugrunde lag, unterschied sich kaum von der eines Einbrechers, der einen Safe knackt« (zit. nach Walch, 2009, S. 140). Die europäischen Repräsentanten werden in *Herz der Finsternis* bis auf den Erzähler als hohl und eindimensional, getrieben von Gier nach Elfenbein, mit dem in Europa gutes Geld gemacht werden kann, beschrieben. Das gilt insbesondere für den Leiter der Handelsstation am Oberlauf des Kongo, Kurtz, der mit extremer Grausamkeit das begehrte Gut von den Eingeborenen eintreibt. Er und seine wenigen Mitstreiter verfügen über moderne Schusswaffen, die ihnen gegenüber der einheimischen Bevölkerung eine geradezu omnipotente Machtvollkommenheit verleihen. Und so übt er weit entfernt von der Zivilisation, im »Herzen der Finsternis« eine sadistische Gewaltherrschaft aus, der die Einheimischen hilflos ausgeliefert sind. Dennoch wird Kurtz von Ängsten vor ihnen gequält, es überkommt ihn »das Grauen« (Conrad, 2009 [1902], S. 120), wie er dem Erzähler gesteht. In einem Bericht, den er für seine Handelsgesellschaft erstellt, fordert er: »Rottet all die Bestien aus!« (ebd., S. 87). Doch Conrad macht in seinem Text deutlich, dass die Bestien nicht die Afrikaner sind, sondern die gierigen und sadistischen Europäer. Im Gegensatz zu ihnen verfügen die sogenannten »Wilden« über ruhige Selbstbeherrschung. Und der einheimische Steuermann ist der einzige, auf den sich der Kapitän des Kongodampfers wirklich verlassen kann. Sie sind durch eine gemeinsame Aufgabe verbunden.

Es wird deutlich, dass das Bild der indigenen Bevölkerung als »Bestien« auf Projektionen des eigenen Sadismus, des Hasses, der Gier und der omnipotenten Machtimpulse beruht. Gleichzeitig wird das Angewiesensein der Europäer auf die afrikanische indigene Bevölkerung verleugnet. Es sind ja die Europäer, die etwas wollen, in diesem Fall das Elfenbein. Aber um in der fremden Umgebung zu überleben, sind sie auch ganz konkret von den Einheimischen abhängig. Dies zeigt Conrad in seiner Erzählung *Vorposten des Fortschritts:* Dort verlieren die beiden europäischen Protagonisten nach eskalierenden Ereignissen die Unterstützung des sie versorgenden Stammes der Indigenen. Im Streit um die letzten Vorräte auf der Station bekämpfen sich die beiden Europäer und legen ein barbarisches Verhalten an den Tag, das sie beide nicht überleben. Conrad ironisiert hier den zivilisatorischen Auftrag, dem sich die Europäer in Afrika angeblich verschrieben haben. Dieser mit einem Fortschrittsgedanken verbundene »zivilisatorische Auftrag« ist Teil eines pervertierten Über-Ichs, in welchem die Europäer die eigene Gier, ihre oral-sadistischen Impulse auf die afrikanische Bevölkerung projizierten und von diesen ein Bild als »Wilde« und »Kannibalen« zeichneten. Gegen solche vermeintlich rückständigen Feinde mit allen Mitteln vorzugehen, ist dann nicht nur ethisch gerechtfertigt, sondern erscheint geradezu als humanitäre Pflicht.

Dies war in Europa ab Mitte des 19. Jahrhunderts allgemein akzeptiertes Gedankengut. So formuliert der Philosoph Eduard von Hartmann, der übrigens auch von Freud gelesen wurde (und es gab in den 1980er Jahren eine kleine wissenschaftliche Debatte darüber, ob der Begriff des »Es« eigentlich von Hartmann zu verdanken sei), im zweiten Band seiner *Philosophie des Unbewussten* (1869):

> »So wenig dem Hunde, dem der Schwanz abgeschnitten werden soll, ein Gefallen damit geschieht, wenn man ihn allmählich Zoll für Zoll abschnei-

> det, so wenig Menschlichkeit liegt darin, den Todeskampf der aussterbenden Wilden künstlich zu verlängern« (zit. nach S. Lindquist, 2023 [1992], S. 27).

Mit dem kollektiven Abwehrmechanismus des *turning a blind eye* nach Steiner (1998 [1993]), in dem etwas einerseits zwar wahrgenommen wird, aber gleichzeitig in einer Art Spaltung doch nicht ins Bewusstsein kommt, ging Europa geflissentlich darüber hinweg, dass »den Todeskampf der aussterbenden Wilden nicht künstlich verlängern« in der Praxis bedeutete: brutale Massaker, Sklavenhandel, jede erdenkliche Form von Ausbeutung, Verstümmelung (denken wir an die belgischen Kolonisatoren, die im Kongo den Einheimischen die Hand abhackten, wenn sie nicht ein bestimmte tägliche Menge Kautschuk, das für die schnell wachsende Gummiproduktion benötigt wurde, ablieferten) und Genozide (wie zum Beispiel an den Herrero 1904 durch deutsche Kolonialtruppen).

Diese Dämonisierung eines Gegners durch Projektion eigener oral-sadistischer Impulse, eigenen Hasses und eigener Gier mit der Folge eines pervertierten Über-Ichs, das die Bekämpfung des verzerrt als gierige Bestie dargestellten Feindes für moralisch geboten erscheinen lässt, findet sich auch in der Nazi-Propaganda wieder. Money-Kyrle (2022 [1942]) hat dies als einer der ersten untersucht. Heinz Weiß (2022, S. 67) zieht in seiner Einführung zu Money-Kyrles *Die Psychologie der Propaganda* frappierende Parallelen zur Gegenwart, in der wir die auf Projektionen beruhende »Feind-Produktion« ebenfalls wiederfinden, etwa in den Verschwörungstheorien im Zusammenhang mit der Coronapandemie. Doch eine frühere Form dieser »Feind-Produktion« ist meines Erachtens im europäischen Kolonialismus und seinen ideologischen Rechtfertigungen zu sehen.

Der Antisemitismus ist eine noch frühere Form dieser Dynamik. Es hatte ihn in Europa schon seit Jahrhunderten – auch in gewalttätiger und pogromartiger Form – gegeben. Der Zivilisationsbruch von Ausschwitz konnte jedoch erst dadurch geschehen, dass sich der Antisemitismus mit der ideologischen Begründung der Vernichtung von Völkern – »Rottet die Bestien aus« verbunden hat. Es verringert die deutsche Schuld in keiner Weise und relativiert sie auch nicht, wenn wir diesen ideengeschichtlichen Zusammenhang mit dem europäischen Kolonialismus sehen (vgl. Lindquist, 2023 [1992]). Die hier beschriebene »Feind-Produktion« wird neuerdings mit dem Begriff: »toxische Polarisierung« beschrieben: Ausgangspunkt für diese Dynamik ist eine tiefe existenzielle Verunsicherung, eine Vernichtungsangst, die dadurch immer wieder verstärkt wird, dass die eigenen aggressiven Impulse – wie eben skizziert – auf einen Gegner projiziert werden, der dann als »Bestie« erscheint, was die vorhandenen Ängste verstärkt. Ein Teufelskreis entsteht. Es werden Omnipotenzphantasien gebildet, die einen (in der Tiefe untauglichen) Versuch darstellen, diese Ängste zu beruhigen.

Ich möchte in der folgenden Vignette darstellen, wie dieses Schwanken zwischen Angst und Omnipotenz in der Analyse eines Patienten aussah.

Eine Fallvignette: Herr A.

Herr A. ist ein Anfang 40-jähriger Wissenschaftler, der zurückgezogen in einem Labor naturwissenschaftliche Forschungen betreibt. Aus seiner frühen Entwicklung ist zu erfahren, dass er als Baby Schreien gelassen wurde. Es war ihm in Kindheit und Jugend schwergefallen, Kontakt zu anderen Menschen herzustellen. Doch einmal scheint ihm auf diesem Gebiet etwas zu gelingen: Im Rahmen seiner Forschungsarbeit lernt er eine ausländische Kollegin kennen, die beiden werden ein Paar und heiraten. Bald wird seine massive Eifersucht mit quälenden Verlustängsten zum Problem: Herr A. versucht, die Partnerin zu kontrollieren, diese fühlt sich eingeengt. Es kommt zu Auseinandersetzungen, in denen Herrn A. klar wird, dass er seine Partnerin verlöre, wenn er weiterhin so misstrauisch »klammern« würde. Er versucht, seine Ängste in den Griff zu bekommen und ihr zu vertrauen. Aber irgendwie habe er, so sagt er, nie wirklich daran geglaubt, dass sie auf Dauer bei ihm bleiben würde. Er zieht sich mehr in sich zurück, wird depressiv. Die Partnerschaft verläuft für beide nicht mehr zufriedenstellend. Nach einem längeren Forschungsaufenthalt im Ausland teilt ihm seine Frau mit, dass sie sich von ihm trennen werde, sie habe sich in einen anderen Mann verliebt. Einerseits bricht jetzt für Herrn A. eine Welt zusammen, doch gleichzeitig hat er ja »immer gewusst«, dass es so kommen würde.

Einige Zeit nach der Trennung begibt Herr A. sich in Analyse. Bald wird sein Hass deutlich und ein Gefühl, ungerecht behandelt worden zu sein – er hat doch immer seinen Teil der Abmachungen mit seiner Frau eingehalten. Es zeigt sich ein Vergeltungsbedürfnis, das für ihn eher das Herstellen einer ausgleichenden Gerechtigkeit ist. Er gibt sich omnipotenten Rachefantasien hin, die sich in erster Linie auf seinen Rivalen beziehen.

Aber er sinniert auch über die Todesstrafe für Ehebrecher. Gleichzeitig äußert er Suizidfantasien. Diese würde er aber, genau wie seine Attentatsideen, nicht umsetzen, weil er das seinen Angehörigen nicht antun möchte. Wir können hier Rudimente einer guten Objektbeziehung sehen. Zunächst aber wird sein Hass nach Außen projiziert: Er stellt sich vor, wie er die als rücksichtslos erlebten Raucher auf Bahnhöfen grausam bestraft, zu viel Parkraum beanspruchende SUV-Fahrer richtet usw. Sein Grundgefühl anderen Menschen gegenüber ist Neid, verbunden mit einer misstrauischen Feindseligkeit. Doch dieser Hass kommt zu ihm zurück als paranoide Angst. Der Weg in meine Praxis ist für ihn mindestens so grauenvoll wie der Oberlauf des Kongo in *Herz der Finsternis*. Nur befürchtet Herr A. keine Attacken von Einheimischen, sondern verächtliche Blicke von oben herab, die ihn töten könnten. Deshalb muss er über einen langen Zeitraum der Analyse immer noch einmal um den Block gehen, wenn er zu früh zur Sitzung kommt, denn die Option, einfach noch ein paar Minuten auf der Straße zu warten, würde ihn möglicherweise einem tödlich-verächtlichen: »Was steht denn der da so herum?« aussetzen. Darum muss er sich schnell und beschäftigt wirkend bewegen. Auch deshalb ist immer wieder ein Schweißgeruch an Herrn A. deutlich wahrzunehmen; letztlich handelt es sich hier um Angstschweiß – ein körperlicher Ausdruck seiner auf Projektion der eigenen Feindseligkeit beruhenden Angst vor den vermuteten Angriffen anderer.

Es dauert lange, bis Herr A. sich hier etwas beruhigen kann. Dies geschieht auch dadurch, dass er seinen Hass und seine Destruktivität anerkennt. Dies führt allerdings dazu, dass er sich nun selbst als Bestie sieht, vor der die Menschheit geschützt werden muss. Mit malignem Triumph gibt er mir zu verstehen, dass ich wohl kaum wollen könne, dass er durch Fortschritte in der Analyse so leichtsinnig werde, dass er erneut in der Annäherung zu einer Frau etwas zu hoffen wage – und dann erneut enttäuscht werde. Ob er sich dann noch einmal beherrschen könne, sei keineswegs sicher. So nimmt er Zuflucht in einem omnipotenten und aus seiner Sicht: hochmoralischen Verzicht, indem er zurückgezogen lebt. Genau dadurch zeigt sich für ihn seine ethische Überlegenheit gegenüber seiner ehemaligen Frau, seinem Rivalen und der überwiegenden Mehrheit der Menschheit: Er erkennt seine destruktiven Anteile, während die anderen sie egoistisch – allein auf das eigene Wohl bedacht – ausleben. Seine tiefe narzisstische Wunde, abgelehnt und verlassen worden zu sein, erfährt hier eine Umkehrung und Reparatur durch eine Selbstaufwertung. Doch so ganz überzeugt ist er von diesem Selbstbild der omnipotenten Autarkie nicht. Er hasst die Tatsache, dass er für seine durchaus bestehenden Bedürfnisse nach Nähe und Liebe auf einen anderen Menschen angewiesen ist. Hier ähnelt er Hamsuns namenlosen Protagonisten.

In einer Sitzung erkennt Herr A. an, dass ich ihm etwas geben kann, was er sich selbst nicht geben kann. Ich sage, dass es für ihn ein großes Risiko bedeutet, mich so zu sehen. Er erwidert, dass ich ja immer »mit dem Fallbeil im Nacken« arbeiten würde. Das war einerseits als direkte Drohung gemeint: Die paranoide Einstellung infolge der Projektion seines Hasses spielte auch in der Beziehung zu mir eine Rolle. Gleichzeitig verwies diese Metapher darauf, dass ich an Recht und Regeln gebunden sei und dass ich Sanktionen zu befürchten hätte, wenn ich das, was er mir anvertraut hat, ausnutzen würde. Auch wenn das »Fallbeil« recht martialisch klingt, impliziert es doch einen Dritten, der für Gerechtigkeit sorgt und das Angewiesensein erträglich macht. Eine solche gerechte Fürsorge des Dritten wäre in ihrem Kern ein Abkömmling von Liebe – und es ist vielleicht ein Hoffnungszeichen, dass diese Möglichkeit in Herrn A. repräsentiert ist.

Werfen wir nun einen Blick darauf, welche Bedingungen in der frühen Kindheit darüber entscheiden, ob die Verlassenheits- und Vernichtungsängste toleriert werden können oder ob sie mit Omnipotenz und Projektion abgewehrt werden müssen.

Zur frühen Entwicklung

Auf der DPG-Jahrestagung 2015 hielt Irma Brenman Pick einen Vortrag mit dem Titel: »Taumeln zwischen Sehnsucht und Zerstörung«, in dem sie sich mit der Entstehung von Neid beschäftigte. Sie geht von der existenziellen Grundsituation des hungrigen Babys aus, das zur Befriedigung seiner elementaren Bedürfnisse von der Zuwendung einer Betreuungsperson – in kleinianischer Diktion mit der Metapher »Brust« zusammengefasst – abhängig ist.

> »Wenn die Brust nicht verfügbar und das Baby noch nicht in der Lage ist, sich nach ihr zu sehnen, möchte es sie stattdessen besitzen, um nicht die schmerzhafte Erfahrung machen zu müssen, sich etwas zu wünschen, was gerade nicht erreichbar ist. Vielleicht nuckelt das Baby dann am Daumen und möchte am liebsten glauben, sein Daumen sei so gut wie die Brust; viel-

> leicht halluziniert es in diesem Moment sogar die Brust. Aber es bekommt ein Problem, wenn es merkt, dass sein Daumen und seine Halluzinationen seinen Hunger nicht stillen. Dann stellt sich die Frage, wie das Baby damit zurechtkommt, etwas zu entbehren, was es sich wünscht und für sein Überleben sogar braucht. Und wie kommt es damit zurecht, dass sein Daumen und seine Phantasie versagt haben? Denn letztlich ist es die Brust, die ›alles hat‹. Wie kommt das Baby mit dieser Erfahrung zurecht – dass die Brust ihm etwas geben kann, was es sich nicht selbst geben kann?« (Brenman Pick, 2021 [2018], S. 276).

Für Brenman Pick sind verschiedene Verarbeitungen dieser Grundsituation denkbar: Das Baby könnte Dankbarkeit entwickeln und die Fähigkeit der Mutter bewundern, seine Bedürfnisse zu verstehen und für sie zu sorgen. Das Baby könnte aber auch Ärger über die erlittene Versagung entwickeln, wenn es lange warten muss. Es schreit in diesem Fall vielleicht und greift das an, was nicht da ist – um sich dann in der Folge von der abwesenden Brust angegriffen zu fühlen. Wenn die Mutter schließlich zurückkommt, kann es zu der oft beschriebenen Reaktion kommen, dass der Säugling den Kopf zur Seite dreht und sich nicht füttern lassen will oder kann. Bereits Bion (1962) hatte postuliert, dass das abwesende Objekt als anwesendes böses Objekt erlebt wird und nicht so sehr als ersehntes Objekt. Es ist also zu einem Objekt geworden, von dem sich der Säugling abwenden und das er angreifen muss. Diese Abwendung ist auch für Brenman Pick nicht nur als Ausdruck von Ärger zu verstehen, sondern könnte auch Ausdruck einer Verfolgungsangst sein – einer Angst, dass das angegriffene Objekt Vergeltung üben könnte. Die Abwendungsreaktion könnte auch eine Art Selbstschutz sein: »sich nicht mit jemandem einzulassen, der einen in Stich lassen könnte« (Brenman Pick, 2021 [2018], S. 277). Irma Brenman Pick weist darauf hin, dass Versagung nicht nur Wut auslösen kann, »sondern auch tödlich neidischen Groll, weil die Mutter/die Brust etwas hat und anbieten kann, über das man nicht selbst verfügt« (ebd.). Die zentrale Bedeutung der Interaktion zwischen Säugling und primärem Objekt für die Entwicklung von Vertrauen und Toleranz der Abhängigkeit einerseits oder von Überwiegen von Gier und Neid andererseits sind zunächst von Melanie Klein und dann auch von Bion mit seinem Konzept des Containments und von Winnicott mit seiner Betonung der Holding-Funktion beschrieben worden. Entscheidend ist, ob es dem primären Objekt gelingt, die aufgrund der unvermeidlichen Frustrationen entstehenden neidisch-destruktiven Impulse und Omnipotenzphantasien des Säuglings durch eine einfühlsame Beziehungsgestaltung umzuwandeln.

Wir sehen: Die existenzielle Notwendigkeit des Menschen, Bindungen einzugehen, macht uns verletzlich. Das Bindungsgeschehen in der frühen Kindheit ist ein entscheidender Faktor dafür, ob diese Verletzlichkeit als so unaushaltbar erlebt wird, dass auf eine omnipotente Kontrolle der Beziehungen nicht verzichtet werden kann. Davon handelt die zweite Fallvignette.

Eine zweite Fallvignette: Herr B.

Herr B. begibt sich wegen Depressionen, Selbstwertproblemen sowie einer Arbeits- und einer Beziehungsstörung zu mir in eine lange, vierstündige Analyse.

Im Verlauf der Behandlung stellt sich bald heraus, dass Herr W. als Patient bezeichnet werden kann, der *schwer zu erreichen* (B. Joseph) ist. Es existiert eine Spaltung in eine Seite, die mir bei meinen Deutungen zustimmt und sogar mehr und mehr antizipiert, was ich jeweils sagen würde – und eine andere Seite, die davon gänzlich unberührt bleibt. Beziehungen kann sich Herr B. nicht anders vorstellen, als dass einer die anale Kontrolle hat: Entweder kontrolliert er mich oder ich ihn. Immer wieder wird der Mechanismus deutlich, dass per angenommener projektiver Identifizierung die Aspekte von Hoffnung auf die Möglichkeit eines anderen, besseren Lebens bei mir sind, während der Patient alle positiven Ansätze mit einem »schon wahr – aber jetzt ist es zu spät ...« wegfegt und so die omnipotente Kontrolle über unsere Beziehung behält.

Herr B. schildert in einer Sitzung folgenden Traum:

> »Ich war in einer Art Konzentrationslager, es gab einen Turm ganz oben, unten eine Anlieferungsstation, eine Art Bahnhof. Ich war dazu verurteilt – oder machte es aus eigenem Antrieb –, zwischen Bahnhof und Turm die ganze Zeit in diesem düsteren Treppenhaus hin- und herzulaufen. Ich sah meine Mitinsassen sich da müde die Treppe hochschleppen, aber ich hatte meine Freude, die Treppe hoch und runter zu laufen. Ein älterer Mann schleppte sich mühsam die Treppe hoch. Ich fragte ihn: ›Weißt du eigentlich, was die da oben mit dir machen wollen?‹ Es kam mir absurd vor, dass er sich so bemühte, zu seiner eigenen Auslöschung zu kommen – als ob die, die ihn umbringen wollen, ihn nicht ohnehin holen würden.«

Es vermittelt sich mir eine düstere, resignative Atmosphäre. Als ersten Einfall zu dem Traum äußert der Patient direkt nach der Traumschilderung: »Ich habe mich unangemessen verhalten, weil ich herumgewuselt bin, wie auf einem Kindergeburtstag: Treppe hoch, Treppe runter …« Er benennt mit der Assoziation des »Kindergeburtstags« ein regressives Element. Doch die Regression geht weiter darüber hinaus: Überdeutlich symbolisiert das Konzentrationslager die Unfreiheit und Festgelegtheit. Es ist von einer leeren Endlosbewegung die Rede: Freudig läuft er die Treppen hoch, die Treppen runter. Eine manische Abwehr, die den Ernst der Lage, die existenzielle Bedrohung im Konzentrationslager, verleugnet. Herr B. sieht das sehr klar, wenn er einige Sätze später formuliert: »Eine merkwürdige Hölle, in der ich nicht verstanden hatte, in der Hölle zu sein – als hätte ich allen Leuten, die die Treppe raufgingen, etwas voraus, wie ein munterer Hotelpage … Machen, um nichts zu begreifen!« Zu dem alten Mann fällt Herrn B. ein: »Dieser alte Mann hat sich auch sonderbar verhalten: nicht schnell genug zu seiner eigenen Vernichtung kommen wollen … wie ein eifriger Beamter. Vielleicht habe ich brutal seine letzten Hoffnungen zerschlagen: Wenn er alles richtig macht, würde er hier rauskommen.«

Keine Frage: Dieser alte Mann, der sich bemüht, das Richtige zu machen, obwohl es der Vernichtung entgegen geht, bin ich, sein Analytiker. Die Analyse wird in diesem Traum als KZ, als Klaustrum ohne Hoffnung dargestellt. Sie endet im Desaster, in der Vernichtung, in der vollständigen Zerstörung: Der Patient zerschlägt omnipotent meine letzten Hoffnungen.

Auffällig ist, dass in diesem Traum die Vernichtung im oberen Geschoss, im »Oberstübchen« stattfindet: Darin sehe ich einen Hinweis darauf, dass sich der Patient unbewusst vor Augen führt, dass seine Fähigkeit, zu denken, beeinträchtigt ist. Er setzt seine Denkfähigkeit nicht ein. Oder anders formuliert: Als munterer Hotelpage, der er im Traum ist, hat sein Denken keine Konsequenzen: Er weiß zwar, dass im Obergeschoss die Vernichtung geschieht, aber er wuselt munter die Treppen hoch und runter, als sei Kindergeburtstag.

Konzentrationslager – da steckt ja auch Lager, liegen, die Liege drin. Also die Liege, die Couch, auf der sich der Patient konzentriert. Konzentrieren: aufmerksam werden, zu sich kommen, Klarheit über sich selbst gewinnen. Und so verstanden, hat dieser düstere Traum auch etwas Erhellendes: Denn Herr B. führt sich seine neidische Destruktivität, durch die die Analyse in eine Sackgasse geraten ist, mit diesem Traum selbst vor Augen.

Die Thematik arbeitet in ihm auf einer (noch) unbewussten Ebene – das zeigt dieser Traum.

Im Verlauf dieser langen Analyse kommt Herr B. irgendwann an den Punkt, dass er zulassen kann, sich zu einer Kollegin hingezogen zu fühlen. Er habe aber große Angst vor Versagen in der Sexualität. Andererseits: Wenn man sich wirklich mögen würde, sei das vielleicht auch alles gar nicht so dramatisch. Er zieht daraus die Schlussfolgerung: »Man müsste an sowas wie Liebe glauben.« Das können wir auch in der Beziehung zu mir durcharbeiten, was hier nicht weiter dargestellt werden soll. Nur so viel: Sein eben zitierter Satz: »Man müsste an so was wie Liebe glauben«, ist dahingehend zu ergänzen, dass er vor der Entscheidung stand: entweder Dankbarkeit, die ja ein Abkömmling der Liebe ist, zuzulassen – oder sie weiterhin systematisch aus seinem Leben zu verbannen, was allerdings einen hohen Preis für ihn bedeuten würde. Die Entwicklung von Dankbarkeit ist mit der Fähigkeit verbunden, anzuerkennen, dass ich als Analytiker Herrn B. etwas geben kann, was er sich nicht selbst geben kann. Neben dem Neid war lange Zeit ein grundlegendes Misstrauen, eine Angst vor dem, was geschehen könnte, wenn er nicht die Kontrolle über die Beziehung zu mir hat, der Grund dafür, dass er sich immer wieder in Omnipotenz flüchten musste.

Die psychosoziale Ebene

Unsicherheit und Ungewissheit kennzeichnen die Welt, in der wir leben. Ständig entsteht etwas Unerwartetes, nicht Vorhergesehenes: Die Pandemie, dann die Kriege in der Ukraine und im Nahen Osten, die Klimakrise … Mit dem Begriff: »Polykrise« beschreibt die Politikwissenschaft das komplexe System aus parallelen, sich überlagernden und miteinander verbundenen Krisen, das in den letzten Jahren in der Welt zu beobachten ist. All diese Krisen führen zu Ängsten vor Vernichtung, vor Auslöschung. In solchen Zeiten der Krise nimmt das Misstrauen zu. King et. al. (2023) schreiben in einem Bericht zu einer aktuellen Studie des Frankfurter Sigmund-Freud-Instituts und des Instituts für Sozialforschung zu Einstellungen von »Querdenkern«:

> »Krisensituationen triggern die Tendenz zu Projektionen und Spaltungen und verstärken potenziell eine Entgrenzung von Misstrauen. Im Zuge

> dessen werden individuelle Pathologie und psychische Desintegration neu gerahmt; zum Beispiel erscheinen Verfolgungsängste teils normalisiert: Was unter anderen Voraussetzungen als pathologisch erlebt würde, wird plötzlich von vielen geteilt« (S. 1049).

Die Autorinnen und Autoren untersuchen die Dynamiken des Misstrauens am Beispiel der Coronakrise. Einer ihrer zentralen Befunde besteht darin, dass mit entgrenztem Misstrauen das Erleben von Abhängigkeit abgewehrt wird (ebd., S. 1066). Charakteristisch sei dabei, dass nicht nur die Angreifer, sondern auch die Manipulierten immer die anderen seien. So könnten gerade auch Unterwerfung und Konvention auf die anderen projiziert werden. Die Projektion von Destruktivität spiele dabei eine zentrale Rolle. Sowohl Aggression als auch Unterwerfung würden externalisiert, während das Selbst in einer idealisierten inneren Welt oder in idyllischen Beziehungen verortet bleibe, in der beziehungsweise in denen Aggression, aber auch Abhängigkeit, ausgeschlossen blieben (ebd.). Diese von Omnipotenzvorstellungen getragene Selbstaufwertung stelle einen Krisengewinn dar.

Ähnlich argumentieren Amlinger und Nachtwey (2022), die ebenfalls Interviews mit »Querdenkern« geführt haben. Sie postulieren einen »libertären Autoritarismus«. Dieser Protesttypus wird von einem modernen Gefühl der Ohnmacht angetrieben, dass sie als »gekränkte Freiheit« beschreiben. Gesellschaftliche Übereinkünfte wie das Tragen eines Mund-Nasen-Schutzes während der Coronapandemie, gendergerechte Sprachkonventionen oder das Zahlen von Steuern werden als unerträgliche Einschränkung der persönlichen Freiheit erlebt. Empathie gegenüber vulnerablen und sozial bedürftigen Gruppen wird verweigert, während gleichzeitig diejenigen, die als Verursacher von Einschränkungen ihrer Freiheit wahrgenommen werden – die Regierenden, »das System« –, hochaggressiv angegriffen werden. Amlinger und Nachtwey verstehen den libertären Autoritarismus »als Symptom einer verdinglichten Freiheitsidee, mit der die Einsicht in soziale Abhängigkeiten abgewehrt werden soll. Freiheit ist in dieser Sichtweise kein geteilter gesellschaftlicher Zustand, sondern ein individueller Besitzstand« (Amlinger & Nachtwey, 2022, S. 173).

Auch auf der gesellschaftlichen Ebene ist also die Leugnung des Angewiesenseins durch Omnipotenzvorstellungen aufgrund tiefer existenzieller Ängste virulent und führt zusammen mit Spaltungen und Projektionen zu dem, wofür inzwischen der Begriff »toxische Polarisierung« gebräuchlich ist. Das Internet mit seiner Möglichkeit, sich nur noch in seiner eigenen

Filterblase zu bewegen und andere Sichtweisen nicht mehr zur Kenntnis zu nehmen, befördert diesen Prozess zusätzlich. Und hier hat auch wieder der Begriff der »Bestie« zur Feind-Produktion Konjunktur: Putin benutzt ihn, um den Angriff auf die Ukraine zu rechtfertigen, Im Nahostkonflikt bezeichnen sich die gegnerischen Parteien wechselseitig so und Trump beschimpft die Migranten aus Mittelamerika mit diesem Wort.

Sally Weintrobe weist auf die Gefahr hin, dass die gegenwärtigen Krisen insgesamt so unaushaltbar werden, dass die Vernunft auf gesamtgesellschaftlicher Ebene kollabiert:

> »Schlicht und drastisch formuliert, steuern wir entweder auf eine Reparatur zu und setzen uns dafür ein, dass ein auf Liebe, Fürsorge und fürsorglichen Werten beruhendes psychisches Leben erhalten bleibt, oder auf einen Psychozid, das Ende der menschlichen Achtsamkeit und Rücksichtnahme« (Weintrobe, 2022, S. 1110).

Aus meiner Sicht wäre die Ursache eines solchen Psychozids ein Überwiegen von unberuhigten existenziellen Ängsten, die die Menschen Zuflucht zu Verleugnung, Grandiosität und Omnipotenz nehmen lassen. Und hier entsteht ein Teufelskreis: Denn das (Nicht-)Handeln, das auf Verleugnung beruht, verschärft die krisenhafte Situation – und nachfolgend verstärkt es dadurch die Ängste. Insofern ist die entscheidende Frage, was diese existenziellen Ängste beruhigen könnte. Damit komme ich abschließend dazu, was Hoffnung machen könnte.

Hoffnung?

Jonathan Lear (2022) setzt sich in einem Artikel, den er während der Pandemie geschrieben hatte, mit Freuds Abhandlung über Vergänglichkeit auseinander. Freud hatte diesen Aufsatz 1916 geschrieben – mitten im ersten Weltkrieg. Lear arbeitet heraus, dass der Krieg für Freud mit dem Verlust eines Ideals verbunden war: Die Idee der Zivilisation als nie endender Fortschritt. Der Verlust dieses Ideals löst bei Freud Trauer aus. Lear zeigt, dass Freud dadurch aus der Trauer herauskommt, dass er ein neues Ideal einbringt: Die Wiederholung. Er schreibt: »Wir werden alles aufbauen, was der Krieg zerstört hat, vielleicht auf festerem Grund und dauerhafter als vorher« (Freud, 1916a, S. 360). Natürlich wollte Freud nicht wortwörtlich alles zurückhaben. Bezüglich des Schlechten und Bösen gibt es eine Hoffnung auf Vergänglichkeit. Doch all das Gute, das die Katastrophe zerstört hat, möge auf eine bessere Weise wiederaufgebaut werden. »Auf eine Rückkehr [...] des Besseren! Das bedeutet es für Freud, aus der Zerstörung der Zivilisation wieder herauszukommen« (Lear, 2022, S. 62).

Ich möchte ergänzen, dass Freud auf diesen Gedanken in dem 14 Jahre später erschienen Text: *Das Unbehagen in der Kultur* zurückkommt. Ich habe zu Beginn dieses Kapitels bereits aus diesem Text zitiert. Freud arbeitet hier die Ambivalenz des Menschen zwischen Liebesfähigkeit und der den Kulturprozess bedrohenden Destruktivität heraus. Er möchte seiner Abhandlung ein hoffnungsvolles Ende geben. Er schreibt:

> »Die Menschen haben es jetzt in der Beherrschung der Naturkräfte so weit gebracht, daß sie es mit deren Hilfe leicht haben, einander bis auf den letzten Mann auszurotten. Sie wissen das, daher ein gut Stück ihrer gegenwärtigen Unruhe, ihres Unglücks, ihrer Angststimmung. Und nun ist zu erwarten, daß die andere der beiden ›himmlischen Mächte‹, der ewige Eros, eine Anstrengung machen wird, um sich im Kampf mit seinem ebenso unsterblichen Gegner zu behaupten« (Freud, 1930a, S. 506).

So beendet Freud seinen Text 1929. Doch als 1931 die Bedrohung durch Hitler und den heraufziehenden Nationalsozialismus schon deutlich erkennbar ist, sieht er es für notwendig an, folgende Hinzufügung zu machen: »Aber wer kann den Erfolg und Ausgang voraussehen?« (ebd.).

Auch fast 100 Jahre später sind bei der Frage, ob sich hinsichtlich der weltweiten Krisen die Humanität durchsetzt oder die Destruktivität siegt, »Erfolg und Ausgang« offen. Die Aufgabe der Psychoanalyse und der Psychoanalytikerinnen und Psychoanalytiker besteht meines Erachtens darin, auf diese Ambivalenz aufmerksam zu machen und immer wieder eine Verbindung zur Lebendigkeit herzustellen. Dabei sollten wir unsere Möglichkeiten nicht überschätzen.

Albert Camus lässt in seinem Roman *Die Pest* einen Arzt, der angesichts des Todes und des Leidens in der Pandemie versucht, so gut es geht zu helfen, einen Bericht schreiben.

> »Denn er wollte nicht zu denen gehören, die schweigen, er wollte vielmehr für diese Pestkranken Zeugnis ablegen und wenigstens ein Zeichen zur Erinnerung an die ihnen zugefügte Ungerechtigkeit und Gewalt hinterlassen;

> er wollte schlicht schildern, was man in den Heimsuchungen lernt, nämlich, daß es an den Menschen mehr zu bewundern als zu verachten gibt. Und doch wußte er, daß dies nicht die Chronik des endgültigen Siegs sein könnte. Sie konnte nur das Zeugnis dessen sein, was man hatte vollbringen müssen und was ohne Zweifel noch all jene Menschen vollbringen müssen, die trotz ihrer inneren Zerrissenheit gegen die Herrschaft des Schreckens ankämpfen, die Heimsuchungen nicht anerkennen wollen, keine Heiligen sein können und sich dennoch bemühen, Ärzte zu sein« (Camus, 1949, S. 295f.).

Wie dieses Bemühen, Ärzte zu sein, für uns Psychoanalytikerinnen und Psychoanalytiker aussehen kann, möchte ich abschließend mit folgender Episode deutlich machen:

Auf einem Treffen mit israelischen Kollegen am Rande einer internationalen Tagung berichtete eine israelische Psychoanalytikerin von ihrer Arbeit mit traumatisierten Opfern des Terror-Überfalls der Hamas: Eine Patientin schilderte, dass ihr Kibbuz am 07.10.2023 von den Terroristen überfallen wurde. Sie setzen das Haus in Brand, in dem sich die Frau mit ihren Kindern aufhielt. Die Patientin hatte beide Kinder aus dem Fenster in die Obhut der Hamas gegeben, da sie sonst in dem brennenden Haus erstickt wären. Anschließend ist die Frau selbst aus dem Haus gekommen. Da waren die Kinder aber schon getrennt worden und vor dem Haus an unterschiedliche Stellen gebracht worden. Die Frau hatte ein Gewehr eines Hamas-Kämpfers im Nacken, als sie ihre dreijährige Tochter sah. Diese lief auf die Mutter zu. Die Frau sagte zu dem Hamas-Kämpfer, gleichzeitig auf die Tochter zeigend: »Daughter«. Dann zeigte sie auf sich selbst und sagte: »Mother«. Obwohl sie das Gewehr im Nacken spürte, ging sie zu ihrer Tochter und hob sie in ihre Arme. Der Hamas-Kämpfer blieb hinter ihr mit dem Gewehr. Dann sah sie an einer anderen Sammelstelle ihren achtjährigen Sohn und sagte zu dem Terroristen, der sie und ihre Tochter weiterhin mit dem Gewehr bedrohte: »Son« und zeigte anschließend auf sich selbst und sagte: »Mother«. Tatsächlich wurde ihr auch gestattet, den Sohn zu sich zu nehmen. Sie blieben zu dritt in der Geiselhaft zusammen und gehörten zu den ersten, die freigelassen wurden. Die Patientin sagte zu ihrer Therapeutin: »Ich bin so froh, dass dieser Hamas-Kämpfer in uns Menschen sehen konnte: Eine Mutter und zwei auf sie angewiesene Kinder, die zusammenbleiben sollten.« Die Kollegin sagte ihrer Patientin: »Das war möglich, weil du zuerst in ihm etwas Menschliches gesehen hast – du hast darauf gehofft, dass er sich angesichts einer Mutter mit zwei Kindern seine Menschlichkeit bewahrt. Und das ist geschehen.«

Aufzuzeigen, dass es in all der uns umgebenden Destruktivität trotzdem auch die Möglichkeit zur Humanität gibt, und eine Verbindung zu diesem Potenzial herzustellen – so wie es diese Kollegin getan hat –, das ist unsere Aufgabe als Psychoanalytikerinnen und Psychoanalytiker in all den Krisen, die uns umgeben. Aber wie Freud schon sagte: »Wer kann den Erfolg und Ausgang voraussehen?«

Literatur

Amlinger, C. & Nachtwey, O. (2022). *Gekränkte Freiheit. Aspekte des libertären Autoritarismus.* Suhrkamp.

Bion, W. R. (1992 [1962]). *Lernen durch Erfahrung*. Suhrkamp.

Brenman Pick, I. (2021 [2018]). *Authentizität in der psychoanalytischen Begegnung. Ausgewählte Schriften*. Psychosozial-Verlag.

Camus, A. (1949). *Die Pest*. Karl Rauch Verlag.

Conrad, J. (2009 [1902]). *Herz der Finsternis*. Aufbau Verlag.

Freud, S. (1916a). Vergänglichkeit. *Gesammelte Werke Band X*, S. 358–361.

Freud, S. (1930a). *Das Unbehagen in der Kultur. Gesammelte Werke Band XIV*, S. 419–506.

Hamsun, K. (2023 [1890]). *Hunger*. Manesse Verlag.

King, V., Busch, K., Simoni, M. & Sutterlüty, F. (2023). Triumph des Misstrauens. *Psyche – Z Psychoanal, 77*(12), 1049–1072.

Lear, J. (2022). Vergänglichkeit und Hoffnung. Zurück zu Freud in Zeiten der Pandemie. In K. Münch (Hrsg.), *Staying alive – Einbrüche in die Realität. Internationale Psychoanalyse Band 17* (S. 45–64). Psychosozial-Verlag.

Lindquist, S. (2023 [1992]). *Rottet die Bestien aus! Eine Reise auf den Spuren des europäischen Völkermords*. Alexander Verlag.

Money-Kyrle, R. (2022 [1942]). *Die Psychologie von Krieg und Propaganda. Ausgewählte Schriften, Band I*. Herausgegeben von H. Weiß und C. Frank. Brandes & Apsel.

Steiner, J. (1998 [1993]). *Orte des seelischen Rückzugs. Pathologische Organisationen bei psychotischen, neurotischen und Borderline-Patienten*. Klett-Cotta.

Walch, G. (2009). Nachwort In J. Conrad, *Herz der Finsternis* (S. 135–147). Aufbau Verlag.

Weintrobe, S. (2022). Liebe und ihr Überleben in unerträglichen Zeiten. *Psyche – Z Psychoanal, 76*(12), 1108–1130.

Weiß, H. (2022). Einführung zu Kapitel 3. In R. Money-Kyrle (2022 [1942]). *Die Psychologie von Krieg und Propaganda. Ausgewählte Schriften, Band I*. Herausgegeben von H. Weiß und C. Frank (S. 65–67). Brandes & Apsel.

Biografische Notiz

Eckehard Pioch, Dipl.-Psych., ist Psychoanalytiker, niedergelassen in eigener Praxis in Berlin, und Lehranalytiker (DPG, IPV und DGPT). Seit 2023 ist er Vorsitzender der Deutschen Psychoanalytischen Gesellschaft (DPG). Seine Veröffentlichungen beschäftigen sich mit Traumtheorie, Neid, Trauma und sexuellem Missbrauch. Er ist Herausgeber der deutschen Ausgabe von Michael Parsons' *Lebendigkeit in der Psychoanalyse* (2022) und Mitherausgeber des Bandes *Jenseits der Binarität? Der Genderdiskurs als Herausforderung für die Psychoanalyse* (2024).

»Wehe denen, die Böses gut und Gutes böse heißen …«

Psychoanalytische Überlegungen zur Entwicklung der Anfälligkeit für Verschwörungsnarrative und für »pervertiertes *containing*«

Karin Johanna Zienert-Eilts

Einleitung

> »Sie wissen, die Psychoanalyse ist als Therapie entstanden, sie ist weit darüber hinausgewachsen, hat aber ihren Mutterboden nicht aufgegeben.«
>
> *Freud, 1933a, S. 163*

Fragen zu destruktiven Gruppenprozessen, Populismus und zur Beziehungsdynamik zwischen einem Führer und seinen Anhängern sind hochaktuell, da die *triangulär strukturierten Systeme der liberalen Demokratie* zunehmend angegriffen werden. Aufgrund der gehäuften globalen sozialen, ökonomischen, ökologischen und gesundheitlichen Krisen finden weltweit individuelle und gesellschaftliche Regressionen in verschiedenen Ausprägungen statt.[1] In diesem Kontext gewinnen auch Verschwörungsnarrative an Bedeutung.

Heute möchte ich die *Anfälligkeit der Anhänger eines destruktiv-populistischen Führers*, insbesondere derjenigen, die fest mit ihm identifiziert sind, in den Mittelpunkt meiner Überlegungen stellen. Denn ohne seine Anhänger hätte ein Führer keinerlei Bedeutung.

---

1 Zweifellos gibt es erhebliche Unterschiede zwischen verschiedenen populismusanfälligen gesellschaftlichen Kulturen und ihren Führern – wie zum Beispiel in den USA oder in einigen europäischen Ländern einerseits – und repressiven Kulturen – wie zum Beispiel bei Bolsonaro in Brasilien, Putin in Russland oder auch im Iran andererseits –, und zwar vor allem hinsichtlich des historisch-gesellschaftlichen und sozialen Fundaments. Dennoch meine ich, dass sich psychoanalytische Thesen zu allgemeinen strukturellen Grundzügen des destruktiven Populismus herausarbeiten lassen, insbesondere im Hinblick auf die Anfälligkeit bestimmter Individuen für Verschwörungsnarrative.

Meine Kernfrage ist: Wie und warum entwickelt sich in Individuen die Anfälligkeit für Verschwörungsnarrative, für die verdrehte Bewertung von gut und böse und für »pervertiertes containing«? Die Grundlage meiner Überlegungen sind meine klinischen Erfahrungen, psychoanalytische Literatur, Interviews mit Menschen, die dem Populismus verfallen sind,[2] und Dokumentationen gesellschaftlicher Phänomene. Meine Hypothesen haben sich also nicht aus einer einzigen klinischen Fallgeschichte entwickelt und sind als eine metapsychologische Annäherung mit einem heuristischen Wert zu verstehen. Mit der »Hexe Metapsychologie« soll versucht werden, »einen Schritt weiterzukommen«: »Man muß sich sagen, ›So muß denn doch die Hexe dran‹. Die Hexe Metapsychologie nämlich. Ohne metapsychologisches Spekulieren und Theoretisieren – beinahe hätte ich gesagt: Phantasieren – kommt man hier keinen Schritt weiter« (Freud, 1937c, S. 69).

Destruktiv-populistische Bewegungen mit fundamentalen, gefährlichen Angriffen auf demokratische Strukturen breiten sich weltweit aus. Ich unterscheide nicht zwischen rechtem und linken Populismus, sondern zwischen *allgemeinem* und *destruktivem Populismus* – in Entsprechung *den jeweils vorherrschenden Objektbeziehungsstrukturen* und Zielen (vgl. Zienert-Eilts, 2020, S. 973).

Aus psychoanalytischer Sicht lässt sich zusammenfassend sagen, dass sich destruktiver Populismus durch *Objektbeziehungsstrukturen* auszeichnet, die überwiegend destruktiv-narzisstisch, omnipotent sowie aggressiv-spaltend sind und sich auf einem – *mehr oder weniger* ausgeprägten – primitiven Level gegen jede Form von Triangulierung, Differenzierung und Reflexion richten. Diese entwickeln sich auf dem Nährboden von elementaren Verwirrungs-[3] und Bedrohungszuständen, Abhängigkeits- sowie Verlust- und Vernichtungsängsten in Individuen.

Zur Veranschaulichung dieser Phänomene werde ich mich vornehmlich auf Donald Trump beziehen, da er im Rahmen einer demokratisch strukturierten Gesellschaft *das am besten dokumentierte Beispiel* eines destruktiven

2 Siehe zum Beispiel King et.al., 2023; Oblaender & Landsbereger, 2024; Burghard, 2024; Maus et.al., 2024; Smith, 2024.

3 Selbst Freud wurde »irre« aufgrund der großen gesellschaftlichen Veränderungen: »Von dem Wirbel dieser Kriegszeit gepackt, einseitig unterrichtet, ohne Distanz von den großen Veränderungen, die sich bereits vollzogen haben oder zu vollziehen beginnen, und ohne Witterung der sich gestaltenden Zukunft, werden wir selbst irre an der Bedeutung der Eindrücke, die sich uns aufdrängen, und an dem Werte der Urteile, die wir bilden« (Freud, 1915b, S. 324).

Populisten ist (vgl. beispielsweise auch Loewenstein, 2018) und er darüber hinaus zur »Blaupause« für Entwicklungen in anderen Ländern geworden ist.

Destruktiver Populismus, Trump und das Verschwörungsnarrativ »The Big Lie«

Das *allgemeine* Phänomen von *Massenbewegungen* gibt es in verschiedenen Zusammenhängen. Ein Beispiel hierfür ist der Massenrausch bei Rock- oder Pop-Konzerten oder Sportveranstaltungen in großen Stadien, die entindividualisierend-entgrenzend, meistens jedoch temporär sind. Sie können zwar auch destruktiv entgleisen, die Motive dieser Art der Massendynamik sind jedoch überwiegend hedonistischer oder sportlich-kämpferischer Art – letzteres mit dem Ziel, einen Wettbewerb zu gewinnen, nicht aber den Gegner zu vernichten. In *destruktiven Massenprozessen* hingegen werden auf dem Nährboden regressiver, unbewusster *Bedrohungsphantasien* gezielt Hass und Gewaltfantasien angefeuert, und zwar insbesondere durch omnipotente Selbstdarstellungen, Desinformationen und Verschwörungsnarrative.

Zur Demonstration einiger wesentlicher Elemente des destruktiven Populismus gibt es unzählige Videos von Trumps Wahlkampf 2016, in denen ein *destruktiv-populistischer Führer* zu sehen ist, der die Masse seiner Anhänger gezielt mit destruktiven Inhalten aufheizt (Trumps Weg an die Macht, 2017, 21.00–21.50 und 24.20–24.42). Und wir sehen eine *Menschenmasse*, die ihm frenetisch zujubelt und sich offensichtlich exzessiv mit ihm identifiziert.

Elemente des destruktiven Populismus

Diese Dokumentationen zeigen anschaulich Elemente eines destruktiv-populistischen Führers:

1) *eine omnipotente Selbstdarstellung*,
2) *eine Übersteigerung* tatsächlich bestehender Bedrohungen,
3) *das Anheizen* von unbewussten Angst- und Demütigungsphantasien und von Aggressionen,
4) die Markierung von *Feindbildern*,

5) die *Verführung* durch omnipotente Erlösungsversprechungen sowie
6) systematische *Angriffe* gegen die basalen Elemente der Demokratie: allgemeine, freie, gleiche und geheime *Wahlen* und die *machtbegrenzende Triangulierung* der Gewaltenteilung mit ihren *unabhängigen Institutionen* Justiz und Presse.

Trump stilisiert sich unverblümt – zum Beispiel mit der Behauptung, er sei der von Gott Gesalbte (vgl. Gorski, 2020) (in seiner »großartigen und unvergleichlichen Weisheit«[4]) und er sei »als Einziger« in der Lage, das System zu *heilen* (PBS NewsHour, 2016, 0.21– 0.40)– als *Retter* und *omnipotenter Erlöser* einer angeblich existenziell bedrohten Welt.

Das omnipotente Narrativ: »Keiner kennt das System besser als ich – deshalb kann nur ich es heilen« löst zum einen eine Verwirrung zwischen Wahrheit und Lüge bei seinen Zuhörern aus: Es stimmt, dass Trump das »System« gut kennt – sowohl das politische System als auch das innerpsychische System – aber die Behauptung, *niemand* kenne das System besser und *nur er* könne es heilen, ist eine Verzerrung der Realität und ein omnipotentes Narrativ, das die grundlegende Akzeptanz für weitere omnipotente Narrative und Lügen bei seinen Anhängern vorbereitet.

Zum anderen schließt dieses Narrativ bei vielen Menschen an ihr Ohnmachts- und Demütigungserleben an sowie an ihre Verlust- und Vernichtungsängste; es erfüllt ihre Erlösersehnsucht, befriedigt ihre Omnipotenzwünsche und fordert dazu auf, alle geltenden Gesetze außer Kraft zu setzen – bis hin zu Gewalt und umstürzlerischen Aktionen. Als Motto gilt: *Alles ist erlaubt, was erlöst.* Jede Grenzüberschreitung und jegliche Aggressivität wird dann in den Normalbereich gerückt und gesellschaftsfähig. So vertieft Trump die Spaltung der Gesellschaft und zersetzt konsequent und grundlegend das Vertrauen großer Teile der Bevölkerung in das demokratische System insgesamt.

Der Kern von Trumps Strategie ist die Leugnung *realer* Bedrohungen wie zum Beispiel des Klimawandels und der Covid-Pandemie, sowie die Übersteigerung von Bedrohungs*phantasien*, die dann vielen seiner Anhänger schließlich als *real* erscheinen. Vernichtungsszenarien, in denen

4 Am 7. Oktober 2019 twitterte Trump: »Wenn die Türkei irgendetwas unternimmt, was ich in meiner großartigen und unvergleichlichen Weisheit für tabu halte, werde ich die türkische Wirtschaft vollständig zerstören und auslöschen.« Hier werden die Verbindung von Größen- und Vernichtungsphantasien sehr deutlich.

es angeblich um Überleben oder Vernichtung geht, wie zum Beispiel das »Überleben Amerikas«, schließt bei anfälligen Menschen an *zuvor schon bestehende* Verlust- und Vernichtungsängste an. Diese werden manifestiert und gesteigert durch die *permanente Wiederholung* der entsprechenden destruktiv-populistischen Narrative. Phänomenologisch ergibt sich dann das Bild eines geschlossenen Weltbildes, einer *»alternativen Realität« mit einem abgekapselten Überzeugungs-System*, getrieben von Erregungssteigerungen, das keinem rationalen Argument mehr zugänglich ist.

Auf der Basis seiner destruktiv-populistischen Strategie schürt Trump bei bestimmten Individuen gezielt die unbewussten und bewussten Affekte von im Wesentlichen drei Personengruppen: Zum einen spricht er die bei vielen Menschen schon längere Zeit bestehenden Gefühle des Ausgeschlossenseins aus gesellschaftlichen Einflussmöglichkeiten, der Entwertung und ihre wütenden Aggressionen und Rachewünsche an sowie zum Zweiten eine Personengruppe, die zwar ausreichend gut situiert, aber von Ängsten vor materiellem und gesellschaftlichem Abstieg geplagt ist. Zum Dritten richtet sich Trump an eine Gruppe wohlhabender, gebildeter Amerikaner, die in einem tradierten, auf der Überlegenheit der weißen Klasse basierten Wertesystem leben (darunter vor allem rassistische und religiöse Gemeinschaften) und die von – meist unbewussten – Ängsten vor dem Zerbrechen ihrer abgedichteten ideologisch basierten Welt getrieben sind. In allen Fällen zielt Trumps Propaganda mit ihren Bedrohungsszenarien auf Ohnmachts-, Selbstwertverlust- und Vernichtungsängste.

So konnte Trump den Boden bereiten für das Verschwörungsnarrativ der »Big Lie«; er konnte seine verführerische Propaganda mit verwirrenden Verdrehungen und Opferphantasmen weiter ausbauen und zementieren.

Das Verschwörungsnarrativ »The Big Lie«[5]

Das Verschwörungsnarrativ »The Big Lie«[6], die Behauptung, die Demokraten hätten 2020 seinen Wahlsieg gestohlen, hatte Trump schon Anfang 2016, also schon *vor* seinem überraschenden Wahlsieg, quasi vorsorglich, in die Welt gesetzt und er wiederholt dieses Narrativ *nach* seiner Wahlnie-

5 Vgl. auch Zienert-Eilts, 2023.

6 Am 3. Mai 2021 schrieb er in den sozialen Medien: »The Fraudulent Presidential Election of 2020 will be, from this day forth, known as THE BIG LIE!«

derlage 2020 bis heute permanent. Mit diesem Begriff stellt Trump implizit einen Zusammenhang zu den Propagandastrategien der Nationalsozialisten in Deutschland der 1930er und 1940er Jahren her. Denn *The Big Lie* ist der Titel eines antikommunistischen Propagandafilms der US-Army von 1951[7] und wird in den USA und Großbritannien gemeinhin als Synonym für die NS-Propaganda in Nazi-Deutschland benutzt. Der Film beginnt mit einem verkürzt wiedergegebenen Zitat Hitlers: »Die großen Massen werden leichter einer großen als einer kleinen Lüge zum Opfer fallen.«

Hitler hatte in *Mein Kampf* ausgeführt,

> »daß in der Größe der Lüge immer ein gewisser Faktor des Geglaubtwerdens liegt, da die breite Masse eines Volkes im tiefsten Grunde ihres Herzens [...] bei der primitiven Einfalt ihres Gemütes einer großen Lüge leichter zum Opfer fällt als einer kleinen, da sie selber ja wohl manchmal im kleinen lügt, jedoch vor zu großen Lügen sich doch zu sehr schämen würde [...]; daher denn auch von der frechsten Lüge immer noch etwas übrig und hängen bleiben wird« (Hitler, 1943, S. 252–253).[8]

Um Missverständnisse zu vermeiden: die Strategien und Methoden der Nazi-Führer sind *nicht gleichzusetzen* mit denjenigen von destruktiven Populisten oder Autokraten, aber es gibt deutliche *strukturelle Ähnlichkeiten und Anknüpfungspunkte;* dies gilt insbesondere hinsichtlich der Beziehungsdynamik zwischen einem destruktiv-populistischen Führer und seinen Anhängern.

Destruktiver Narzissmus und »pervertiertes *containing*«

Um die psychodynamischen Wirkmechanismen des destruktiven Populismus besser verstehen zu können, habe ich *Herbert Rosenfelds Konzept des destruktiven Narzissmus* mit *Wilfred Bions containing-Konzept* verbunden.

7 https://de.wikipedia.org/wiki/The_Big_Lie_(1951) (01.02.2024).

8 Und Josef Goebbels beschrieb treffend die Methoden der Propaganda: »Das Wesen der Propaganda ist deshalb unentwegt die Einfachheit und die Wiederholung. Nur wer die Probleme auf die einfachste Formel bringen kann und den Mut hat, sie auch gegen die Einsprüche der Intellektuellen ewig in dieser vereinfachten Form zu wiederholen, der wird auf die Dauer zu grundlegenden Erfolgen in der Beeinflussung der öffentlichen Meinung kommen« (Goebbels, 1994, 213, zit. n. Frank, 1939).

Zunächst zu *Herbert Rosenfeld.* Auf der Grundlage seiner Arbeit mit psychotischen, narzisstischen und Borderline-Patienten hat Rosenfeld deren primitive narzisstische Objektbeziehungen untersucht und das *Konzept des destruktiven Narzissmus* sowie das Modell der »Mafia-Bande« entwickelt. Damit ist eine innere pathologische Organisation mit einer destruktiv-verführerischen, sadistischen Führerfigur gemeint, die eine psychotische Traumwelt dominiert und die verspricht, alles (projizierte) Böse effektiv zu bekämpfen, es zu besiegen und zu vernichten (Rosenfeld, 1971, 1988).

Bei der Jahrestagung der Deutschen Psychoanalytischen Vereinigung in Wiesbaden 1984 hat Rosenfeld dann diese klinische Theorie auf Hitler und die deutsche Nazi-Gesellschaft angewandt. Er beschrieb explizit

> »eine deutliche Ähnlichkeit zwischen der psychotischen Traumwelt, die von einer sadistischen Figur dominiert wird, und politischen Organisationen, welche von einem Diktator beherrscht werden, der stark omnipotente und zerstörerische Machtgefühle auslebt, obwohl er vorgibt, daß er zwar ein mächtiger, aber wohlwollender Führer ist – aber nur für all diejenigen, die seine Dominierung akzeptieren« (Rosenfeld, 1988, S. 375).

Die wesentlichen Elemente des destruktiven Narzissmus nach Rosenfeld sind

a) die *Idealisierung und Bewunderung* der *destruktiven* Macht,
b) die *Verkleidung* destruktiver Elemente,
c) die verwirrende *Verdrehung* von Gut und Böse und
d) die Legitimierung und *Entgrenzung* destruktiv-aggressiver Impulse und Taten.

Damit gelingt es ihm, eine *destruktive, verführerisch-perverse Beziehungsdynamik* zwischen einem Diktator – beziehungsweise einem in abgeschwächter, aber strukturell gleicher Weise destruktiv-populistischen Führer – und seinen Anhängern zu erfassen.

In Verbindung mit *Wilfred Bions containing*-Konzept lässt sich die Dynamik eines *pervertierten containings* zwischen einem destruktiv-populistischen Führer und seinen Anhängern beschreiben (Zienert-Eilts, 2018, 2020): Dabei bietet ein destruktiv-populistischer Führer ein *containing* an, das jedoch nur ein *scheinbares containing* ist. Denn es verarbeitet, entgiftet und transformiert destruktive Prozesse *gerade nicht* wie beim normalen, heilsamen *containing*, sondern *heizt* diese im Gegenteil *an*. Die β-Elemente werden nicht umgewandelt, sondern *im Gegenteil* destruktiv beschleunigt. Das heißt: Die eigentliche heilende, entwicklungsfördernde, β-Elemente transformierende Funktion des *containings* wird nicht nur außer Kraft gesetzt oder zerstört – wie im Falle von Bions Begriff des »parasitären Containments« (Bion, 2006 [1970], S. 110) –, sondern sie wird in ihr *Gegenteil verkehrt*.

Die Dynamik des *pervertierten containings* impliziert, dass der Prozess immer am Laufen gehalten und immer noch gesteigert werden *muss*, damit der »Klebstoff« der destruktiven Bindung weiter wirksam bleibt.

Ein entscheidendes Element in der Beziehungsdynamik zwischen einem destruktiven Populisten und seinen Anhängern ist die Bereitschaft – beziehungsweise Sehnsucht – vieler Individuen, eigenes Denken aufzugeben, sich bedingungslos mit einem destruktiven Führer zu identifizieren und unverrückbar an dessen Verschwörungsnarrative, an Desinformationen, Verdrehungen und »alternative Fakten« zu glauben.

Anfälligkeit für destruktiven Populismus und »pervertiertes Containing«

Ich möchte nun der Frage nachgehen, wie sich eine solche *Bereitschaft* im Individuum mit der möglichen Folge der *Verhärtung* eines *individuellen* sowie eines *gesellschaftlichen »containers«* entwickeln kann – ein Prozess, der dann durch einen destruktiven Führer, insbesondere in Massenbewegungen, befeuert werden und zu abgedichteten Überzeugungssystemen mit »Überzeugungsverkapselungen«, wie ich dieses Phänomen aufgrund seiner Rigidität und seines abgedichteten Charakters nenne, führen kann.

Dabei versuche ich, die Entstehung dieser Bereitschaft von der *individuellen Entwicklung* her zu skizzieren und dann ihre weitere Entwicklung *in Gruppen- beziehungsweise Massendynamiken* zu untersuchen.

Meiner *These* zufolge entwickelt sich die *Anfälligkeit* für Verschwörungsnarrative, für *pervertiertes containing* sowie für eine *symbiotische* Identifizierung mit Gleichgesinnten und mit einer Führerfigur als Folge von *mangelndem oder misslingendem containing* in früher Kindheit, das in mehr oder weniger großem Ausmaß eine gesunde Entwicklung behindert. Diese Anfälligkeit kann durch triangulierende Faktoren wie beispielsweise ein haltendes väterliches Objekt als ein Dritter oder die Eingebundenheit in eine ausreichend gute *containende* Familienstruktur gemildert oder auch modifiziert werden; auch dann jedoch kann eine grundlegende Fragilität in gewissem Ausmaß bestehen bleiben. Ich möchte im Folgenden versuchen, diese These differenzierter herzuleiten.

Mein Ausgangspunkt sind die frühen individuellen leiblich-psychischen Zustände und Identitätsbildungsprozesse, die *Susan Isaacs* 1948 einleuchtend beschrieben hat (Isaacs, 2016 [1948]).[9] Demnach herrscht auf einer sehr frühen Stufe zu Beginn des Lebens ein noch wenig differenziertes, verwirrendes Konglomerat vor von mehr oder weniger lebensbedrohlichen Ängsten und Aggressionen mit einem komplexen Zusammenspiel von leiblichen und psychischen Prozessen und von zunächst verwirrenden Wahrnehmungen der inneren und der äußeren Realität (ebd., S. 581). Die Entwicklung der kindlichen Psyche mit ihrem Ausmaß an Elastizität, Komplexität und der Verarbeitungsfähigkeit der Affekte – damit einhergehend die Identitätsbildung und die Ich-Leistungsmöglichkeiten wie Differenzierungs-, Wahrnehmungs- und Urteilsvermögen – verläuft in Abhängigkeit von der Aufnahme-, Differenzierungs- und Verarbeitungsfähigkeit des mütterlichen *containings* (beziehungsweise des *containings* durch jegliche frühe Bezugsperson) nicht linear, sondern komplex oszillierend zwischen Ge- und Misslingen.

Verschiedene Autoren haben diese frühen Zustände beschrieben und dabei fokussiert auf:

a) *Vernichtungs-, Fragmentierungs- und Auflösungsängste* (Klein, 1946; Bion, 1971 [1961]; Winnicott, 1991 [1974]), auf
b) *Verwirrungs- und Bedrohungszustände* (Rosenfeld, 1978),
c) *basale Existenzängste* – Durban nennt diese »Daseins- und osmotisch-diffuse Ängste« (Durban, 2022) – sowie
d) auf *primitive Aggressionen* (Kernberg, 2000 [1998]).

9 Isaacs führte 1948 aus, dass sich je nach den Unterschieden, die »im spezifischen Charakter der beherrschenden Phantasien liegen, im Verlangen oder der Angst, die mit ihnen verbunden sind, und ihrem Zusammenspiel miteinander oder mit der äußeren Realität« (Isaacs, 2016 [1948], S. 581), diese frühen, grundlegenden Prozesse auch beispielsweise zu Psychosen, zwanghafter Symptomatik, autistoiden Verfassungen oder individueller Psychopathie ausformen können. Bezogen auf beispielsweise Fanatismus können die Grenzen zwischen diesen pathologischen Verfassungen und fanatischen Zuständen fließend sein beziehungsweise Fanatismus kann die Einzelnen auch vor den manifesten Ausprägungen solcher Pathologien schützen (Zienert-Eilts, 2021).

Als Abwehr gegen diese frühen Zustände werden Spaltung, Verleugnung und Idealisierung eingesetzt.

Wichtig ist zu berücksichtigen, dass diese frühen primitiven Zustände *in jedem von uns* bereitliegen und in krisenhaften Situationen und regressiven Zuständen mehr oder weniger stark aktiviert werden können. Freud drückte es in »Zeitgemäßes über Krieg und Tod« folgendermaßen aus: »[D]ie primitiven Zustände können immer wieder hergestellt werden; das primitive Seelische ist im vollsten Sinne unvergänglich« (Freud, 1915b, S. 337). Melanie Klein und Bion zufolge schwanken, fluktuieren beziehungsweise oszillieren *wir alle* mehr oder weniger zwischen paranoid-schizoider und depressiver Position. Es geht bei diesen Formulierungen also nicht generell um psychiatrische diagnostische Feststellungen, sondern um Phänomene mit *allgemeiner Gültigkeit* in mehr oder weniger ausgeprägten Ausformungen.

Ich komme jetzt zu *Wilfred Bions Entwicklungsmodell des containings*, auf das ich näher eingehen und dem ich in meinen weiteren Ausführungen folgen werde. Bion hat seine entwicklungsgeschichtlichen Überlegungen auf einen von Anbeginn an *ständig fließenden Prozess wechselseitiger projektiver Identifizierungen* zwischen Mutter beziehungsweise mütterlichem Objekt und Baby fokussiert.

Im günstigen Entwicklungsfall kann sich im Verlauf des *containing*-Prozesses beim Kind eine Art komplexes, quasi »atmendes Verarbeitungs-Organ« bilden, das im günstigen Fall *elastisch* aufnehmend und entgiftend funktioniert. Es geht in Bions Worten um einen *container*, der die Fähigkeit besitzt, »integriert zu bleiben und dennoch an Starre [rigidity] zu verlieren« (Bion, 1990 [1962a], S. 150).

Im ungünstigen Entwicklungsfall jedoch sieht sich das Baby einem mehr oder weniger unzugänglichen, abgedichteten, starren Objekt – Bion zufolge ein »obstruktives Objekt« – ausgesetzt. Ein so geartetes mütterliches Objekt kann den kontinuierlichen, wechselseitigen Fluss projektiver Identifizierungen aus unterschiedlichen Gründen nicht ermöglichen.

Manchmal wird das Bild eines unzureichenden *containings* dahingehend missverstanden, als seien diese Mütter objektiv sog. »schlechte Mütter«. Ich möchte betonen, dass unzureichendes *containing* in früher Kindheit nicht durch sogenannte »schlechte Mütter« bedingt ist. Der Begriff »schlechte« oder »böse Mutter«, entdeckt von Karl Abraham und konzipiert von Melanie Klein, ist als eine *Phantasie aus Sicht des Kindes* gedacht, nicht als eine objektive Realität. Es kann natürlich vorkommen, dass eine Mutter in bestimmten Fällen und aus unterschiedlichen Gründen tatsächlich nur ein unzureichendes *containing* anbieten kann: *sei es* aufgrund einer mangelnden Fähigkeit der Mutter, bedingt beispielsweise durch eine Mangelerfahrung in ihrer eigenen Entwicklung, *sei es* aufgrund einer vorübergehenden oder auch anhaltenden psychischen Störung, *sei es* aufgrund einer Verhärtung ihrer Aufnahmebereitschaft aus zum Beispiel religiösen, rassistischen, ideologischen oder pädagogischen Gründen[10], *oder aber* sei es aufgrund einer übermäßigen Erregungsbereitschaft aufseiten des Babys, was eine unglückliche Passung mit der Mutter ergeben kann.

In der Folge kann sich beim Baby ein *Kreislauf* immer drängender und immer exzessiver werdender *projektiver Identifizierungsversuche als Versuch, die Mutter doch noch zu erreichen*, entwickeln (projektive Identifizierung als *Kommunikationsversuch*, Bion, 2013, S. 130). Diese Versuche prallen dann aber immer wieder an einer Art unzugänglicher mütterlichen *container-Kapsel* ab; so werden Bedrohungs- und Verzweiflungszustände im Kind dann immer weiter gesteigert und die Abwehr – Spaltung, Projektion und Verkapselung – wird immer rigider. In der Folge kann das Baby/Kleinkind selbst auch keine hinreichend flexible *containing*-Funktion entwickeln; es wird sich dann im Laufe der Zeit anstelle eines ausreichend *elastischen containers* eine eher starre *container-Kapsel* bilden.

Diese ist dann allerdings mit *unverarbeitet bleibenden* Vernichtungsängsten, Erregungsaffekten, Ohnmacht und Hass durchsetzt – ein *Circulus vitiosus* entwickelt sich: In einem solchen angstvoll erstarrten und schließlich verhärteten *container* können sich *rigide, abgedichtete Überzeugungen* und *ideologische Opferphantasmen* mehr oder weniger verfestigen und bleiben dann kaum verarbeitet eingeschlossen in einer unzureichend elastischen *container-Kapsel*, was wiederum eine Steigerung der Vernichtungsängste und Verzweiflungszustände zur Folge hat.

Das Bild einer wenig elastischen *container-Kapsel* ähnelt Freuds plastischem Bild eines »Kessels voll brodelnder Erregungen« (Freud, 1933a, S. 80), Tustins »protective shell« (Tustin, 1990), Hoppers »Verkapselung als Abwehr gegen Vernichtungsängste« (»Encapsulation as a Defence Against the Fear of Annihilation«; Hopper, 1991)[11] oder Durbans »ver-

10 Pädagogische Ideologien der Härte hat zum Beispiel Johanna Haarer vertreten (Haarer, 1938).

11 Hopper hat 1991 in einer grundlegenden Arbeit Verkapselungsphänomene beschrieben, die vorrangig als Schutz vor unbewussten, unverdaut gebliebenen Vernichtungsängsten und Vernichtungswut, vor Ohnmachts- und Verzweiflungszuständen fungieren.

führerischem mentalen Bunker, der eine partielle, rigide und verzerrte Version der Realität anbietet« (Durban, 2022, S. 382).

Panik vor Veränderung und Entwicklung

Wenn ein seelischer *container* entwicklungsbedingt zu einer mehr oder weniger undurchlässigen Kapsel wird, kann jedes normale Veränderungs-, Entwicklungs- oder Anpassungserfordernis – ob von außen oder von innen kommend – unbewusst *panikartige Furcht vor katastrophischer Veränderung* (Bion, 2006, S. 114) auslösen. So kann beispielsweise auch die für die Identitätsentwicklung notwendige Getrenntheit von der Mutter vom Baby als *existenzielle* Bedrohung erlebt werden. Diese Angst vor Veränderung kann wiederum zu einer *immer weiter fortschreitenden inneren Erstarrung* führen und eine entwicklungsfördernde Triangulierung weiter behindern.

Exzessive Identifizierung als Abwehr

In solch einer Situation kann eine *exzessive Identifizierung*[12] des Babys mit dem *über*lebensnotwendigen mütterlichen Objekt als *Erlösung* erlebt werden, auch wenn dieses ursprünglich als abweisend, unflexibel, hart, kalt und grausam erlebt wurde. Härte wird dann vom Baby/Kleinkind als Stärke und Schutz, unter Umständen sogar als lebensrettend erlebt.

Die Entwicklung von Ich-Funktionen wird dadurch aber immer weiter geschwächt und der Bezug zur Realität immer mehr verzerrt. Gleichzeitig aber werden die unverdauten elementaren Ängste immer weiter gesteigert, was wiederum die *Sehnsucht nach Erlösung* aus diesem inneren *ausweglos erscheinenden Kreislauf* steigert.

12 Aktuelle anschauliche Beispiele für exzessive Identifizierung von Erwachsenen sind die fanatischen Trump-Anhänger, die während der Stimmenauszählung nach der Wahl 2020 exakt dieselben Sätze ihres Führers – ob schreiend bei Demonstrationen oder ruhig in Interviews – stereotyp wiederholen (»Die Demokraten stehlen uns die Wahl«), die seine roten Kappen oder auch einen Ohrverband tragen (wie Trump nach dem Attentat auf ihn), sowie auch die Gegen-Coronademonstranten und Verschwörungsideologen in Deutschland, die immer gleichlautende Parolen wie »Coronadiktatur« rufen.

Auch im späteren Leben kann dann – insbesondere in individuellen oder gesellschaftlichen Krisensituationen – auf der Grundlage eines nur unzureichend gelungenen *containings* instinktiv Halt, Orientierung und Schutz in einer *extremen Identifizierung mit einer mächtig erscheinenden, starken Führerfigur*, die Härte und ein *geschlossenes ideologisches System* repräsentiert, gesucht werden.

Destruktiver/maligner Narzissmus mit der Idealisierung von Destruktivität und mit der pervertierten Bewertung von »gut« und »böse«

Der Kern des *destruktiven Narzissmus*, konzeptualisiert von Rosenfeld, oder wie Kernberg dieses Phänomen nennt, des *pathologischen* oder »malignen Narzissmus« (Kernberg, 2020), ist die *Idealisierung von Härte, Destruktivität* und *Omnipotenz*, die Verachtung für »weiche« Gefühle und die *pervertierte Bewertung* von »gut« und »böse« beziehungsweise »schlecht«.

Rosenfeld hat den *destruktiven Narzissmus* einleuchtend beschrieben, aber keine Konzeption für dessen Entwicklung entworfen. Ich möchte nun kurz zusammenfassend skizzieren, wie sich die Entwicklung des *destruktiven Narzissmus* aus den Bedingungen eines unzureichenden *containings* ableiten lässt. Dabei spielen die *panikartige Furcht vor katastrophischer Veränderung* (Bion, 2006 [1970], S. 114) und eine *exzessive Identifizierung* als Abwehr gegen Vernichtungsängste, die in der frühen seelischen Entwicklung wurzeln, eine entscheidende Rolle.

Anstelle einer »kommensalen« Beziehung (ebd., S. 110) mit wechselseitig fließenden, projektiven Identifizierungen, die psychisches Wachstum ermöglichen kann, kann sich eine *exzessive symbiotische Identifizierung des Babys/Kleinkindes/Kindes mit einer harten, unflexiblen mütterlichen container-Kapsel* verfestigen. Auch wenn diese ursprünglich als abweisend und kalt erlebt wurde, erscheint dann gerade die Härte als mächtiger Schutz vor Vernichtungsängsten und vor dem Zusammenbruch. Als solche wird sie idealisiert. Hingegen werden Mitgefühl, Bedauern und Schuldgefühl als bedrohliche Schwäche erlebt, die nicht ausreichend vor Vernichtungsangst schützen und verachtet werden. So lässt sich die Entwicklung des destruktiven Narzissmus nachvollziehen.

Meiner Hypothese zufolge kann in dieser Weise der *Nährboden* für die

Anfälligkeit für destruktiven Populismus, Verschwörungsnarrative und für *pervertiertes containing* bereitet werden, die von destruktiven Populisten angeboten werden.

Klinischer Fall

Joshua Durban hat eine eindrucksvolle psychoanalytische Behandlung beschrieben, in dem eine frühkindliche Entwicklung mit offensichtlich unzureichendem mütterlichen *containing* dazu geführt hat, dass frühe Verwirrungs- und Bedrohtheitsszustände mit paranoiden Elementen und Vernichtungsängsten in größerem Ausmaß unverdaut und unintegriert geblieben waren. Als Abwehr hatten sich bei dem Patienten verfestigte Überzeugungen ideologischer und religiöser Art entwickelt und einen »Bunker harter Ideologien« – oder, wie ich es nenne, ein »System mit abgedichteten Überzeugungskapseln« – als Schutz vor seinen Vernichtungsängsten geschaffen (Durban, 2022).

> D., moralisch tadellos, eisern in feste religiöse und rechts-nationalistische Überzeugungen eingebunden und voller unverblümter Nazi-Bilder, sah sich selbst als charakterfest und stark an. Er lebte in der festen Überzeugung, als Jude anderen ethnischen Bevölkerungsgruppen überlegen zu sein, gleichzeitig aber fühlte er sich von ihnen bedroht und glaubte fest daran, dass er und seine Bevölkerungsgruppe vernichtet werden sollten. Er suchte einen Psychotherapeuten auf, um Rat für drei seiner sechs Kinder zu suchen, die in jeweils unterschiedlicher Weise ernsthaft psychisch auffällig beziehungsweise manifest krank geworden waren. Voller Angst, Wut, Scham und Sorge um sie hatte er mit rigiden Erziehungsmethoden und harten ideologischen Leitlinien die unterschiedlichen Symptome seiner Kinder zu eliminieren versucht, es war jedoch alles nur schlimmer geworden.
>
> Im Laufe der Vorgespräche konnte der Analytiker ihm nahelegen, dass er in den Symptomen seiner Kinder seine eigenen Schwierigkeiten und Beschädigungen sah. Es konnte zunehmend deutlich werden, dass sich D. selbst von einer basalen Verwirrung, von Ohnmachtsgefühlen und verborgenen paranoiden und osmotisch-diffusen Existenz- und Auflösungsängsten bedrängt fühlte und dass er von

Kindheit an von Erregungs- und Verwirrungszuständen, Gewaltbereitschaft und Überlegenheitsideen beherrscht war.

D. war ein hyperaktives, schwieriges, aufsässiges und verwirrtes Kind und ein übererregtes Baby gewesen. Seine Mutter hatte ihn nur schwer stillen können. Sie hatte vor und nach seiner Geburt psychotische Zusammenbrüche erlitten, die eine stationäre Behandlung erforderlich machten. D. hatte sie als kalt, hart und gleichgültig, aber effizient und beschützend erlebt. Jahrzehntelang versuchte er, ihrem »tödlichen Plankton-Fruchtwasser im Uterus« und ihrer toxischen »schwarzen Milch« zu entkommen.

Nach vielen Umzügen mit seiner Familie – innerlich heimatlos und immer wie auf der Flucht – war er schließlich nach Israel gekommen. Als junger Erwachsener schloss er sich zunächst den radikalen Anarchisten an, dann den radikalen Linken, später den radikalen Grünen und schließlich einer radikalen jüdischen Gruppe – jede dieser Gruppen gab ihm »kopf- und rücksichtslose Sicherheit und einen mafiaartigen Schutz«. In diesen verschiedenen Gruppen mit starren ideologischen und religiösen Überzeugungen hatte er eine innere Heimat und Halt für seine basale Verwirrung, seinen Hass auf andere und seine Heimat- und Orientierungslosigkeit gesucht. So hatte er Schutz und vermeintliche Sicherheit in einem starren ideologischen Bunker mit »harten Ideologien« als Ersatz für einen heilenden *container* gefunden, bis seine Kinder mit schweren Symptomen reagiert hatten.

Unter D.s »harter ideologischer Hülle« waren verborgene lebensbedrohliche paranoide Angst, Hass und Gewaltbereitschaft spürbar. Der Analytiker war schockiert von der bedrohlich-verwirrenden Mischung von D.s intensivem Gefühl, von dem Hass der Araber, von »faschistischen Linken« und lebensbedrohlichen Feinden verfolgt zu werden, und diese auch selbst hasserfüllt zu verfolgen. Als Reaktion in der Gegenübertragung überwältigten den Analytiker eine Mischung aus Abscheu und Faszination, eine schwer aushaltbare tiefgreifende Verwirrung, heftig aufschießende Aggressionen und der Wunsch, sich innerlich abzuschotten und sich fast zwanghaft an dem stabilen, guten und klaren Bild seines Großvaters festhalten zu *müssen*, um nicht den Verstand zu verlieren.

Vor den bevorstehenden Wahlen in Israel war D. außer sich und aufgewühlt; aufgeputscht von Politikern, die immer und immer

> wieder ein gesellschaftliches Bedrohungs- und Vernichtungsszenario an die Wand malten, fühlte er sich persönlich ganz real in seiner Existenz bedroht, »wenn die falschen Leute an die Macht kommen«. Alles Gute und Sichere, was bisher aufgebaut worden sei, werde vernichtet. Er erklärte: »Wir laufen wirklich Gefahr, von innen heraus geschwächt zu werden. Wir brauchen jemanden, der stark ist und zwischen richtig und falsch unterscheiden kann, bei dem wir uns sicher und stark fühlen können.« Anhand der befürchteten gesellschaftlichen Entwicklung brachte er seine grundlegenden Vernichtungsängste zum Ausdruck, ebenso wie sein inneres Dilemma bezüglich der Analyse: seinen Wunsch nach Stärke und Schutz durch einen starken Führer, der Sicherheit und eine klare Unterscheidung von richtig und falsch bieten kann, ebenso wie seine Angst vor der Schwächung und Auflösung seines mentalen Schutzbunkers durch die Analyse. Gleichzeitig formulierte er seine Hoffnung, dass es ihm und seinen Kindern durch die Analyse besser gehen – was tatsächlich im Laufe der Behandlung eintrat – und dass er sich aus seinem starren, harten Bunker befreien könne.

Im Gegensatz zu anderen häufig vorkommenden Fällen war Durbans Patient in der Lage, die Fähigkeit zur Besorgnis (in diesem Fall zur Sorge um seine Kinder) – ein Element der depressiven Position – und zu libidinösen Beziehungen zu anderen Menschen ansatzweise aufrechtzuerhalten. Diese Möglichkeit, die teilweise intakt geblieben war, ermöglichte es ihm auch, sich auf eine psychoanalytische Behandlung einzulassen und das Risiko einzugehen, seinen ideologischen Bunker nach und nach aufzugeben, seine starre ideologische Verkapselung aufzuweichen und einen flexibleren *container* zu entwickeln.

Um keine verkürzenden Missverständnisse aufkommen zu lassen, kann ich nicht oft genug betonen, dass unzureichendes oder misslingendes *containing* in früher Kindheit aus meiner Sicht *nicht zwangsläufig* zu pathologischen oder partiell pathologischen Phänomenen führen *muss;* es impliziert also nicht, dass *alle* Anhänger destruktiv- populistischer Führer sogenannte »Frühgestörte« seien, wie es manchmal verkürzt verstanden wird. Es produziert aber eine *generelle Fragilität* hinsichtlich der psychischen Integration und inneren Organisation. Damit wird die *Neigung zur Regression* hin zu primitiven Entwicklungsstufen *erhöht* – und zwar sowohl in individuellen Prozessen als auch in ihrer Verschränkung mit Gruppen- und gesellschaftlichen Dynamiken.

Dabei bewegen sich die jeweiligen *individuellen Ausprägungen auf einem Kontinuum* zwischen einem Pol von *partiellen oder passageren* Abschottungen mit Realitätsverlust im Normalbereich bis hin zu einem Pol pathologischer Erscheinungsformen.

»Erlösung« in einer Gruppe Gleichgesinnter? – Ein neuer Teufelskreis

Die Frage ist nun: Was geschieht mit einem in dieser Weise entwickelten Individuum in einer Gruppe beziehungsweise Großgruppe Gleichgesinnter?

Den grundlegenden Konflikt in einer jeden Gruppe fasst *Wilfred Bion* folgendermaßen zusammen:

> »Alle Gruppen stimulieren und frustrieren zugleich die Einzelnen, aus denen sie bestehen; denn der Einzelne fühlt sich gedrängt, die Befriedigung seiner Bedürfnisse in seiner Gruppe zu suchen, und wird gleichzeitig von diesem Bestreben behindert *durch die primitive Befürchtungen*, die die Gruppe erregt« (Bion, 1971 [1961], S. 140, Herv. d. Verf.).

Im Falle einer destruktiv-populistischen Gruppe *Gleichgesinnter* mit abgekapselten Überzeugungen, die sich im Laufe der Zeit zu einer Art »Gruppen-*container*-Kapsel« entwickelt hat, wird dieser grundlegende Konflikt gesteigert. Eine solche Gruppe kann Individuen, die in einem individuellem *Circulus vitiusos* gefangen sind, als ein ersehnter Ausweg erscheinen. Denn gerade bei diesen Individuen bleibt eine mehr oder weniger spürbare Sehnsucht nach einer Milderung der inneren Angstspannung und nach einer Aufhebung der Isolation bestehen. Diese Sehnsucht kann zum Antrieb werden, libidinöse Verbindungen mit Anderen zu suchen. Auf einem bestimmten Entwicklungsniveau ist dies jedoch nur mit *gleichgesinnten* Anderen möglich, da jede Differenz den Schutz der Verschmelzung »gefährdet« und damit Panik vor Veränderung auslöst. Dann kann das ersehnte *Aufgehoben-Sein in einer Gruppe Gleichgesinnter* mit einem *mächtigen »beschützenden« Führer* als eine, vielleicht sogar die einzige Rettung und Erlösung aus dem Gefangensein in Isolation und Starre erscheinen.

Jedoch geschieht in einer *destruktiv strukturierten* Gruppe *genau das Gegenteil des Ersehnten:* Denn wie vor allem Freud, Bion, Turquet und Kernberg einleuchtend beschreiben, findet psychodynamisch *beim Eintritt in eine Gruppe*, Großgruppe oder Masse *generell* eine mehr oder weniger intensive, (manchmal auch nur vorübergehende) *Regression des Einzelnen* statt. In diesem *individuellen Regressionsprozess* werden *frühe Verwirrungs- und Bedrohungszustände sowie primitive Aggressionen* (Bion, 1971 [1961]; Kernberg, 2000 [1998], 2020) mehr oder weniger aktiviert, ebenso wie unbewusste Ängste vor »Auslöschung« der Individualität (Freud, 1921c, S. 94), vor »Entpersönlichung« (Bion, 1971 [1961], S. 102) und vor »Vernichtung« (Turquet, 1975, S. 95).

Diese Ängste aber können in einer regressiv-dynamisierten destruktiven Gruppe/Großgruppe kaum aufgenommen und modifiziert werden. Denn, wie Turquet ausführt, ist die Funktion der projektiven Identifizierung in einer Großgruppe aufgrund der Vielzahl der Personen generell eingeschränkt. Er beschreibt diesen Vorgang als einen Prozess der *Fragmentierung im Individuum*, was die Auflösungs- und Entpersönlichungsängste *vertieft* (Turquet, 1975) und umso massiver abgewehrt werden müssen. So folgt auf den geschilderten *Circulus vitiosus* der Verkapselung *im Individuum* ein *neuer Teufelskreis in der Gruppe:*

Anstatt der erhofften Erlösung in einer Gruppe werden die Bedrohungs*phantasien* von einem destruktiven Anführer nicht heilsam contained, differenziert und gemildert, sondern sie werden im Modus des *pervertierten containings im Gegenteil* bestätigt und gesteigert. Als Abwehr kann sich dann durch *wechselseitige Identifizierung der Gruppenmitglieder untereinander* (Freud, 1921c) eine omnipotent-destruktive *Gruppenidentität* entwickeln. Diese gründet unter anderem auf der Feindseligkeit gegenüber anderen Gruppen – Hermann Beland hat dieses Phänomen als »Gruppenparanoid« einleuchtend beschrieben (Beland, 2010). So wird ein *omnipotentes, erregendes Zusammengehörigkeits- und Machtgefühl* erzeugt, welches als Schutz vor den elementaren individuellen Bedrohungszuständen fungiert.

Diese Dynamik kann in einer Gruppe als eine Variante oder eine Art Vorstufe zunächst *auch ohne* einen »starken« Führer entstehen wie zum Beispiel im Falle von rechtspopulistischen Gruppen oder Parteien in demokratischen Systemen. Kernberg zufolge wird sich jedoch eine solche Gruppe aller Wahrscheinlichkeit nach im Laufe der Zeit eine maligne-narzisstische Persönlichkeit als Anführer suchen (Kernberg, 2020).

Tritt dann eine solche maligne-narzisstische Persönlichkeit auf, die sich in einem ähnlichen primitiven Verarbeitungsmodus bewegt und sich als *destruktiver Führer* eignet, bildet sich eine *destruktiv-symbiotische Passung* zwischen Führer und Gruppe. Dieser Führer schließt an frühe Verwirrungs-, Verlust- und Vernichtungsängste der Gruppenmitglieder an, stimuliert die Angst vor Veränderung (innerpsychisch und gesellschaftlich) und ruft den Wunsch nach einer exzessiven Identifizierung wach; er teilt Opferphantasmen und den Hass auf »die da oben«, er spricht die Sprache dieser Menschen (»ich bin einer von euch«) und vermag angeblich sie zu »hören«. So kann er einen desaströsen regredierten Zustand der Gruppenmitglieder für seine Zwecke benutzen. Er bietet – bewusst oder instinktiv oder in einer Mischung von beidem – ein verführerisches *pervertiertes containing* an und die destruktive Dynamik wird weiter gesteigert. Ängstliche Verwirrungszustände der Gruppenmitglieder finden »Erlösung« durch von Hass, Überlegenheit und Omnipotenz durchzogene »alternative«, pervertierte moralische Werte dieses Führers.

Zwischen in dieser Weise regredierten Gruppenmitgliedern und einem destruktiven Führer entwickelt sich eine spezielle Dynamik: Der Führer bestätigt die primitiven Ohnmachts- und Bedrohungs*phantasien* seiner Anhänger und heizt sie bewusst an; die Anhänger wiederum bestätigen durch ihren Jubel und ihre Unterstützung die lügenhafte Propaganda[13] und die Verschwörungsnarrative des Anführers, was den Führer wiederum erregt und antreibt – es entsteht eine unheilvolle, *wechselseitig* rauschhafte Befriedigungsdynamik und eine schier unaufhaltsame destruktiv-dynamische Spirale, in der der Einzelne zu verschwinden scheint. Die Beschleunigungsdynamik der Entindividualisierung verselbstständigt sich quasi in den Einzelnen und in der Gruppe und überwältigt alle individuellen Prozesse.

13 Kernberg beschreibt in seiner Arbeit über den Zusammenhang zwischen Großgruppen- beziehungsweise Massenregressionen und malignem Narzissmus die pervertierte Bewertung von Gut und Böse: »Die selbstbewusste Äußerung von Lügen [...] wird von [den Mitgliedern] der regressiven Großgruppe als mutiges Aufbegehren gegen die konventionelle Wahrheit wahrgenommen, als Mut, das Unmögliche auszusprechen. [...] Die Selbstsicherheit des Anführers und die Ausweitung seines paranoiden, grandiosen und aggressiven Verhaltens gehen Hand in Hand mit der Zunahme des Machtgefühls, der Freiheit, des gewalttätigen Verhaltens und der triumphalen Erregung der regressiven Großgruppe« (Kernberg, 2020, S. 16ff., Übers. d. Verf.).

Als einer der ersten Psychoanalytiker hat *Roger Money-Kyrle* die wechselseitige, tranceartige Erregungsdynamik zwischen nationalsozialistischen Führern und ihren Zuhörern 1932 während der Massenveranstaltungen Hitlers und Goebbels beobachten können. In einer interessanten Analyse der Massensuggestion vergleicht er diese Dynamik mit Ravels *Bolero*, der durch die ständige Wiederholung und Steigerung der Grundmelodie, unterlegt mit einem bedrohlichen Vernichtungsszenario, auf einer *nicht-sprachlichen Ebene* einen ekstatischen Erregungszustand der Masse bewirkt. Money-Kyrle sah diese dann entstehende Masse als ein »unheimliches, furchteinflößendes Super-Individuum«, ein »urtümliches Monster, ein Wesen aus dem Pleistozän« (Money-Kyrle, 2022 [1978, 1941], S. 76) – einem Zeitabschnitt in der Erdgeschichte von vor etwa 2,588 Millionen bis vor 11.650 Jahren. Er siedelt also diese Massendynamik, die sowohl die Führer als auch die Masse ergreift, auf einem *archaischen Level* an.

Die *eskalierende Dynamik* in destruktiv-populistischen Gruppen kann folgendermaßen erklärt werden: In Gruppen Gleichgesinnter werden die Überzeugungen von Überlegenheit und gewaltangereichertem Gerechtigkeitsgefühl von Individuen *wechselseitig bestätigt* und befeuert. Sie werden durch eskalierende Aggressionen und Opferphantasmen mit der Verdrehung von Gut und Böse, Täter und Opfer sowie durch das Ausmaß ihrer Wahrnehmungs- und Realitätsverzerrung nachhaltig zusammengeschweißt. So kann sich eine Verkapselung der Gruppe entwickeln, bei der wenig oder kein Zugang zu jeglicher rationaler Argumentation mehr möglich ist.

Zusammenfassend gehe ich davon aus, dass Individuen, die in ihrer *frühen* Entwicklung einem unzureichend aufnehmenden *containing* ausgesetzt waren, im *späteren* Leben *besonders anfällig* sein können für die Anziehungskraft destruktiver Gruppen und speziell eines destruktiven Führers, da die Sehnsucht nach einem heilenden *containing* besonders groß und deshalb die Verführungskraft eines *pervertierten containings* mit Verschwörungsnarrativen besonders wirkungsvoll ist.

Ausblick

Ich habe hier ein *hypothetisches theoretisches, allgemein-psychoanalytisches Modell* entwickelt, das helfen könnte, die *Anfälligkeit* von Individuen und der Gesellschaft für destruktiv-populistische Phänomene in Großgruppen oder Massen besser zu verstehen. Ich gehe dabei von individuellen Entwicklungen aus, die aufgrund von unzureichendem flexiblem mütterlichen *containing* in *früher Kindheit*, insbesondere in Verbindung mit brüchigem oder übermäßig starrem väterlichen *containing* oder mit bereits bestehenden autoritären oder zu wenig begrenzenden familiären oder gesellschaftlichen Strukturen, zu abwehrbedingten Verhärtungen und Verkapselungen führen können – eine Dynamik, die bei Eintritt des Individuums in eine Gruppe mit ähnlich strukturierten Individuen und mit einem destruktiven Führer *im späteren Leben* aufgrund von *fortgesetzten Circuli vitiosi* zu Eskalationen drängt.

Bezüglich einer Perspektive der Loslösung von Individuen und einer Gesellschaft aus dem Modus des *pervertierten containings* hat Sigmund Freud 1933 ein eindrucksvolles, eher pessimistisches, orales Bild entworfen: »Ungern denkt man an Mühlen, die so langsam mahlen, daß man verhungern könnte, ehe man das Mehl bekommt« (Freud, 1933b, S. 24). Herbert Rosenfeld verortete die Schwierigkeit, destruktive individuelle und gesellschaftliche Bewegungen zu schwächen, in einer tieferen Schicht der psychotisch-omnipotenten Struktur des destruktiven Narzissmus. Hinsichtlich der pathologischen Extremsituation von Nazi- und Nachkriegsdeutschland schrieb er: »Wenn die psychotisch-omnipotente Struktur eine ganze Nation überwältigt, ist der Gesundungstrieb [die Einsicht], die Verrücktheit voll anzuerkennen, sehr schwierig« (Rosenfeld, 1988 [1984], S. 219).

Bezogen auf die heutige gesellschaftliche Situation, beispielhaft in den USA, kann das heißen: Wenn die Polarisierung beziehungsweise Spaltung einer Gesellschaft so weit fortgeschritten ist, dass sich zwei Realitäten gebildet und verfestigt haben – wie das zum Beispiel im Falle des Narrativs »The Big Lie« geschieht –, und wenn sich ein *pervertiertes containing etabliert* hat, ist deren Auflösung sehr schwer. Jedoch kann die Anhängerschaft eines jeden destruktiven Populisten – so auch diejenige von Trump – schwerpunktmäßig in zwei Gruppen eingeteilt werden: in eine kleinere Gruppe fanatischer Kern-Anhänger, die sich besonders symbiotisch mit dem Anführer verklebt haben und die sich kaum aus der exzessiven Identifizierung lösen können, und andererseits in eine Gruppe von Enttäuschten, die den Realitätsbezug nicht ganz verloren haben und die sich leichter aus der destruktiv-narzisstischen Verführung lösen können.

Ich komme zurück zu unserem Tagungsthema: *Gibt es Hoffnung?* Bezogen auf die USA gibt es vielleicht einen Hoffnungsschimmer, nämlich die Abwahl Trumps 2020 und das Ergebnis der *Midterm elections* 2022: Wir können annehmen, dass sich ein Teil der US-amerikanischen Bevölkerung in den letzten Jahren von den Bedrohungs*fantasien* lösen und aufgrund der *realen* Bedrohungen wieder mehr Kontakt mit der Realität aufnehmen konnte. Mit realen Bedrohungen meine ich

1.) die Erfahrung der verheerenden Folgen der von Trump geleugneten Covid-Pandemie – in der schnell klar wurde, dass mehr Amerikaner in einem Jahr starben als im Ersten und Zweiten Weltkrieg und im Vietnam Krieg zusammen – und
2.) Trumps *reale* Angriffe auf die Demokratie, wie sie allen bei seinem schockierenden Putschversuch einschließlich des Sturms auf das Capitol vor Augen geführt wurden. Zudem erklärt Trump derzeit offen seine Pläne zum radikalen Umbau des demokratischen Staates, wie es sein Sohn Donald junior bei einer Wahlkampfveranstaltung ganz unverblümt geäußert hat: »Willkommen zum Ende der Demokratie. Wir sind hier, um sie endgültig über Bord zu werfen« (Maus et al., 2024, 1:21–1:24).

Ob diese Erfahrungen allerdings bei einem Teil der bisherigen oder auch potenziell neuen Wähler Trumps ausreichen werden, um den Bezug zur Realität zu erhalten, um die Gefahr der Zerstörung der Demokratie zu erkennen, sie ernst zu nehmen und Trump 2024 *nicht* ins Präsidentenamt zu wählen, muss derzeit offenbleiben.[14]

14 Wenn dieser Beitrag erschienen ist, wird diese Frage beantwortet sein.

Literatur

Beland, H. (2010). Hundert Jahre Psychoanalyse in Deutschland. Die schwierigen Jahre: Brennpunkt Seeon – Ein Neubeginn. *Psyche – Z Psychoanal, 64*, 1174–1179.

Bion, W.R. (1971 [1961]). *Erfahrungen in Gruppen und andere Schriften*. Stuttgart: Ernst Klett Verlag.

Bion, W.R. (1990 [1962a]). *Lernen durch Erfahrung*. Frankfurt a.M.: Suhrkamp.

Bion, W.R. (2006 [1970]). *Aufmerksamkeit und Deutung*. Frankfurt a.M.: Brandes & Apsel.

Burghard, J.P. (2024). USA: DONALD TRUMP – Das große Comeback? Warum so viele Amerikaner »The Donald« immer noch lieben. https://www.youtube.com/watch?v=10gcEJM5p_o (01.02.2024).

Douglas, L. (2020). *Will he go? Trump and the Looming Election Meltdown in 2020*. New York, Boston: Twelve.

Durban, J. (2022). Osmotisch-diffuse Ängste und »harte« Ideologien. *Psyche – Z Psychoanal, 76*(5), 377–401.

Frank, Bruno (1939). Lüge als Staatsprinzip. https://docplayer.org/196828066-Bruno-frank-luege-als-staatsprinzip-1939.html (18.02.2025).

Freud, S. (1915b). Zeitgemäßes über Krieg und Tod. *GW X*, 324–355.

Freud, S. (1921c). *Massenpsychologie und Ich-Analyse. GW XIII*, 73–161.

Freud, S. (1933a). *Neue Folge der Vorlesungen zur Einführung in die Psychoanalyse. GW XV*, 6–86.

Freud, S. (1933b). Warum Krieg? An Albert Einstein. *GW XVI*, 11–27.

Freud, S. (1937c). Die endliche und die unendliche Analyse, *GW XVI*, 94.

Gorski, P. (2020). Evangelikale und Trump – Eine heilige Allianz? Ein Interview mit dem Religionssoziologen Philip Gorski. https://www.srf.ch/play/tv/sternstunde-religion/video/evangelikale-und-trump—-eine-heilige-allianz?urn=urn:srf:video:636c6db2-14f1-4f68-92dc-29ed55a038c1 (01.02.2024).

Haarer, J. (1938). *Die deutsche Mutter und ihr erstes Kind*. München: J.F. Lehmanns Verlag.

Hitler, A. (1943). *Mein Kampf*. Zwei Bände in einem Band. Ungekürzte Ausgabe. München: Zentralverlag der NSDAP, Franz Eher Nachfolger.

Hopper, E. (1991). Encapsulation as a Defence Against the Fear of Annihilation. *Int. J. of Psychoanal., 72*, 607–624.

Isaacs, S. (2016 [1948]). Wesen und Funktion der Phantasie. *Psyche – Z Psychoanal, 70*, 530–582.

Khazan, O. (2018). People Voted for Trump Because They Were Anxious, Not Poor. A new study finds that Trump voters weren't losing income or jobs. Instead, they were concerned about their place in the world. https://www.theatlantic.com/science/archive/2018/04/existential-anxiety-not-poverty-motivates-trump-support/558674/ (01.02.2024).

Kernberg, O.F. (2000 [1998]). *Ideologie, Konflikt und Führung*. Stuttgart: Klett-Cotta.

Kernberg, O.F. (2020). Malignant Narcissism and Large Group Regression. *The Psychoanalytic Quarterly, 89*(1), 1–24.

King, V., Busch, K., Mardeni, S. & Sutterlüty, F. (2023). Triumph des Misstrauens. Normalisierte Spaltungen in der Corona-Krise. *Psyche – Z Psychoanal, 77*, 1049–1073.

Klein, M. (1946). Bemerkungen über einige schizoide Mechanismen. In dies., *Gesammelte Schriften Bd. III* (S. 1–41). Stuttgart-Bad Cannstatt: frommann-holzboog.

Loewenstein, E.A. (2018). The Agitator and his Propaganda Maschine: Donald Trump and the Road to American Fascism. *FortDa, 24*(2), 40–55.
Maus, A., Diettrich, S. & Regis, J. (2024). Trumps Netzwerk: Globale Wegbereiter radikaler Populisten? https://www.ardmediathek.de/video/monitor/trumps-netzwerk-globale-wegbereiter-radikaler-populisten/das-erste/Y3JpZDovL3dkci5kZS9CZWl0cmFnLXNvcGhvcmEtMGJkODQ5MWMtZTg1OS00ZmUzLWE5OGYtMzE2ZmIyOWQ1NWFm (01.02.2024).
Money-Kyrle, R. (2022 [1978, 1941]). Die Psychologie der Propaganda. In ders., *Die Psychologie von Krieg und Propaganda. Ausgewählte Schriften Band I.* Herausgegeben und kommentiert von Heinz Weiß und Claudia Frank (S. 69–88). Frankfurt a.M.: Brandes & Apsel.
Oblaender, C. & Landsberger, A. (2024). Trump, der wütende Kandidat. https://www.youtube.com/watch?v=Wlqhu9bf2bI (01.02.2024).
PBS NewsHour (2016). Trump: The system is riggid against our citizens. https://www.youtube.com/watch?v=TExdmFEETPQ (01.02.2024).
Rosenfeld, H.A. (1971). Beitrag zur psychoanalytischen Theorie des Lebens- und Todestriebes aus klinischer Sicht. Eine Untersuchung der aggressiven Aspekte des Narzißmus. *Psyche – Z Psychoanal, 25*, 476–493.
Rosenfeld, H.A. (1978). Notes on the Psychopathology and Psychoanalytic Treatment of Some Borderline Patients. *Int J Psychoanal, 59*, 215–221.
Rosenfeld, H.A. (1981[1978]). Zur Psychopathologie und psychoanalytischen Behandlung einiger Borderline-Patienten. *Psyche – Z Psychoanal, 35*, 338–352.
Rosenfeld, H.A. (1988 [1984]). Narzißmus und Aggression. In P. Kutter, R. Páramo-Ortega & P. Zagermann (Hrsg.), *Die psychoanalytische Haltung* (S. 375–391). München, Wien: Verlag Internationale Psychoanalyse.
Smith, D. (2024). Inside the Maga mind: Trump's most dedicated fans explain their fervor. https://www.theguardian.com/us-news/article/2024/aug/03/trump-maga-suporters-explain-republican (01.02.2024).
The Big Lie (1951). https://en.wikipedia.org/wiki/The_Big_Lie_(1951_film) (01.02.2024).
Trumps Weg an die Macht (2017). https://www.youtube.com/watch?app=desktop&v=MP5ADiAEpog (01.02.2024).
Turquet, P. (1975). Threats to identity in the Large Group. In L. Kreeger (Hrsg.), *The Large Group. Dynamics and Therapy* (S. 87–144). London: Constable.
Tustin, F. (1990). *The Protective Shell in Children and Adults.* London: Karnac.
Volkan, V.D. (2005 [2004]). *Blindes Vertrauen. Großgruppen und ihre Führer in Krisenzeiten.* Gießen: Psychosozial-Verlag.
Winnicott, D.W. (1991 [1974]. Die Angst vor dem Zusammenbruch. *Psyche – Z Psychoanal, 45*, 1116–1126.
WTF, USA?! Trump gegen Biden (2024). Dokumentation, 25.3.2024. https://www.ardmediathek.de/video/weltspiegel-doku/wtf-usa-trump-gegen-biden/ard/Y3JpZDovL2Rhc2Vyc3RlLmRlL3dlbHRzcGllZ2VsLWRva3UvMjAyNC0wMy0yNV8yMi01MC1NRVo (01.03.2024).
Zienert-Eilts, K.J. (2018). Populismus als destruktiver Container. Eine psychoanalytische Perspektive auf die Gesellschaft. *Jahrb Psychoanal, 77*, 175–188.
Zienert-Eilts, K.J. (2020). Destructive populism as »perverted containing«: A psychoanalytical look at the attraction of Donald Trump. *Int. J. Psychoanal., 101*, 971–991.
Zienert-Eilts, K.J. (2021). »Niemals tut man so gut und so vollständig das Böse, als wenn

man es guten Gewissens tut.« Psychoanalytische Überlegungen zu fanatischen Überzeugungen, Vernichtungsdynamik und Radikalisierungsprozessen. *Jahrb Psychoanal, 83*, 105–129.

Zienert-Eilts, K. J. (2023). The Conspiracy Narrative »The Big Lie« – Psychoanalytical considerations on the development of susceptibility to an ›alternative reality‹. *Int J Appl Psychoanal Studies*, 2023, 1–17.

Biografische Notiz

Karin Johanna Zienert-Eilts, Dr. phil. Dipl.-Psych. (DPG/IPV), Psychoanalytikerin und Dozentin am Psychoanalytischen Institut Berlin, arbeitet in eigener Praxis in Berlin. Ihre Forschungsschwerpunkte sind: Geschichte der Psychoanalyse, Dynamiken in Gruppen und die Anwendung der Psychoanalyse auf gesellschaftspolitische Prozesse. Ihre letzten Veröffentlichungen sind »On the biography of Herbert Rosenfeld« und »Destructive narcissism and the susceptibility to ›perverted containing‹ using the example of destructive populism: Further psychoanalytical considerations« in *Herbert Rosenfeld – Then and Now. The Significance of His Work for Contemporary Psychoanalysis* (herausgegeben von Karin Johanna Zienert-Eilts und Wolfgang Hegener).

Rettung der Welt – Fantasien in Krisenzeiten

»Imaginative« versus »Omnipotente« Fantasie

Martin Ehl

Nach Jahren einer vermeintlich friedlichen Entwicklung in Europa erleben wir nun in unserer Gesellschaft zunehmend Verunsicherung, Bedrohtsein und Angst. Die Welt befindet sich in einem Krisenzustand auf mehreren Ebenen: Klimawandel, Populismus und Demokratiegefährdung, Kriege und terroristische Katastrophen bedrohen nicht nur unsere materiellen Lebensgrundlagen, sondern auch das menschliche Miteinander, wenn wir dadurch in Panik geraten und unsere persönliche und gesellschaftliche Konflikt- und Integrationsfähigkeit verlieren. Unsere Gesellschaft wird so manipulierbarer. Sie kann sich Führern ausliefern, wenn sie nach Rettern sucht, die uns schützen sollen. Vamik Volkan beschreibt eindrucksvoll, »wie Führerpersönlichkeiten ihre Macht nutzen können, um eine Gesellschaft in der Krise zu heilen oder zu vergiften« (Volkan, 2005 [2004], S. 273).

Im Folgenden sollen sowohl individualpsychologische Hintergründe solcher Prozesse als auch daraus mögliche gesellschaftspolitische Reaktionen betrachtet werden. Denn diese können den Charakter von Rettungsideen annehmen und über Omnipotenzfantasien zu Schuldabwehr und Gewaltbereitschaft führen. Danach wird es um megalomane Haltungen beim einzelnen Individuum gehen, die zu psychotischer Realitätsverkennung und zu krimineller Gewalt führen können. Schließlich wird diskutiert werden, inwieweit psychotherapeutische Erfahrungen mit Psychotikern und Straftätern hilfreich sein können im Umgang mit den jahrtausendalten Kreisläufen von Kränkung, Rache und Vergeltung. Denn diese basieren auf einer Haltung von Unversöhnlichkeit und einem vermeintlichen Anrecht auf Vergeltung.

Verlust sozialer Orientierungen – Eine Folge sogenannter »Regressiver Modernisierung«?

Hanna Segal macht uns in einem Vortrag von 2003 bewusst, wie sehr der Atombombenabwurf auf Hiroshima 1945 die Menschheit in ihren Grundfesten erschüttert hat. Auch die Katastrophe von 9/11, das drastische symbolträchtige Bild des Durchschneidens der New Yorker Twin Towers, sei ein massiver Angriff auf unsere Sicherheit gewesen. Segal sagt: »[T]he trauma of a terrorist attack has an additional factor: the crushing realisation that there is somebody out there who actually hates you to the point of annihilation« (Segal, 2003, 2. Absatz). Die Qualität unserer kollektiven Ängste habe sich dadurch gewandelt zu einer Panik vor totaler Vernichtung: Dem liege ein tiefer psychotischer Prozess zugrunde.

Die aktuellen weltweiten Krisen haben eine vergleichbar bedrohliche Qualität. Wir reagieren darauf entweder hilflos-resignativ oder dramatisch mit Schuldzuschreibung und Gewaltbereitschaft, aber wenig konstruktiv. In den USA erleben wir so etwas, wenn die Panik kursiert, ohne den Retter Donald Trump würde das Land zugrunde gerichtet. Und in Russland gibt es Stimmen, die propagieren, ohne Putin würde die Katastrophe ausbrechen.

Solche Propaganda kann unser demokratisches Denken, das uns aus Elternhaus und näherem gesellschaftlichen Umfeld vertraut ist, irritieren. Spaltungs- und Projektionsmechanismen können überhandnehmen. Solche regressiven Prozesse scheinen aber nicht nur draußen stattzufinden, bei Gruppierungen, die wir leichthin als Andersdenkende meinen, ausgrenzen zu können, sondern mehr oder weniger unbewusst auch in uns selbst.

Als Psychoanalytikerinnen und Psychanalytiker wissen wir, dass unsere frühesten Lebenserfahrungen illusionistisch geprägt sind. Winnicott beschreibt, dass die Mutter ihrem Säugling zu Beginn seines Lebens das Erleben einer Illusion ermöglicht: Durch ihr Bemühen um eine fast hundertprozentige Anpassung an ihn, kann sie ihm das Empfinden vermitteln, ihre Brust sei ein Teil seiner selbst. Diese sei von ihm gleichsam magisch steuerbar. Omnipotenz sei also eine nahezu reale Erfahrung. Und deshalb, so Winnicott, bestehe die »Aufgabe der Mutter darin, dem Kind allmählich seine Illusion zu nehmen, aber sie kann nicht auf Erfolg hoffen, wenn sie nicht zunächst fähig war, ihm ausreichende Gelegenheit zu Illusionen zu geben (Winnicott, 1983 [1958], S. 313–314).« Deshalb können Traumatisierungen oder Mangelerfahrungen in der frühesten Mutter-Kind-

Interaktion diesen Desillusionierungsprozess beeinträchtigen. Und dann kann es uns als Erwachsenen oft schwerfallen, dem Sog nach den frühesten Illusionen standzuhalten.

Solche regressiven Tendenzen erleben wir in unserer heutigen Welt zunehmend. Der Soziologe Nachtwey spricht von »Entzivilisierung« in den westlichen Gesellschaften, wenn sich Individuen im Zuge von Globalisierung und Fortschrittsglauben abgehängt fühlen und den empfundenen Statusverlust durch Abwertungen anderer Gruppen auszugleichen versuchen. Er prägte den paradoxen Begriff der »regressiven Modernisierung« (Nachtwey, 2017) und meint damit, dass alte Halt gebende Strukturen verloren gingen, die neoliberale Konkurrenz zunehme und sozialstaatliche Sicherungen an Bedeutung verlören. Aufgrund solcher Verunsicherungen würden viele Menschen nach Solidarisierung mit Gleichgesinnten suchen und dann auch nach Identifikation mit einem populistischen Führer.

Diesen Mechanismus beschrieb Freud in *Massenpsychologie und Ich-Analyse* (1921c): der Einzelne gebe sein Ich-Ideal auf und vertausche es gegen das im Führer verkörperte Massenideal.

Wir erleben auch heute, dass ein Führer als Identifikationsfigur bewundert wird, gerade wenn er, wie zum Beispiel Donald Trump, seinen Hass, seine Frauenverachtung, seine kriminellen Vergehen stolz präsentiert, als seien es nur Kavaliersdelikte. Wie kommt es, dass er dafür von den Massen bewundert und verehrt wird? Auf der Basis unserer beschädigten inneren Objekte sind wir alle dazu verführbar, unsere innere Verletzung auf einen äußeren Feind zu projizieren. Dazu kann ein Führer aber ganz bewusst beitragen, indem er mit seinem sadistischen Gift Feindbilder und Katastrophen heraufbeschwört und sich dann als jemanden bejubeln lässt, der uns vor diesem Feind rette. So kann ein solcher Führer das Klima vergiften und Hass und Rache sähen, statt zu konstruktiven Lösungen beizutragen.

Gleichzeitig projiziert er seine eigene »innere Mafia« in seine Anhänger und schaltet so deren Über-Ich aus, stachelt sie zu Vergeltungsschlägen an und befreit sie von den daraus entstehenden Scham- und Schuldgefühlen. Damit öffnet er einer populistischen Entwicklung Tür und Tor: Vorurteile und schwarz-weißes Freund-Feind-Denken breiten sich aus, illusionistisches Denken wie in der frühesten Kindheit nimmt überhand. Das Baby konnte sich damals in einer paradiesischen Illusion wähnen, oder bei Nichterfüllung seiner frühesten Bedürfnisse mit Aggression, nach Melanie Klein sogar mit sadistischer Gewalt reagieren, mit Schreien, Treten und Beißen. Wenn das Kind aber im Laufe der kognitiven Reifeentwicklung seine Bezugspersonen als ganze Objekte erfährt, dann kann es Schuld erleben für seine fantasierten, aber auch real ausgelebten Gewalthandlungen, es kann seine Schuld bereuen und Wiedergutmachung leisten wollen. Auf diese Weise kann sich so etwas wie gesunde reife Ambivalenz entwickeln.

Gelingt ein solcher Entwicklungsschritt aufgrund nicht ausreichend einfühlsamer Begleitung aber nicht, kann die Gewaltbereitschaft unmodifiziert bestehen bleiben. Diese kann dann im Erwachsenenalter im Zusammenhang mit regressiven Prozessen zu unkontrollierten Ausbrüchen führen. Der Sturm auf das Kapitol 2021 ist ein erschreckendes Bild dafür.

Eine solche Gewaltbereitschaft kann aber durch einen Führer zusätzlich angefacht werden, indem er, auch aus eigenen unbewussten Verletzungen heraus, bei seinen Anhängern Gift in deren innere Verletzungen träufelt und sie so in die von ihm geprägte Gruppendynamik hineinzieht. So werden seine Anhänger in ihrer Führerüberzeugung bestärkt und in der Gruppenidentität darin überzeugt, ihre Meinung notfalls auch mit Gewalt durchzusetzen.

In »From Hiroshima to the Gulf War and after« schreibt Segal: »Freud said that we form groups for two reasons: one, to ›combat the forces of natur‹; and the other, to bind ›man's destructiveness to man‹«(Segal, 1997 [1995], S. 161).Und Segal ergänzt, wir würden generell dazu tendieren, Teile von uns selbst, mit denen wir selbst nicht umgehen können, auf die Gruppe zu projizieren. Es seien die gestörtesten psychotischen Teile von uns selbst, die wir in erster Linie in Gruppen projizieren. Denn Gruppenabwehrmechanismen würden hauptsächlich gegen psychotische Ängste gerichtet, die wir selbst nicht allein in uns halten könnten. Und sie würden auf eine Weise eingesetzt, die wir bei einem Individuum als psychotisch bezeichnen würden. Gruppen seien fast ausnahmslos »self-idealizing, grandiose and paranoid, and they can free themselves of guilt by allowing the group to sanction aggression which in the individual would be unforgivable« (ebd., S. 162). Und weil unsere Sichtweise durch die Gruppe geheiligt wird, müssen wir uns nicht für gestört oder verrückt halten.

Im Schutz der Gruppe könnten wir, nach Segal, ohne Schuldgefühl Gräuel verüben, die wir in unserem individuellen Leben nicht ertragen würden. Dazu können wir aber nicht nur durch faschistoide Führerpersönlichkeiten verführt werden, dazu können in zunehmendem Maße auch unsere sozialen Medien beitragen. Über automatisierte Likes kann perverse Meinungsmache betrieben werden, sodass sich Menschen unversehens in einer großen Gruppe Gleichgesinnter finden und Gegenstimmen unter den Tisch fallen. So kommt zu der psychologischen Verführungsgewalt journalistischer Medien auch noch eine technische hinzu.

Unter diesem Gruppendruck können auch wir Psychoanalytikerinnen und Psychoanalytiker in die Polarisierung geraten und müssen uns dann fragen: Können wir zu unserem ständigen Prozess zwischen paranoid-schizoider und depressiver Position stehen und uns immer wieder um unsere Ambivalenz bemühen, die den, der andere Ideale hat, respektiert und nicht verurteilt?

Unsere mühsam erworbene Fähigkeit zur Ambivalenz, eine der für unsere persönliche und gesellschaftliche Stabilität bedeutsamsten menschlichen Grundkonstanten, kann aber im regressiven Sog an Kraft und Realitätssicht verlieren. So können unsere Rettungsfantasien die Oberhand gewinnen mit der Überzeugung, den Weg zu einer vermeintlich besseren Welt zu kennen. Kann eine Utopie im guten Sinne so aussehen?

Rettungsfantasien

In seiner Arbeit »Die Vergangenheit einer Illusion« (Weiß, 2018, S. 69) unterscheidet Heinz Weiß »zwischen Utopie als Hoffnung auf Veränderung und Utopie als einem nahezu wahnhaften Zustand«. Darin zitiert er Hanna Segals Äußerung über Ideale: »[I]t is not pathological to hope for a better future – for instance, for peace – and to strive for it, while recognizing how hard it is to attain« (Segal, 1997 [1995], S. 168). Es seien unsere gesunden und kreativen imaginativen Fantasien, die, so Segal (1994), uns helfen könnten, zu einer menschlicheren und friedlicheren Welt beizutragen, zum Beispiel über inneres Probehandeln, wie Freud es in seinen »Formulierungen über die zwei Prinzipien des psychischen Geschehens« (Freud, 1911b) beschrieben hat. Wenn wir uns in eine Position versetzen, in der wir uns fragen: »Was wäre, wenn …«, dann könnten wir, wie Kinder im Spiel, die Realität erforschen, deren Grenzen ausloten, aber auch über diese hinausschauen, ohne die Realität der Grenzen zu verleugnen. Diese imaginative Fantasie bewahre, so sagt Weiß, »die konstitutive Spannung zwischen Anerkennung der Wirklichkeit und dem Wunsch nach Veränderung« (Weiß, 2018, S. 69). Diese Spannung sei als solche nicht aufhebbar und mache das Wesen des utopischen Denkens aus.

Wenn wir aber diese Spannung zwischen Wunsch und Wirklichkeit nicht ertragen, dann kann unsere Fantasie beginnen, sich über unsere Realitätssicht hinwegzusetzen und sie durch illusionistische Bilder zu ersetzen. Dann wird, wie John Steiner beschreibt, »der Wahrnehmungsapparat [...] selbst angegriffen. Folglich bleibt das Vorurteil erhalten, und die ihm widersprechende Beobachtung wird zerstört. Dies ist die psychotische Option« (Steiner, 1998 [1993], S. 138). Es gebe aber auch die Möglichkeit, sowohl die auf »Vorurteil als auch die auf Beobachtung beruhenden Überzeugungen gleichzeitig aufrechtzuerhalten«. In seiner Arbeit »Die Ich-Spaltung im Abwehrvorgang« (1940e) spricht Freud von einer »kniffigen« Beziehung zur Realität. Hier handelt es sich nach Steiner um den perversen Mechanismus, »sich auf einem Auge blind zu machen«, »to turn a blind eye, um absichtlich nichts zu wissen«. Das sei oft ein Merkmal seelischer Rückzüge (Steiner, 1998 [1993]). »Hier bricht die konstitutive Spannung zwischen Vorstellung und Wirklichkeit zusammen«, sagt Weiß (2018, S. 69). Dann, so Segal, können unsere imaginativen Fantasien zu omnipotenten Fantasien werden, erst unterschwellig und unbewusst, dann aber hinter einem wohlmeinenden und vorgeblich vernünftigen Etikett immer offensiver (Segal, 1994).

Freud spricht bereits in seinen *Studien über Hysterie* von einer »Blindheit bei sehenden Augen« (1895d, S. 175). Das könne dazu führen, dass »man etwas weiß und gleichzeitig nicht weiß« (ebd.). Im »Abriss der Psychoanalyse« spricht Freud von »halben Maßregeln [...]. Die Ablehnung wird jedesmal durch eine Anerkennung ergänzt, es stellen sich zwei gegensätzliche, von einander unabhängige Einstellungen her, die den Tatbestand einer Ichspaltung ergeben« (Freud, 1940a, S. 134–135). Eindrucksvoll schildert er ein solches Phänomen in seiner *Traumdeutung:*

> »Von einem hochbegabten zehnjährigen Knaben hörte ich nach dem plötzlichen Tod seines Vaters zu meinem Erstaunen folgende Äußerung: ›Daß der Vater gestorben ist, verstehe ich, aber warum er nicht zum Nachtmahl nach Hause kommt, kann ich mir nicht erklären‹« (Freud, 1900a, S. 254).

Hier wird also die Situation realistisch wahrgenommen, aber deren Bedeutung quasi ausgelöscht (Basch, 1983). Oder, wie Britton es sagt, etwas werde gewusst, aber nicht geglaubt (2001 [1998]). So scheint es uns mit dem Erleben des Klimawandels zu gehen: Wir erleben ihn schmerzlich und hautnah, aber denken in manisch-omnipotenter Weise immer noch, dass es wohl so schlimm nicht kommen wird; dass wir uns unsere kleinen Umweltzerstörungen doch noch eine Weile leisten können, weil wir ja die technischen Möglichkeiten hätten, die Schäden sofort auszugleichen.

Eine solche megalomane Haltung, sagt Roger Money-Kyrle (2022 [1965]) sei eine Reaktion auf die größten Kränkungen der Menschheit: die Entdeckungen von Kopernikus, Darwin und Freud. Nach Money-Kyrles Hypothese ist das ein psychotischer Zug, der so allgegenwärtig ist, dass er üblicherweise nicht nur als »normal«, sondern sogar als essenzieller Teil der Gesundheit gelte. Er erklärt ihn mit einem intrapsychischen Mechanismus: Das Ich könne über eine intrapsychische projektive Identifizierung mit dem Über-Ich, wenn dieses die Qualität einer bewunderten und beneideten inneren Figur besitzt, einen inneren Größenwahn herstellen. Dabei dringe das Ich neidisch in das glorifizierte Über-Ich ein und identifiziere sich mit dessen Großartigkeit. So würden sich scheinbar alle schmerzlichen Gefühle eigener Begrenztheit und Abhängigkeit erübrigen (Frank, 2022, S. 72).

Dadurch gehe auch jegliches Schuldempfinden verloren, was die entsetzlichen Gräueltaten zur Zeit der Naziherrschaft verstehbar mache (Hegener, 2019). Es handele sich hierbei um eine abgespaltene psychotische mafiaähnliche Struktur, äußerte sich Herbert Rosenfeld. Sie werde von einem »allmächtigen oder allwissenden, außerordentlich grausamen Teil des Selbst beherrscht« (Rosenfeld, 2020 [1984], S. 261). Dabei könnten gesunde Teile der Persönlichkeit in die Wahnwelt hineingelockt werden. Und durch wechselseitige projektive Identifikation würden Führer und Geführte diese Pathologie legitimieren und verstärken.

Nach Volkan (2005 [2004], S. 263) können Führerpersönlichkeiten mit ganz unterschiedlichen Strukturen wirken. Im Gegensatz zum reparativen Wirken eines Nelson Mandela zum Beispiel wird an Slobodan Milošević deutlich, wie dieser in seiner Kindheits- und Jugendgeschichte schwer traumatisierte Mann seine innere Zerstörung in sadistischer Weise an seinem serbischen Volk ausagiert hat. Dabei reinszenierte er ganz gezielt ein frühes serbisches Trauma aus dem 14. Jahrhundert. Mit dieser Pseudolegitimation richtete er über Spaltung und Schuldzuschreibung unter den serbischen Muslimen ein Blutbad an, um sich dann christusgleich per Hubschrauber vom Himmel als Retter einfliegen zu lassen. In diesem Führer lag wohl wirklich so etwas wie eine innere Mafia vor, wie Rosenfeld sie für die Situation im Nazideutschland beschrieben hat (Rosenfeld, 2020 [1984]). Auch aktuell kennen wir genügend Führerpersönlichkeiten, deren Verhalten auf eine solche Struktur schließen lässt.

Roger Money-Kyrle befasste sich näher mit den unterschiedlichen Wirkungsweisen von Führerpersönlichkeiten, seien es solche, die über Destruktivität ihr Ziel zu erreichen suchen, oder solche, die über reparative Ansätze zu konstruktiven gesellschaftlichen Lösungen beitragen möchten. Dazu versuchte er 1946 im Rahmen der Untersuchung einer britischen Kontrollkommission Führungspersonen für den Aufbau einer neuen Verwaltung in der britischen Zone zu finden, die ein pluralistisches Gesellschaftsbild vertraten im Kontrast zu dem bisher vermuteten autoritären. Dabei fielen ihm zwei unterschiedliche Charakterstrukturen auf, die er als die Autoritären und die Humanisten bezeichnete. Darüber hinaus erkannte er aber in denen, die in der Nazizeit als treibende Kräfte fungiert hatten, eine Struktur, die sich von dem autoritären Typ nochmals qualitativ unterschied. Er nannte sie den »faschistischen Charakter« (Money-Kyrle, 2022 [1951a], S. 127ff.). Diese Menschen seien, wie ihren biografischen Erzählungen entnommen worden sei, mehrheitlich aus »zerstörten Elternhäusern« gekommen. Sie hätten kaum Schuldgefühle gezeigt, hätten manische Erregung, Grausamkeit und Perversion idealisiert und insgesamt Borderline-Strukturen aufgewiesen.

Aber auch sogenannte Normalbürger könnten, so Money-Kyrle, über Reste strenger Über-Ich-Figuren und beschädigter innerer Objekte verfügen. Dadurch könnten sie zur Gefolgschaft solcher Führergestalten verführt werden. Und je länger eine solche Gefolgschaft andauere, desto eher sei auch eine entsprechende Umformung des Charakters zu befürchten, die dann schwer wieder rückgängig zu machen sei. Für Deutschland bringt Money-Kyrle das mit der preußischen Struktur des sogenannten »Vater Staat« in den vorangegangenen 200 Jahren in Verbindung. Dieser Charakter habe dazu beigetragen, dass es zu dem unvorstellbaren Zivilisationsbruch durch die Nazis kommen konnte. Es handele sich dabei um eine pathologische Persönlichkeitsorganisation, die auch nach Ende des Dritten Reiches und nach Veränderung der Gesellschaftsstruktur in Deutschland unterschwellig weiterhin ihr Unwesen treibe; geschützt durch das kollektiv getragene komplizenhafte Verschweigen der Verbrechen.

Das mag ein Grund dafür sein, dass die heutigen Forderungen, unsere gesamte Gesellschaft müsse nach den katastrophalen Erfahrungen des Dritten Reichs wie selbstverständlich umdenken und zu einer humanistischen und demokratischen Überzeugung gelangen, so schwer umzusetzen sind. Stattdessen wirken die alten paranoiden Haltungen unterschwellig fort. Und durch Globalisierung und Migrationsverläufe scheinen sie heute noch um so deutlicher an die Oberfläche zu kommen. Das sehen wir daran, dass Teile unserer Gesellschaft in rechtspopulistisch-autoritäres und psychosenahes faschistoides Gedankengut abdriften. Aber dieses Denken ist nicht an eine bestimmte Nation gebunden. Weltweit scheint in der Bevölkerung die Befürwortung autokratischer Regierungsformen zuzunehmen. Dagegen haben es demokratische Einstellungen inzwischen schwer, sich zu behaupten.

Warum fühlen wir uns dieser Entwicklung gegenüber oft so hilflos und ohnmächtig? Warum stehen wir oft vor Menschen, die sich mit solchen realitätsfernen Omnipotenzideen präsentieren, wie vor einer undurchdringlichen Wand? Dieser Frage möchte ich jetzt mithilfe meiner Erfahrungen in der therapeutischen Arbeit mit Psychotikern nachgehen.

Flucht vor Ambivalenz und Schuldbewusstsein in die Psychose

Ich schildere im Folgenden eine Vignette aus der Behandlung eines Mannes mittleren Alters, ich nenne ihn Herrn A. Er berichtet, unter einem Mind-Implant zu leiden, das ihm in der Kindheit ganz konkret über den Arm in den Körper geschoben worden sei. Darüber sei er vom BND manipulierbar. Diesen höre er in Gesprächen von Menschen seines Umfeldes und auch in Politikern, die er im Fernsehen sieht. Von diesen werde er verbal gedemütigt, sie würden aber auch seine Konzentration, seine Aufmerksamkeit und sein Denken beeinträchtigen. Darüber hinaus befürchte er, der BND könnte das Mind-Implant abschalten und er könnte daran sterben. Das Grundproblem sei, dass er für den BND und unseren Staat ausgebeutet werden solle, weil er einen extrem hohen IQ habe. Deshalb fühle er sich zur Arbeitsverweigerung gezwungen.

Herr A stellt sich mir als beklagenswertes Opfer dar, gleichzeitig strahlt er mir gegenüber unterschwellig auch etwas Sadistisches aus. Wenn er sich mit seinen Wahnerzählungen zu einem nicht greifbaren Monster aufbläht, fühle ich mich klein und hilflos und werde von massiven Müdigkeitsreaktionen und Denkstörungen gequält.

Dabei frage ich mich, ob seine Opferhaltung, die er mir gegenüber oft mit einem überlegenen, von mir als perfide erlebten Lächeln begleitet, den Sinn hat, sich an seinen Primärobjekten in der Übertragung auf mich zu rächen; oder ob er gleichzeitig seinen Wahn unbewusst als Plombe gegen einen tieferliegenden vernichtenden Schmerz einsetzt.

Während ich mich früher in meiner Arbeit mit Herrn A von seinen

Wahnerzählungen habe erschrecken und in kaum aushaltbare Zustände von Denkunfähigkeit und Ohnmacht habe versetzen lassen, konnte ich nach langem mühsamen Durcharbeiten meiner Gegenübertragung wieder ins Denken kommen und diese Wahnbilder als seine unbewussten Versuche verstehen, mich zu dominieren. Offenbar ist auch seine Fantasie, einen besonders hohen IQ zu haben, eine Rettungsfantasie, um der von ihm als erdrückend erlebten Macht seiner Eltern etwas entgegenzusetzen. Gleichzeitig scheint er sich für diese Hybris selbstdestruktiv zu bestrafen mittels eines sadistischen Introjekts, von dem er sich ausgebeutet und bis zur Vernichtung bedroht fühlt.

Auch ich erlebte in meiner Arbeit mit Herrn A Wut- und Rachegefühle und sadistische Größenfantasien und reagierte mitunter auch direkt mit niedermachenden Deutungen, in denen ich später meine Vergeltungsimpulse erkannte. Durch mühsames Durcharbeiten meiner Gegenübertragung konnte ich aus dem Teufelskreis von Verletzung, Ohnmacht, Rach- und Vergeltungssucht herauskommen und in eine konstruktive Beziehung eintreten.

In diesem Zusammenhang verloren seine Wahnideen für ihn zunehmend an Bedeutung. Stattdessen wurden schwere frühe Kränkungserlebnisse der Bearbeitung zugänglich.

Herr A ist für mich ein Beispiel dafür, wie manche Menschen in unserer Gesellschaft mit dem Erleben von Ohnmacht gegenüber Bedrohungen, die uns in unseren Grundfesten erschüttern, umgehen. Mit ihren Omnipotenzfantasien meinen sie besser zu wissen, wie die Welt zu regieren ist, und setzen dieses Pseudowissen, auch mithilfe von Verschwörungstheorien, destruktiv um, indem sie konstruktive Ideen verurteilen und sich ihnen verweigern. Ähnlich fühlt sich auch Herr A verfolgt und ausgebeutet und meint in omnipotenter Überzeugung, dass er sich deswegen einer normalen konstruktiven Lebensgestaltung verweigern müsse.

Auch Coronaleugner haben in der Tatsache der Epidemie Lügen vermutet, mit denen der Staat das Volk habe unterdrücken wollen. Deshalb erhoben sie sich oft arrogant über verantwortungsvolle Menschen, ähnlich wie auch Herr A lächelnd mich zu dominieren versuchte.

Auch die Angst vor einer befürchteten Islamisierung bringen viele Menschen viel massiver auf die Bühne als das wissenschaftlich nachgewiesene Wissen um die Klimakatastrophe. Das heißt, die Angst vor tödlichen Epidemien oder bedrohlichen Klimawandelfolgen wird nicht als sinnvolle Signalangst verstanden und dann konstruktiv darauf reagiert. Stattdessen können

Menschen sich in Abspaltung der äußeren rational verstehbaren Realität nur der bedrohlich erlebten Innenwelt ohnmächtig ausgeliefert fühlen und schizoid-paranoid mit mörderischer Wut reagieren. So werden die inneren Feindbilder in die Wahrnehmung der Politik projiziert, die man glaubt, mit aggressiver Wut kontrollieren zu können. Denn die Bilder von den zahllosen Särgen am Coronavirus Verstorbener in Bergamo und von der allenthalben sichtbaren Zerstörung unserer planetaren Lebensgrundlagen können unsere inneren beschädigten Objekte berühren, die dann so bedrohlich für uns werden können, weil in ihnen verborgene Kränkungen sowie Rache- und Vergeltungsfantasien mit schwer erträglichem Schulderleben verquickt sind. Deshalb kann die Verbindung zwischen äußerer und innerer Welt mitunter nicht ausgehalten werden, weswegen sie dann oft gekappt wird.

Könnten wir uns vorstellen, in den sich zuspitzenden Konflikten mit Andersdenkenden uns bewusst ihrem oft arroganten Omnipotenzverhalten zu stellen, wenn wir wissen, welche Verletzungen und Ängste dem zugrundliegen, und wenn wir uns auch der Polarisierung in uns bewusst werden?

Umsetzung von Größenfantasien in kriminelle Handlungen

Größenfantasien lassen sich oft auch in Motiven für kriminelle Handlungen entdecken. Diese können unbewusste Versuche darstellen, traumabedingte prekäre Lebenssituationen durch äußere Handlungen zu verbessern. In ihrer Arbeit »Phantasy and Reality« sagt Hanna Segal:

> »Phantasy always contains a wish to act; we all want to fulfil our dreams. But in the case of acting on delusion the wish becomes a compulsion, sometimes a compulsion which goes counter to all conscious wishes and intentions. Why this compulsion? It is, I think, due to the fact that those misperceptions arise in relation to projective identification, and that there is an unbreakable tie between the self and the object of such projections.
>
> A study of criminal cases shows in crude ways the nature of the tie. Often the wish to murder is an attempt to expel and get rid of the wish to kill or to die. […] Killing those other children was an attempt to externalise a part of himself that had to be annihilated, and thereby get rid of the suicidal impulse. Projections into internal objects often deal with guilt« (Segal, 1994, S. 399).

So können kriminelle Handlungen auch ein Versuch sein, nicht nur die innere Verletzung, sondern auch die internalisierte Schuld loszuwerden, auch für Rachefantasien. Diese können aber zu Rettungsfantasien werden, wenn ein gekränkter Mensch seinen Kränkungsschmerz maniform abwehrt und sich deshalb nicht als Opfer, sondern als Retter und Wohltäter erlebt. Er kann dann der Überzeugung sein, die böse Welt mit seiner Handlung in Schach halten oder gar verbessern zu können. Das möchte ich an Vignetten zeigen aus Psychotherapien, an denen ich als Supervisor beteiligt war.

1.
Bei einem Sozialpädagogen, ich nenne ihn Herrn B, war es im Rahmen seiner Beratungstätigkeit Klientinnen gegenüber zu Grenzüberschreitungen gekommen. Er kam in Behandlung, weil er sich zu Unrecht beschuldigt fühlte. Denn er sei nicht schuldig; er habe doch diesen Frauen geholfen, sich aus ihren als gewalttätig erlebten Beziehungen zu befreien. Im Lauf der Therapie wurde ihm bewusst, sich selbst nach liebevollen Mutterfiguren zu sehnen. Er habe in seiner Kindheit seine eigene Mutter vor der Gewalt ihres Mannes retten wollen. Das konnte ihm als Kind nicht gelingen. Deshalb meinte Herr B heute, im Wiederholungszwang seine Mutter in der Übertragung auf seine Klientinnen doch noch retten zu können. Das ist aber ein manischer Wiedergutmachungsversuch, der die schmerzliche Auseinandersetzung mit Verlassenheitsgefühlen, Schuld und Reue vereitelt.

In der Therapie gelang es Herrn B, seine unbewusste kindliche Mutterverlassenheit in die Therapeutin zu projizieren, mit dem Ergebnis, dass seine Therapeutin für ihn in die Rolle einer »besseren« Mutter geriet, was die Wahrnehmung der unbewussten negativen Übertragung vereitelte. Deshalb konnte seine unbewusste Wut auf die Frauen nicht bearbeitet werden; Einsicht in das Schuldhafte seines Verhaltens konnte er nicht entwickeln.

Wie können wir therapeutisch mit solcher manischen Verleugnung von Schmerz und Schuld umgehen, die traumatische frühkindliche Erfahrungen verdecken soll? Dies möchte ich an der folgenden Vignette zeigen:

2.
Herr C war von seiner Freundin angezeigt worden, weil sie sich von ihm sexuell bedrängt gefühlt habe. Er jedoch sah sich zu Un-

recht beschuldigt, weil seine Freundin doch auch an dem sexuellen Kontakt interessiert gewesen sei. Im Lauf der Therapie meinte er zu erkennen, in der Begegnung mit der Freundin wohl etwas fehlgedeutet zu haben. Möglicherweise hat er inzwischen den schmerzlichen Gedanken zugelassen, sich von der Freundin abgewiesen und erniedrigt gefühlt zu haben. Er war jetzt fähig, in seiner inneren Welt seine Wunschfantasie von der Wahrnehmung der enttäuschenden Realität zu unterscheiden und die Spannung zwischen beiden etwas besser auszuhalten. Hier konnte er so etwas wie Ambivalenz zulassen.

Was war in dieser Therapie gelungen? Ich beobachtete, dass die Therapeutin in der Lage war, sich den durch Therapieunterbrechungen provozierten aggressiven, massiv abwertenden und verletzenden Äußerungen des Patienten zu stellen und die hasserfüllte Situation direkt anzusprechen. So sagte sie zum Beispiel: »Herr C, ich ärgere mich gerade über Sie. Ich finde es nicht okay, wie Sie mit mir sprechen. Ich frage mich, was in der Vergangenheit in unserer Beziehung passiert ist, dass Sie sich jetzt so verhalten.« Im weiteren Verlauf spürte die Therapeutin, wie sehr der Patient unter dem Verlassensein von ihr gelitten hat, und er zeigte sich unter Tränen emotional tief berührt davon, seit sechs Monaten erstmals wieder Kontakt zu seiner Schwester gehabt zu haben. Womit er unbewusst sicher auch den Kontakt zur Therapeutin meinte. In dieser Situation kam die Therapeutin ihm mit den Worten entgegen: »Kann es sein, dass Ihnen Ihre Gefühle manchmal zu viel sind?« Darauf der Patient: »Ja, voll, ich verliere den Boden und mache dann am Ende etwas kaputt.«

Mit einer solchen Haltung verhalf die Therapeutin dem Patienten zu einem mit Angst und Schmerz verbundenen Entwicklungsschritt, mit der Erkenntnis, dass seine Freundin, auch wenn sie ihn liebt, nicht allen seinen Wünschen entsprechen muss; dass also die Realität beides beinhaltet, liebend zu sein und auch frustrierend.

Das Erleben von Ambivalenz ist allerdings auch mit Schuldempfinden und Verantwortungsübernahme verbunden; nämlich als, wie in diesem Fall, Herrn C bewusst wurde, dass sein ungestümes Begehren zur Verletzung seiner Partnerin beigetragen hat. Jetzt konnte er so etwas wie Reue spüren. Ein erster Schritt in die depressive Position scheint hier gelungen zu sein. Denn die Therapeutin ist in eine

> persönliche Beziehung mit der verletzenden Omnipotenzhaltung des Patienten getreten. Sie hat die negative Übertragung angenommen und den seinem Verhalten zugrundeliegenden schmerzlichen und rachsüchtigen Gefühlen Raum gegeben.

Ich meine, dass wir in der psychotherapeutischen Arbeit mit Straftätern permanent in Gefahr sind, entweder in die Rolle des moralisierenden besserwissenden Lehrers zu geraten oder aus Mitgefühl mit der inneren Verletzung des Täters ihn supportiv retten zu wollen. Beide Positionen enthalten Omnipotenzqualitäten, mit denen die Angst der Therapeutinnen beziehungsweise Therapeuten vor einer Übertragungsbeziehung abgewehrt werden kann. Aber wir wissen, dass ohne Durcharbeitung unserer Gegenübertragung keine Veränderung möglich ist.

Ähnliches erleben wir in gesellschaftspolitischen Konflikten, wenn wir mit unserem demokratischen Denken auf Individuen oder Gruppen treffen, von deren Dominanz und Rechthaberei wir uns überrollt fühlen. Schnell können wir ins Argumentieren geraten und schließlich, wenn wir gegen irrationale und paranoide Äußerungen des anderen nicht ankommen, ihn innerlich verurteilen, uns deshalb resignativ zurückziehen oder ins aggressive Agieren geraten. Wie schnell können wir kippen zwischen sachlichem Engagement und emotionalem Agieren, wenn wir uns angegriffen fühlen. Hier brauchen wir in uns eine dritte Position, um die konflikthafte Beziehung zwischen dem Angreifer und unserem Gekränktsein innerlich zu verarbeiten. Nur mit unserem Verständnis für unser eigenes Gekränktsein kann in der persönlichen Begegnung mit dem Andersdenkenden ein Schritt aus dem Teufelskreis von Kränkung, Rache und Vergeltung hinaus zu einem Prozess von Versöhnung und wechselseitigem emotionalem Wachstum beginnen.

Ausblick

Ein berührendes Beispiel eines solchen Prozesses beschreibt die südafrikanische Psychologin Goboda-Madikizela im Rahmen der Wahrheits- und Versöhnungskommission in Südafrika zur Vergangenheitsbewältigung der Apartheidsverbrechen (Gobodo-Madikizela, 2006 [2003]). In ihren Gesprächen mit Eugene de Kock, dem berüchtigtsten Mörder der Geheimpolizei im Südafrika der Apartheid, vermittelt sie, wie sie von dem menschlichen Gesicht eines der grauenvollsten Verbrecher zugleich erschreckt und berührt wurde. In dieser Begegnung wurden beide Beteiligten von bedrohlichen Ängsten erfasst und erschüttert: die Psychologin von dem Entsetzen, einem Monster gegenüberzusitzen, und der Angeklagte in der Panik, sich einer schwarzen Psychologin, einer Feindin par exellence, in seiner verzweifelten Hoffnung, vielleicht doch noch der lebenslangen Haft zu entgehen, ausgeliefert zu fühlen.

Einen solchen Dialog hat auf der Großgruppenebene Nelson Mandela angestoßen: Nachdem er, entgegen seiner gewaltlosen Gesinnung, schließlich doch zum blutigen Kampf gegen die Apartheidregierung aufgerufen hatte und dafür inhaftiert worden war, durchlief er in der 27-jährigen Haftzeit einen tiefgehenden inneren Prozess. Er entwickelte die Fähigkeit, Kompromisse zu schließen und Feinden ohne Bitterkeit zu vergeben (Frost, 1998). Als er schließlich nach der Haft zum südafrikanischen Präsidenten gewählt wurde, initiierte er den mehrjährigen, noch heute weiterwirkenden Prozess der Wahrheits- und Versöhnungskommission zur Aufarbeitung der Apartheidsverbrechen.

Wie kann in das Muster von Kränkung, Rache und Vergeltung, das sich über Jahrtausende in unser Menschsein eingegraben hat, auf eine solche Weise Bewegung kommen? Ronald Britton spricht in seinem Vortrag »Forgiveness as repairing an Internal Object Relationship« (Britton, 2023) von dem »unversöhnlichen Selbst« in uns. Dieses »unversöhnliche Selbst« präge uns mit der Überzeugung, dass der Mensch ein Anrecht auf Rache und Vergeltung habe. Diese Struktur sei ein »innerer Saboteur« (Fairbairn, 1952), der nichts mit dem Über-Ich zu tun habe; denn er provoziere kein Gefühl von Schuld, sondern werde als permanente Verfolgung erlebt. Dieser machtvollen paranoiden Überzeugung liege das ursprüngliche tiefe Bedürfnis des Kindes zugrunde, sich mit den Eltern eins zu fühlen. Könne das Kind aber im Verlauf seiner Autonomiebestrebungen das Bedürfnis nach Einssein nicht loslassen, dann führe das zu einer Spaltung des Selbst mit dem Ergebnis, dass dieser abgespaltene Selbstteil das zentrale Kernselbst unterminiere. Menschen mit einer solchen Struktur leben in einer Vorstellungswelt, in der es keine Vergebung gibt, nur Bestrafung, und in der es daher auch gar kein Verlangen nach Vergebung gebe, einzig die ganz einseitige Forderung nach absolutem Einssein, was nur durch Unterwerfung oder Tyrannei zu erreichen sei.

In meinen Fallvignetten habe ich versucht, zu zeigen, wie von Rachsucht geleitete Menschen beginnen können, ihre Haltung von Unversöhnlichkeit loszulassen und ihren Glauben an das Anrecht auf Rache und Vergeltung zu hinterfragen, nämlich in dem Moment, in dem sich in der Innenwelt beider Beteiligter eine Tür öffnet zu den beschädigten inneren Objekten. Diesen Moment vergleicht Britton mit dem Heilen einer Wunde, dem eine Entzündung vorausgeht.

Ist es eine Illusion, auf solche Entwicklungsprozesse auch in Politik und Gesellschaft zu hoffen? Kann es uns gelingen, unser ausdauerndes Engagement für eine lange, mühsame Psychosentherapie auch in unseren täglichen gesellschaftspolitischen Auseinandersetzungen einzusetzen und darin nicht nachzulassen? Sind wir bereit, die hochaffektiv geladenen Polarisierungen, in die wir geraten können, nicht abzuspalten, sondern uns darauf einzulassen und sie zu reflektieren, wie in unserer täglichen Arbeit mit Gegenübertragungsprozessen? Und wollen wir als in der Arbeit mit Psychotikern, Straftätern und Mördern Erfahrene der Behauptung, mit Terroristen könne und dürfe man nicht reden, entgegentreten, mutig, überzeugt und menschlich respektvoll?

Literatur

Bahrke, U., Haubl, R. & Plänkers, T. (2018). *Utopisches Denken – Destruktivität – Demokratiefähigkeit. 100 Jahre »Russische Oktoberrevolution«*. Psychosozial-Verlag.

Basch, M. (1983). The perception of reality and the disavowal of meaning. Annual of Psychoanalysis, XI, 125–53.

Bion, W. R. (1997 [1962]). *Lernen durch Erfahrung*. Suhrkamp.

Britton, R. (2001 [1998]). *Glaube, Phantasie und psychische Realität. Psychoanalytische Erkundungen*. Klett-Cotta.

Britton, R. (2006 [2003]). *Sexualität, Tod und Über-Ich*. Klett-Cotta.

Britton, R. (2023). Forgiveness as repairing an Internal Object Relationship. Written Version of R. Britton's Presentation in the »Forgiveness Webinar with Ron Britton ›Forgiveness? Being unforgiving and feeling unforgiven‹, with Ron Britton and David Tuckett, chaired by Susan Lawrence«. 14 October, 2023. Melanie Klein Trust, London.

Fairbairn, W. R. D. (1952). *Psychoanalytic Studies of the Personality*. Routledge.

Frank, C. (2022) Einführung zu Kapitel 4. In R. Money-Kyrle (2022), *Klinische Beiträge. Ausgewählte Schriften Band II*. Herausgegeben und kommentiert von Claudia Frank und Heinz Weiß. Brandes & Apsel.

Freud, S. (1895d). *Studien über Hysterie. GW 1*, S 75–312.

Freud, S. (1900a). *Die Traumdeutung. Studienausgabe, Bd. 2*. Fischer Taschenbuch Verlag.

Freud, S. (1911b). Formulierungen über die zwei Prinzipien des psychischen Geschehens. *Studienausgabe Bd. 3* (S. 13–24). Fischer Taschenbuch Verlag.

Freud, S. (1917e). Trauer und Melancholie. *Studienausgabe Bd. 3* (S. 193–212). Fischer Taschenbuch Verlag.

Freud, S. (1921c). *Massenpsychologie und Ich-Analyse. Studienausgabe Bd. 9* (S. 61–134). Fischer Taschenbuch Verlag.

Freud, S. (1927c). *Die Zukunft einer Illusion. Studienausgabe Bd. 9* (S. 135–189). Fischer Taschenbuch Verlag.

Freud, S. (1930a). *Das Unbehagen in der Kultur. Studienausgabe Bd. 9* (S. 191–270). Fischer Taschenbuch Verlag.

Freud, S. (1940a). Abriss der Psychoanalyse. *GW 17*, S. 67–138.

Freud, S. (1948 [1940e]). Die Ich-Spaltung im Abwehrvorgang. Studienausgabe Bd. 3 (S. 389–394). Fischer Taschenbuch Verlag.

Frost, B. (1998). *Struggling to Forgive: Nelson Mandela and South Africa's Search for Reconciliation*. Harper Collins.

Gobodo-Madikizela, P. (2006 [2003]). *Das Erbe der Apartheid – Trauma, Erinnerung, Versöhnung*. Verlag Barbara Budrich Publishers.

Hegener, W. (2019). *Schuld-Abwehr. Psychoanalytische und kulturwissenschaftliche Studien zum Antisemitismus*. Psychosozial-Verlag.

Kattermann, V. (2007). *Kollektive Vergangenheitsbearbeitung in Südafrika. Ein psychoanalytischer Verständnisversuch der Wahrheits- und Versöhnungskommission*. Psychosozial-Verlag.

Küchenhoff, J. (2023). »Angriffe auf Verbindungen« – zur Sozialpsychologie des Populismus. *Forum der Psychoanalyse, 39*(3), 243–257.

Money-Kyrle, R. (2022 [1965]). Größenwahn. In R. Money-Kyrle, *Klinische Beiträge. Ausgewählte Schriften Band II*. Herausgegeben und kommentiert von Claudia Frank und Heinz Weiß. Brandes & Apsel.

Money-Kyrle, R. (2022 [1951a]). Anmerkungen zu Staat und Charakter in Deutschland. In R. Money-Kyrle, *Die Psychologie von Krieg und Propaganda. Ausgewählte Schriften Band I*. Herausgegeben und kommentiert von Heinz Weiß und Claudia Frank. Brandes & Apsel.

Nachtwey, O (2017). Entzivilisierung. Über regressive Tendenzen in westlichen Gesellschaften. In H. Geiselberger (Hrsg.), *Die große Regression. Eine internationale Debatte über die geistige Situation der Zeit* (S. 215–232). Suhrkamp.

Riesenberg-Malcolm, R. (2003 [1999]). *Unerträgliche seelische Zustände erträglich machen*. Klett-Cotta.

Rosenfeld, H. (2020 [1984]). Narzißmus und Aggression. Klinische und theoretische Beobachtungen. In K.J. Zienert-Eilts, W. Hegener & J. Reicheneder (Hrsg.), *Herbert Rosenfeld und seine Bedeutung für die Psychoanalyse. Leben – Werk – Wirkung*. Psychosozial-Verlag.

Segal, H. (1987). »Silence is the real crime«. *International Review of Psychoanalysis, 14*, 3–12.

Segal, H. (1994). Phantasy and Reality. *International Journal of Psychoanalysis*, 75, 395–401.

Segal, H. (1997 [1995]). From Hiroshima to the Gulf War and after. In H. Segal, Psychoanalysis, Literature and War. Edited and introduced by John Steiner (S. 157–168). Routledge.

Segal, H. (1997). *Psychoanalysis, Literature and War, Papers 1972–1995*. Routledge.

Segal, H. (2003). The Mind of the Fundamentalist/Terrorist. Not Learning from experience: Hiroshima, the Gulf War and 11 September. https://psychoanalysis.org.

uk/articles/the-mind-of-the-fundamentalistterrorist-not-learning-from-experience-hiroshima-the-gulf-war (25.02.2025).

Steiner, J. (1998 [1993]). *Orte des seelischen Rückzugs. Pathologische Organisationen bei psychotischen, neurotischen und Borderline-Patienten.* Klett-Cotta.

Steiner, J (2023 [2020]). *Illusion, Desillusionierung und Ironie in der Psychoanalyse.* Klett-Cotta.

Volkan, D.V. (2003 [1999]). *Das Versagen der Diplomatie.* Psychosozial-Verlag.

Volkan, D.V. (2005 [2004]). *Blindes Vertrauen. Großgruppen und ihre Führer in Krisenzeiten.* Psychosozial-Verlag.

Weiß, H. (2012). Utopien und Dystopien als Orte des seelischen Rückzugs. *Psyche – Zeitschrift für Psychoanalyse und ihre Anwendungen*, 66, 310–330.

Weiß, H. (2018). Die Vergangenheit einer Illusion. Psychoanalytische Reflexionen zum utopischen Denken am Beispiel der russischen Oktoberrevolution. In U. Bahrke, R. Haubl & T. Plänkers (Hrsg.), *Utopisches Denken – Destruktivität – Demokratiefähigkeit. 100 Jahre »Russische Oktoberrevolution«.* Psychosozial Verlag.

Weiß, H. & Rumpeltes, R. (Hrsg.). (2017). *Hanna Segal revisited. Zur Aktualität ihres Werkes.* Brandes & Apsel.

Winnicott, D.W. (1983 [1958]). Übergangsobjekte und Übergangsphänomene. Eine Studie über den ersten Besitz, der »Nicht-Ich« ist. In D.W. Winnicott, Von der Kinderheilkunde zur Psychoanalyse. Kindler.

Zienert-Eilts, K.J., Hegener, W. & Reicheneder, J.G. (Hrsg.). (2020). Herbert Rosenfeld und seine *Bedeutung für die Psychoanalyse. Leben – Werk – Wirkung.* Psychosozial-Verlag.

Biografische Notiz

Martin Ehl ist Facharzt für Innere und Psychosomatische Medizin, niedergelassen als Psychoanalytiker (DGPT, DPG, IPA) in Würzburg. Er ist Dozent und Lehranalytiker am Institut für Psychoanalyse Nürnberg Regensburg (IPNR). Er veröffentlichte zu den Themen: Stationäre psychoanalytische Behandlung, Epidemiologie psychischer Erkrankungen, Ethik in der Psychoanalyse, Transformationsprozesse in Musik und Psychoanalyse, Terrorismus, Psychotherapie von Straftätern sowie zum Thema Musik, ihre Transformationsfunktionen und deren Übertragbarkeit auf psychoanalytische Prozesse.

Zurück wohin?

Gestalten der Regression

Kai Rugenstein

> »furrowards, bagawards, like yoxen at the turnpath«
> *Finnegans Wake 18, 32*[1]

Wenn wir die Hoffnung aufgegeben haben, dass der vor uns liegende Weg Gutes für uns parat hält, dann haben wir einen Grund umzukehren und zurückzugehen. Wir hoffen nicht mehr auf ein Happy End und suchen stattdessen zurückzufinden zu einem Happy Start. Doch wo anfangen? – Im europäischen Kulturraum, in dem nahezu alle Schriften primär von links nach rechts laufen, beginnen wir üblicherweise links. Zum Beispiel wenn wir einen Text lesen, indem wir unseren Blick von links nach rechts und von oben nach unten bewegen. Sind wir unten rechts angekommen, dann können wir umblättern. Es geht vorwärts, vielleicht ja doch voran zu einem Happy End, das auf der letzten Seite auf uns warten könnte. Wenn wir beim Lesen hingegen rückwärts springen, also zu einer Textstelle zurückkehren, die wir bereits gelesen hatten (s. Abbildung 1), dann spricht man in der Blickbewegungsforschung von einer der Leserichtung entgegengesetzten Blickzielbewegung, von einer Regressionssakkade, oder schlicht: von einer Regression (Radach et al., 2012).

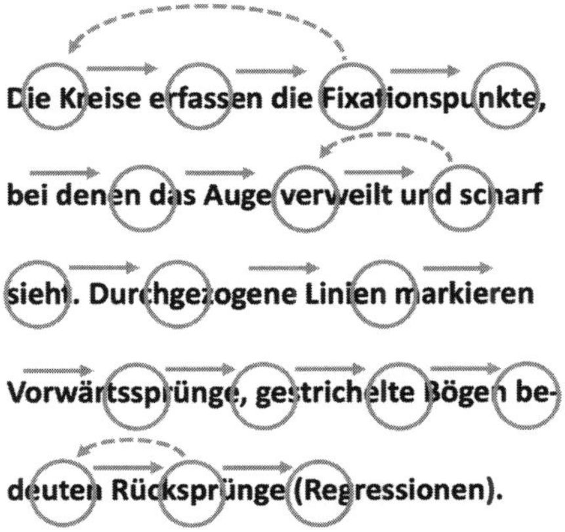

Abbildung 1: Blickbewegungen beim Lesen

Solche Regressionen sind notwendig, um einen Text zu verstehen.

1 Joyce, 2012 [1939], S. 15.

Wenn wir Unverständliches eilig hinter uns lassen um rasch umblättern zu können, dann kommen wir zwar schnell durch einen Text, aber im Verstehen nicht voran. Fortschritt im Verstehen ereignet sich in der Regel nicht als lineare Progression, sondern folgt einem sprunghaften Zickzackkurs auf dem sich uns Bedeutungsvolles immer erst nachträglich enthüllt. Gerade dann, wenn ein Text dunkel wird oder mehrdeutig oder widersprüchlich – also so, wie viele Freud-Texte es sind –, gerade dann müssen wir in ihm immer wieder zurückgehen um in ihm voranzukommen. Sollten wir uns etwa das Lesen zum Vorbild nehmen, wenn wir mit der Regression vorankommen wollen? Erlauben wir unserem Blick, beim Lesen des Wortes »Regression« zu regredieren, dann landen wir beim »Re«. Die lateinische Partikel »re-« steht in zusammengesetzten Verben und in den daraus abgeleiteten Substantiven unter anderem für das Zurück-Gelangen an einen vertrauten Ort (wie in »re-gistrieren«), für das Zurück-Kommen auf etwas bereits Gesagtes (wie in »re-sümieren«) oder für das Zurück-Versetzen in einen früheren Zustand (wie in »re-parieren«). Und haben wir hier nicht schon ein Programm der Psychoanalyse in nuce vor uns: registrieren, resümieren, regredieren, reparieren? Alles beginnt mit einem Zurück.

Im Folgenden möchte ich sieben verschiedene Gestalten des Zurück vorstellen und diese mit einem psychoanalytischen Denken der Regression in Verbindung bringen, nicht so sehr in der Absicht, damit an einem definitiven Zielpunkt oder gar einem Happy End anzugelangen, sondern eher in der Hoffnung, damit das, folgen wir dem Urteil von Lutz Garrels (2024), zunehmend in eine Krise geratene Konzept »Regression« in unserem Denken wieder in Bewegung zu bringen. Ich beginne mit einer uns alltäglich vertrauten Gestalt des Zurück: mit dem Bett.

Zurück ins Bett

Kennen wir nicht alle aus eigener Erfahrung jenen Moment, in dem wir uns vor einer vor uns liegenden Herausforderung – wie etwa einem wichtigen Vortrag – ins Bett zurückflüchten und uns dort die weiche Decke über den überforderten Kopf ziehen möchten? Dieses Gefühl, an einer Kreuzung zu stehen: Hier der Weg zurück – dort der Weg voran? Hier eine Entwicklungsaufgabe, an der man wachsen, aber eben auch scheitern kann – dort ein kuschlig-vertrauter Wohlfühlbereich? In die Schule gehen, sich der Matheklausur stellen – oder sich »krank« melden und zurück ins Bett? Zu der attraktiven fremden Person dort am Tresen hingehen und sie ansprechen – oder zurückgehen an den Tisch mit den alten Bekannten und den wohl vertrauten Gesprächen? Zurückgehen und Vorangehen, Regression und Progression, sind hier noch keine konzeptuellen Metaphern, sondern bezeichnen ganz alltagspraktisch eine Bewegung des Körpers im Raum: Entweder zurück zu einem vertrauten Ort, an dem wir schon waren, oder voran zu einem neuen, unbekannten, aber auch ungewissen Ort.

Als Freud den Regressionsbegriff in der ersten Auflage der *Traumdeutung* in die Psychoanalyse einführte, gab er ihm zunächst diese konkretsinnliche Bedeutung: rückwärtiges Beschreiten eines Weges im Raum. Oder genauer: das rückwertige Beschreiten eines Erregungsweges innerhalb der Topik dessen, was Freud so gern den »psychischen Apparat« nannte. Im Wachleben führe dieser Erregungsweg in progredienter Richtung von der Sinneswahrnehmung zu den Gedanken. Im Traum hingegen werde der Weg in umgekehrter, also in regredienter Richtung beschritten, sodass sich Gedanken in sinnliche Wahrnehmungsbilder umwandeln. Freud (1905c, S. 186) spricht hier auch von einer »Rückverwandlung der Gedanken in Sinnesbilder«. Erst als Freud 1914 auf den Text der *Traumdeutung* zurückkommt, um diesen für die vierte Auflage zu revidieren, wird er den gerade beschriebenen Vorgang, den er ursprünglich schlicht »Regression« nannte, als lediglich eine von insgesamt drei verschiedenen Formen der Regression genauer bestimmen, nämlich als eine »topische Regression« (Freud, 1900a, S. 554).

Obgleich diese räumliche Version der Regression jene Gestalt des Zurück ist, unter der Freud den Begriff »Regression« als einen psychoanalytischen Terminus etablierte, so denken wir heutzutage, wenn von Regression die Rede ist, doch vor allem an eines: an ein Zurückgehen in die Kindheit oder, etwas allgemeiner gesprochen – und damit sind wir bei der zweiten Gestalt des Zurück angelangt –, an ein Zurück in die Vergangenheit.

Zurück in die Vergangenheit

Ganz so wie wir von links nach rechts lesen, so stellen wir uns auch die Zeit rechtsläufig vor. »Im Uhrzeigersinn« bedeutet »rechtsherum«. Anders als im Raum scheint hier die umgekehrte Richtung, ein nach Linkslaufen der Zeit ins Vergangene, unmöglich: »You can't go back home again«

heißt es so schön und so traurig bei Thomas Wolfe (2011 [1940]). Und doch können wir in der Zeit zurückreisen: Wir können zurückblättern in unserem inneren Fotoalbum und zurückkommen auf die lebendigen Eindrücke aus vergangenen Zeiten. Erinnerungen vielleicht aus jenen Zeiten, in denen die Psychoanalyse für ein Denken stand, das die Ordnung des Bestehenden mutig und kritisch infrage stellte. Heutzutage hingegen scheint der Psychoanalyse selbst zunehmend der Hauch des Rückwärtsgewandten, des Regressiven anzuhaften. Die Psychoanalyse – eine Erfindung, die ins 20. Jahrhundert gehört wie das Festnetztelefon? Stellen sich nicht viele unter einem Psychoanalytiker einen graubärtigen Mann mit Hornbrille und Tweedanzug vor, eine Person, deren Praxis ausgelegt ist mit einem antiken Perserteppich, eine Person, die ihr Handwerk treibt auf sogenannten »Klassikern«, also auf Möbeln, die in den 1950er und 60er Jahren modern waren? Stellen sich viele einen Psychoanalytiker nicht vor als ein Überbleibsel des letzten Jahrhunderts, als ein Relikt aus der Vergangenheit, das ersetzt werden kann durch Personen, die schnellere und kostengünstigere Therapieverfahren ohne Perserteppich anbieten?

In der Psychoanalyse des 21. Jahrhundert wurde dafür plädiert, auf die Vorstellung des »Zurück« ganz zu verzichten und beispielsweise anstatt von »Regression« besser von »Transformation« zu sprechen (Inderbitzin & Levy, 2000, S. 220). Wollen wir stattdessen auf dem »Zurück« bestehen, so müssen wir uns dafür von einem linearen physikalischen Zeitkonzept lösen. Denn das psychoanalytische Zurück-in-der-Zeit bringt uns gerade nicht vor die historischen Figuren aus unserer wirklichen Kinderzeit und vor die Erlebnisse, die wir tatsächlich mit diesen hatten, sondern vor jene Form, in die wir sie nachträglich gebracht und übersetzt haben, möglicherweise um damit etwas Rätselhaftes mehr oder weniger gelingend zu bewältigen. Hier geht es nicht mehr um eine einfache Rückwärtsbewegung entgegen der Richtung des Zeitpfeils, sondern vielmehr um das verzwickte Zusammenspiel von Nachwirkung und Rückwirkung, den beiden Richtungspfeilen der Nachträglichkeit.

Doch Freud führte das Konzept einer »zeitlichen Regression« nicht vor dem Hintergrund der Nachträglichkeit ein, sondern wollte darunter vielmehr eine »Rückkehr zu früheren Phasen des Sexuallebens« (Freud, 1910a [1909], S. 52f.) verstanden wissen. Was hier vorausgesetzt wird, ist eine Vorstellung über einen vom Subjekt in der physikalischen Zeit zu durchlaufenden, in Stufen voranschreitenden, zielgerichteten Entwicklungsweg. Auf einem solchen Weg erscheint der Pfeil zurück als eine Abweichung vom normalen Gang der Entwicklung. Das Zurück ist hier eine Verirrung, ein Zurück zu einer Entwicklungsposition, die längst überwunden sein sollte. Die in dieser Weise zeitlich verstandene Regression bildet – anders als noch der Regressionsbegriff im Modell des Traums – den dysfunktionalen Gegenpol zu gelingender Entwicklung. Eine am Voran orientierte Fortschrittslogik innerhalb einer hierarchisch geordneten Entwicklungsreihe beginnt so zunehmend den scheinbar selbstverständlichen Hintergrund zu bilden, vor dem Regression verstanden wird.

In diesem Sinne wird Freud (1916–17f [1915], S. 418) anstatt von »zeitlicher« auch von »entwicklungsgeschichtlicher Regression« sprechen. In der hier in den Blick genommenen Entwicklungsreihe ist das zeitlich Spätere das dem Entwicklungsziel, das dem Happy End Nähere. Das Frühere hingegen ist das weniger Entwickelte, also das Primitivere. Damit komme ich zur dritten Gestalt des Zurück: Zurück zum Primitiven, zurück zum Einfachen.

Zurück zum Einfachen

Aktuelle Entwicklungen lehren uns, dass eine Regression zum Primitiveren nicht nur auf individueller, sondern auch auf gesellschaftlicher Ebene eine Rolle spielt: Allen Fortschritten zum Trotz scheint es in vielen gesellschaftlichen Bereichen zurückzugehen hinter bereits erreichte Errungenschaften: Totalitarismus, Terror und Trump greifen um sich. Soziologische Zeitdiagnosen sprechen hier von »der ›großen Regression‹« (Geiselberger, 2017, S. 9) oder der »regressiven Moderne« (Nachtwey, 2016). Regression wird dabei, wie jüngst in Rahel Jaeggis (2023) Monografie *Fortschritt und Regression*, verstanden als eine Reaktion auf gegenwärtige Krisen, welche diese nicht bewältigt, sondern sich von ihnen abwendet. Regression, so scheint es, ist Wandel zum Schlechteren, Fortschritt hingegen Wandel zum Besseren. Doch ein besonderes Problem entsteht aus der Dialektik von Fortschritt und Regression: Was aus einer Perspektive als Fortschritt und Gewinn erscheint, ist aus anderer Perspektive betrachtet zugleich ein Rückschritt und ein Verlust: So ermöglicht mir die Karten-App auf meinem iPhone, dass ich mich rasch und sicher in mir unbekanntem Terrain orientieren kann. Doch führt dies nicht zugleich auch zum zunehmenden Verlernen der einstmals selbstverständlichen Kompetenz, sich handylos in der Welt zurechtzufinden?

Abbildung 2 zeigt einen Tischfernsprecher Modell »W 48«. Ohne Karten-App. Das »W« steht für »Wählapparat«, die »48« für das Jahr der Entwicklung: 1948. Der W 48 war das Telefon des deutschen Wirtschaftswunders. Ein Apparat aus einer guten, aber vergangenen Zeit. Die Abbildung zeigt jedoch kein historisches Objekt, sondern ist dem 2021 letztmalig in Print-Form erschienenem Warenkatalog eines Händlers entnommen, der mit dem nicht ganz unregressiven Slogan »Es gibt sie noch, die guten Dinge«, für sich wirbt. Das Gute, so wird hier propagiert, es liegt nicht vor, sondern hinter uns und ist beständig davon bedroht, dass wir es dort vergessen. Das »noch« des Manufactum-Slogans spielt mit unseren Ängsten. Doch vielleicht ist es weniger die Angst, dass uns das Gute verlorengeht, als vielmehr die Angst, dass wir in einer uns unverständlichen Zukunft verlorengehen könnten, welche uns zum W 48 und zu anderen regressiven Problemlösungen greifen lässt. Regredierend kommen wir so zurück zu einer weniger komplexen und weniger strukturell ausdifferenzierten Form eines beziehungsweise unseres Apparats.

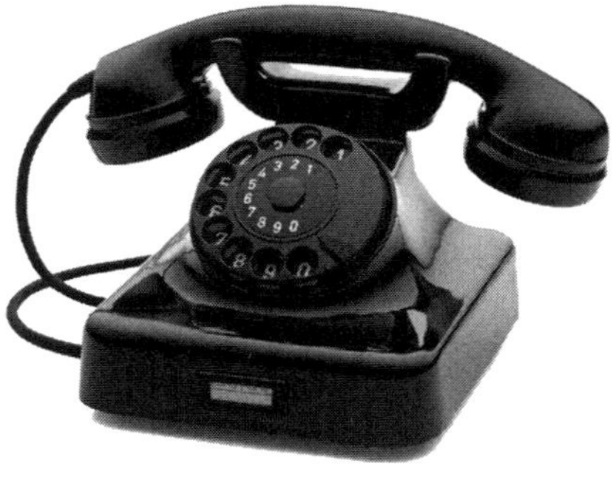

Abbildung 2: Telefon W 48 (Manufactum, 2021, S. 82; mit freundlicher Genehmigung: © Manufactum)

Freud führte für das Zurück zu primitiveren Ausdrucksweisen und Verhaltensformen den Terminus »formale Regression« (1900a, S. 554) ein, verwendete dieses Konzept jedoch nur selten. In der Literatur ist zudem umstritten, ob es sich bei der formalen Regression um einen Begriff handelt, der auf derselben Ebene wie räumliche und zeitliche Regression situiert ist oder nicht vielmehr um einen Begriff, der sich auf die formalen Aspekte bezieht, durch die sowohl die räumliche als auch die zeitliche Regression charakterisiert werden können (Jackson, 1969).[2]

2 Herbert Will (2021) hingegen verbindet Freuds Konzept der formalen Regression in sehr anregender Weise mit der Bion'schen Haltung der Rêverie, um das gemeinsame Eintauchen von Analytiker und Analysand in unbewusste Prozesse während der analytischen Sitzung zu konzeptualisieren.

Mit den drei bisherigen Gestalten des Zurück – Bett, Vergangenheit, primitiver Apparat – haben wir uns zugleich einer vierten Gestalt des Zurück angenähert. Einer für Psychoanalytikerinnen und Psychoanalytiker besonders anziehenden, ja man möchte meinen: in vielen Texten und Vorträgen nahezu verbindlichen Gestalt, nämlich einem Zurück zu Freud.

Zurück zu Freud

Schwerlich können wir einen psychoanalytischen Gedanken formulieren, ohne uns dabei an den Vater der Psychoanalyse und sein Denken zurückzubinden, ja uns bei ihm zurückzuversichern. Entpuppt sich der Weg psychoanalytischer Konzeptbildung, entpuppt sich die Idee, dass man psychoanalytische Konzepte »immer noch am besten [versteht], wenn man ihre Entstehung und Entwicklung verfolgt« (Freud, 1923a, S. 211), nicht selbst als ein regredientes Forschungsprogramm: Zurück zu den konzeptuellen Ursprüngen, zurück zu Freud, um verstehend voranzukommen? Doch die »retour à Freud« (Lacan, 2016 [1956]) ist – hoffentlich – keine defensive Rückwärtsbewegung, um konzeptuell Altbewährtes zu wiederholen und zu fixieren. Vielmehr geht es darum, zu Freud zurückzukehren, um sein Denken wiederzubeleben, also: um es in treuloser Treue weiterzutreiben und Freud so »zum Arbeiten [zu] bringen« (Laplanche, 1996 [1991], S. 151).

Gehen wir zurück zu Freud, dann finden wir bei ihm keinen einheitlichen Begriff der Regression (Jackson, 1969; Körner & Rosin, 1992; Garrels, 2024). Freud postulierte 1914 in der vierten Auflage der *Traumdeutung* zunächst drei Formen von Regression – räumliche, zeitliche und formale. Dann behauptete er, diese drei seien aber »im Grunde eines« (1900a, S. 554). Ein Jahr später, in der 1915 verfassten »Metapsychologischen Ergänzung zur Traumlehre«, kennt Freud (1916–17f [1915], S. 418) dann nicht mehr drei, sondern nur noch zwei Formen der Regression, nämlich die topische und die zeitliche. Eine, zwei oder drei?[3] Viel-

3 Zudem deutete Freud an, dass er vor dem Hintergrund der Einführung des Todestrieb-Konzepts auch dem Regressionsbegriff eine neue Bedeutung verleihen wollte, indem er vorschlug, die »metapsychologische Erklärung der Regression […] in einer ›Triebentmischung‹« zu suchen (Freud, 1926d, S. 143).

leicht verführte Freud seine Nachfolgerinnen und Nachfolger mit dieser nicht ganz unhysterischen Bewegung aus Vorzeigen und Verwischen eines Unterschieds dazu, in der Rezeptionsgeschichte immer wieder an dieser Differenz-die-aber-irgendwie-doch-keine-ist anzusetzen und weiter herumzubasteln. Doch folgen wir Freud auf dieser Fährte, dann laufen wir gerade damit Gefahr, eine andere Unterscheidung aus dem Blick zu verlieren und unsichtbar werden zu lassen. Nämlich die Differenz zwischen einem psychoanalytisch verstandenen Zurück und einem biologistisch konzipierten Zurück innerhalb der Psychoanalyse. Auf die sich daraus ergebende fünfte Gestalt des Zurück möchte ich daher etwas ausführlicher eingehen.

Zurück zur Biologie

Begriffsgeschichtlich können wir einen historisch älteren, also zeitlich weiter zurückliegenden biologischen Regressionsbegriff (Homann, 1992) von einem historisch jüngeren psychologischen Regressionsbegriff (Loch, 1992) unterscheiden. Freuds Leistung wird in der Regel auch darin gesehen, den Regressionsbegriff in die Psychologie eingeführt zu haben. Freuds Begriffsbildung kommt dabei – wie wäre es anders möglich – von den von ihm bereits vorgefundenen biologischen Modellen der Regression her. Doch, und hier wird es für uns interessant, Freud lässt in seinem Denken der Regression historisch frühere biologische Regressionsmodelle nicht einfach hinter sich, sondern sein Denken der Regression unterliegt auch der beständigen Versuchung, immer wieder ins Biologische zurückzufallen, wir könnten auch sagen: ins Biologische zu regredieren. Die Sache selbst scheint hier in Freuds Begriffsbildung am Werk zu sein.

In seinem Regressionsdenken griff Freud auf zwei ihm aus dem Medizinstudium bekannte Paradigmen zurück: Grundlage seines topischen Regressionsbegriffs war das *physiologische Paradigma des Reflexbogens*, Grundlage seines zeitlichen Regressionsbegriffs war das *biologische Paradigma der Evolution*. Diese Paradigmen bildeten die Ausgangspunkte, von denen her Freud versuchte, einen Weg zu einem genuin psychoanalytischen Verständnis von Regression zu finden.

Als Freud das Konzept der – nachträglich von ihm dann topisch genannten – Regression in die Psychoanalyse einführte, schien das Konzept seine voranalytische, seine biologisch-physiologische Vergangenheit längst hinter sich zurückgelassen zu haben und galt Freud bereits als »eine der wichtigsten *psychologischen* Eigentümlichkeiten des Traumvorgangs« (Freud, 1900a, S. 547f., Herv. K. R.). Freud verstand Regression dabei als ein räumliches »Rückschreiten im psychischen Apparat« (ebd., S. 548). Doch dann verlieh er seinen Überlegungen eine eigentümliche Wendung indem er bekannte, sich diesen vermeintlich *psychischen* Apparat vorzustellen »wie ein[en] Reflexappart« (ebd., S. 543), also wie eine durch und durch *physiologische* Apparatur.

Da Freud den zeitlichen Regressionsbegriff erst relativ spät ausformulierte, könnte der Eindruck entstehen, sein Denken habe sich von der physiologienahen topischen hin zur zeitlichen Auffassung der Regression fortentwickelt. Doch die dem zeitlichen Regressionsbegriff zugrunde liegende Gedankenfigur erscheint bereits 1891 in Freuds erster veröffentlichter Monografie »Zur Auffassung der Aphasien«. Dort sprach Freud (1891b, S. 91) von »functioneller Rückbildung«, von »Dis-involution« eines »hochorganisirten Apparats« zu »früheren Zuständen in dessen [...] Entwicklung«. Mit »Apparat« ist hier freilich noch der »Sprachapparat« (Freud, 1891b, S. 91) gemeint – ein konzeptueller Vorläufer des späteren »psychischen Apparats«. Freud bezieht sich in der Aphasieschrift mit seinem Modell funktioneller Rückbildung ausdrücklich auf die evolutionstheoretischen Überlegungen des englischen Neurologen John Hughlings Jackson. Dieser verstand in einer berühmten, 1884 vor dem Royal College of Physicians in London gehaltenen Vorlesung Erkrankungen des Nervensystems – unter anderem auch die Freud zu diesem Zeitpunkt interessierenden Aphasien – »as reversals of evolution – that is, as dissolutions« (Jackson, 1884, S. 555). Dis-solution als Zurück-Bildung, als umgekehrte Evolution.

Freud wollte seine Aphasieschrift später nicht in seine *Gesammelten Schriften* mit aufnehmen. Das Denken der Aphasieschrift schien ihm wohl in seine voranalytische Vergangenheit zu gehören. Doch als Freud 1909 an der Clark University seine vielbeachtete Einführung in die Psychoanalyse gibt, vollzieht er angesichts des Konzepts der zeitlichen Regression erneut eine eigentümliche Wendung zurück: Er erläutert »Regression« nämlich explizit als »Rückbildung« (Freud, 1910a [1909], S. 53) und greift damit ausgerechnet auf ein aus der Aphasiestudie vertrautes Leitwort zurück, welches dort eindeutig evolutionsbiologisch konnotiert war.

Ich resümiere kurz: Obgleich Freud versuchte, einen psychoanalytischen Regressionsbegriff für seine Gegenwart zu formulieren, so landete er doch immer wieder in der Vergangenheit: einmal bei der Gedankenfigur einer *topischen Rückwärtsbewegung innerhalb eines physiologischen Apparats* und das andere Mal bei der Vorstellung einer *evolutionären Rückwärtsentwicklung der Funktionsfähigkeit eines biologischen Apparats*.

Wenn schließlich die 22. der *Vorlesungen zur Einführung in die Psychoanalyse* mit der irritierenden Pointe endet, dass an der Regression »doch der organische Faktor [...] der hervorragendste« sei (Freud, 1916–17a, S. 355), dann scheint die Regression des Freud'schen Regressionsbegriffs zurück in den biologischen Ursprung des Konzepts vollständig vollzogen. Dazu passt es gut, dass Freud sich gerade an dieser Stelle der Vorlesungen zu einem Schlenker zurück in seine eigene voranalytische Vergangenheit veranlasst sieht. Er erinnert sich und seine Leserinnen und Leser nämlich zurück an die Zeit, als er im physiologischen Laboratorium Ernst von Brückes famulierte. Hier beschäftigte, so erfahren wir, der 22-jährige Freud sich mit neuroanatomischen Untersuchungen der Entwicklungsgeschichte der Spinalganglien des Bachneunauges *(petromyzon planeri)* – eines fischähnlichen, seit 500 Millionen Jahren nahezu unverändert bestehenden Lebewesens. Ein biologisches Relikt soll die psychoanalytische Regression illustrieren.

Bei der Untersuchung, an die Freud sich in seinen Vorlesungen zurückerinnert, entdeckte er nun etwas, das er als »zurückgebliebene Zellen« (Freud, 1878a, S. 110) bezeichnete. Zurückgeblieben seien diese Zellen in der Entwicklungsgeschichte des Individuums auf demselben Weg, den die Rückenmarkszellen in der Stammesgeschichte einst evolutionär wanderten. Zurückgeblieben, so Freud, auf »früheren Stufen der Entwicklung«, zurückgeblieben auf dem Weg zu einem »Endziel« (Freud, 1916–17a, S. 352). Ontogenese und Phylogenese stehen hier Pate für eine Vorstellung von Zeitlichkeit, die man »biogenetisch« nennen könnte.

Die Zeit, um die es einem derart biologistisch angehauchten Regressionskonzept geht, ist nicht die seltsame Zeit der Nachträglichkeit, des Traums oder des Unbewussten, sondern es ist die messbare Zeit der Biologie, die Zeit, in der Strukturen oder Funktionen des Organismus sich weiterentwickeln oder aber verkümmern. Es ist die Zeit in der Sphäre der Selbsterhaltung. Aber war es nicht gerade eine zentrale Erkenntnis psychoanalytischen Denkens, Forschens und Therapierens, dass die Zeit des Wunsches, dass die Zeit des unbewussten sexuellen Triebs, dass diese Zeit ganz anders läuft als jene Zeit des Biologischen? Dass der Sexualtrieb nicht einfach in derselben Weise ausreift wie es die Sexualorgane tun?

Ein biologistisch verengter Regressionsbegriff muss für psychoanalytisches Denken und Handeln unfruchtbar bleiben. Er taugt, wenn überhaupt, dann nur zu dem, wozu ihn bereits Hughlings Jackson (1884) und in seiner Folge der voranalytische Freud (1891b) nutzten: zu einer Unterscheidung des vermeintlich Gesunden (»funktionierender Apparat«) vom vermeintlich Kranken (»dysfunktionaler Apparat«). Regression ist dann gleichbedeutend mit Verschlechterung, mit einem Rückschritt vom Normalen zum Pathologischen. Für einen derart ungünstig konnotierten Regressionsbegriff findet sich zwar ein Platz innerhalb der Krankheitslehre, nicht jedoch innerhalb der Behandlungstechnik. So scheinen Freud-Leserinnen und -Leser in eine Sackgasse zu geraten, wenn sie – vielleicht inspiriert von Winnicott (1973 [1971]) oder Balint (1970 [1968]) – beim Vater der Psychoanalyse nach Anregungen für das suchen, was vielen doch als ausgemachte Selbstverständlichkeit erscheint: Analytisches Arbeiten sei ein Arbeiten mit und in der Regression – im Unterschied zum Beispiel zum regressionsbegrenzenden tiefenpsychologisch fundierten Arbeiten. Können wir aus diesem Dilemma heraus- und zurückfinden zur Regression?

Zurück zur Regression

Wir finden bei Freud zwar auch die Idee einer »Regression in der analytischen Technik« (Freud, 1914d, S. 48), doch diese wird immer wieder verdeckt von der biologistisch grundierten Vorstellung von Regression als einem pathogenen, letztendlich im Organischen begründeten Mechanismus der Psychopathologie. Dabei scheint Freud den Gedanken der *regressiven Methode der Analyse* aus denselben Quellen zu schöpfen, die bereits genannt wurden und auf die ich nun nochmal zurückkommen möchte: Die Gedankenfigur der Regression fand sich bei Hughlings Jackson (1884, S. 555) unter dem Stichwort »dis-solution« gedacht, was nichts anderes darstellt als die wörtliche englische Übersetzung des griechischen ἀνά-λυσις *(aná-lysis):* Auf-Lösung. Ganz in diesem Sinne heißt es auch in der *Traumdeutung:* »Das Gefüge der

Traumgedanken wird bei der Regression in sein Rohmaterial *aufgelöst*« (Freud, 1900a, S. 549, Herv. K.R.). Regression ist hier nicht mehr beziehungsweise noch nicht wieder »Rück-bildung«, sondern vielmehr »Auf-lösung«. »Auflösung« aber nicht in einer pathologischen Bedeutung wie bei Jackson, sondern in einem förderlichen Sinn wie bei der Auflösung einer Nebelwolke um einen Berggipfel oder bei der Auflösung eines Rätsels.

Der Gedanke der regressiven Auflösung trägt in der *Traumdeutung*, insofern der Traum von Freud gerade nicht als ein pathologisches Phänomen verstanden wird, sondern als ein Rätsel. Ins Bett, zum Traum waren wir bereits zurückgegangen, um das Zurück der Regression besser zu verstehen. In der Analyse geht es nicht ins Bett, sondern auf die Couch. Doch bezeichnenderweise schreibt Freud kein einziges Mal von einer Couch. Freud nennt jenes Möbel, auf dem Analysandinnen und Analysanden untergebracht sind, stattdessen »Ruhebett« (Freud, 1904a, S. 4). Hängen Bett und Traum und analytisches Setting etwa zusammen? Je mehr wir die analytische Sitzung – wie es unter anderem Jean Laplanche (2011 [1987]), David Tuckett (2014) oder Herbert Will (2021) vorschlagen – nach dem Modell des Traums verstehen und gestalten, desto mehr muss in der analytischen Sitzung Regression in einem nicht-pathologischen, in einem förderlichen Sinne am Werk sein.

Erst mit dieser Wendung wird Freuds (1914d, S. 47) Bemerkung nachvollziehbar, dass die »regrediente Richtung [...] zu einem wichtigen Charakter der Analyse« geworden sei. Und Freud (ebd.) fährt fort: »Es zeigte sich, daß die Psychoanalyse nichts Aktuelles aufklären könne außer durch Zurückführung auf Vergangenes, ja daß jedes pathogene Erlebnis ein früheres voraussetzt, welches, selbst nicht pathogen, doch dem späteren Erlebnis seine pathogene Eigenschaft verleiht.« An dieser für ein lebendiges Denken der Regression immens hilfreichen Stelle deutet Freud Regression zum einen als einen zentralen Wirkmechanismus der analytischen Methode an, indem er vom regredienten Verlauf der Assoziationen spricht: Die psychoanalytischen Grundregeln der freien Assoziation und der gleichschwebenden Aufmerksamkeit führen uns vom sekundärprozesshaften, an den Erfordernissen der praktischen Realität orientierten Denken zurück zum primärprozesshaften, von der Dynamik des unbewussten Wunsches getriebenen Traum-Denken (Rugenstein, 2019). In der analytischen Sitzung geht es zurück zum Träumen. Und wie in der Traumdeutung geht es in der analytischen Stunde um die Zurückführung von Manifestem auf Latentes, mithin: um die Zurücknahme der Entstellung. Zum anderen bringt Freud im obigen Zitat das für die regressive Methode der Psychoanalyse charakteristische Zurück in Verbindung mit der Zweizeitigkeit des Traumas und somit mit der Idee der Nachträglichkeit. Aber wohin soll es dabei zurück gehen?

Zurück ins Leben

Ich möchte den bisher gezeichneten Bildern des Zurück abschließend ein weiteres und wie ich finde durchaus anregendes Bild hinzufügen, das ich den Schriften Jean Laplanches entnommen habe: das Bild eines irrenden Bergwanderers (vgl. dazu Rugenstein, 2023).

Wer schonmal in den Bergen abseits gut markierter Wege unterwegs war, der kennt es vielleicht: Ich bewege mich und komme meinem Ziel, dem Gipfel, dabei sichtbar näher. Es scheint voran zu gehen: Progression – gemessen am Abstand zum Gipfel. Doch auf einmal führt der Weg vor einen Abgrund, vor eine unüberwindbare Spalte, vor eine Steilwand und ich muss realisieren: Verdammt, irgendwo werde ich, ohne es gemerkt zu haben, falsch abgebogen sein. Viele Unfälle am Berg entstehen, weil es manchen schwerfällt, in solch einer verfahrenen Situation umzukehren und sich derart wieder vom Gipfel zu entfernen. Viele kraxeln lieber weiter, vermeintlich voran, oft jedoch voran ins eigene Verderben. In seinen Verirrungen nicht weiter herumzukraxeln, sondern stattdessen auf dem einmal hoffnungsvoll eingeschlagenen Pfad umzukehren, das ist kein Leichtes. Zum Umkehren gehört, wie Heinz Weiß (2024) so schön sagt, »ein Schuss Heldentum«. Oft aber basteln wir lieber – wie der irrende Bergwanderer – weiter an unseren neurotischen Selbsteinschränkungen herum, anstatt innezuhalten und umzukehren, um den Weg zurück zu finden. Aber nicht den Weg zurück an den Start der Wanderung, sondern den Weg zurück zum Ziel.

Wir sind zu einer Gedankenfigur zurückgekehrt, die ich bereits zu Beginn angedeutet hatte: Zurückgehen, um voranzukommen. Wenn wir einen dunklen, mehrdeutigen und widersprüchlichen Text lesen, dann müssen wir im Lesen immer wieder zurückgehen, um im Verstehen voranzukommen. Und sind wir nicht von Kindertagen an beständig genau damit konfrontiert: dunkle, rätselhafte, vieldeutige Texte, die wir entziffern sollen? Ist das nicht gar, wie Judith Hermann (2023, S. 95) meint, »ein

Grundbild der Kindheit – Rätsel in die Du hineinwächst. Andeutungen wie Treidelpfade, Heimlichkeiten. Die geheimnisvolle Welt der Erwachsenen, ihr unbegreifliches Verhalten«?

Jean Laplanche sprach von den »rätselhaften Botschaften« *(messages énigmatiques),* die aus dem sexuellen Unbewussten des Erwachsenen stammen und mit denen das überlebensnotwendig auf den Erwachsenen angewiesene Kind von Beginn an konfrontiert ist. Rätselhafte Mehrdeutigkeiten aus der Sphäre des unbewussten Sexuellen, die den eindeutigen Dialog der Bindung immer schon als Störgeräusch begleiten. Die Geschichte des Subjekts zeichnete Laplanche dabei als eine Geschichte der notwendig scheiternden Versuche, diese rätselhaften Botschaften übersetzerisch zu bewältigen (vgl. dazu Rugenstein, 2024a). Eine Analyse ist vor diesem Hintergrund nichts anderes als die Chance, festgefahrene, starre Übersetzungen zu analysieren, also aufzulösen, zu entübersetzen und so einen Schritt zurück zu machen zu dem rätselhaften Rohmaterial aus dem diese Übersetzungen einst gebaut wurden. Freilich eine Dis-solution, aber eben nicht im Sinne der Evolutionsbiologie. Hier geht es nicht um eine Rückwärtsentwicklung, sondern vielmehr darum, dass alte Rätsel wieder ins Spiel gebracht werden. Ent-Übersetzung: eine Ent-Strukturierung, die das Auftauchen neuer Verbindungen, das Aufscheinen neuer Wege ermöglicht.

Obgleich sich im Denken Laplanches verschiedene Regressionsfiguren finden, verzichtete er nahezu vollständig darauf, den Begriff der Regression zu verwenden, wohl, weil er ihm zu sehr die »Idee einer Hierarchie« innerhalb der Psyche zu implizieren schien (Laplanche, 1996 [1992], S. 22). Wir könnten Regression jedoch, und ich denke: durchaus in einem Laplanche'schen Sinne, verstehen als das »Wieder-ins-Spiel-bringen *[remise en jeu]*« (Laplanche & Pontalis, 1972 [1967], S. 439) von rätselhaften Botschaften aus der Kindheit. Oder genauer: Als das Zurück-ins-Spiel-Bringen der bei den vorherigen Übersetzungsversuchen dieser Botschaften als unübersetzt abgefallenen unbewussten Rückstände. Als das Wieder-zurück-ins-Spiel-Bringen jener Relikte, jener Überbleibsel, jener »Fueros« (Freud, 1985c, S. 219) aus unserer Vergangenheit, die eine beständige Arbeitsanforderung an unser Seelenleben stellen. Dieses Zurück-ins-Spiel-Bringen geschieht in der Nachträglichkeit der Übertragung, indem die analytische Situation, die Begegnung von Analytiker und Analysand, in Resonanz tritt mit der Begegnung von Erwachsenem und Kind, mit dem also, was Laplanche die »anthropologische Grundsituation« *(situation anthropo-*

logique fondamentale) nannte. Regression und Resonanz: das Zurück erscheint hier in Gestalt eines Echos, als Zurück-Hallen, als der Widerhall, den die anthropologische Grundsituation in der analytischen Situation findet. Wenn Laplanche die analytische Übertragung als Wiederaufnahme der ursprünglichen Übertragung, nämlich der Übertragung rätselhafter Botschaften vom Erwachsenen an das Kind, versteht, dann kann er nicht anders, als hierzu ebenfalls auf eine Komposition mit »re-« zurückzugreifen: Der »transfert analytique«, so Laplanche (1987, S. 309), sei eine »reprise de ce processus de transfert originaire«. Regression in die Übertragung bedeutet in diesem Sinne nicht eine schlichte Wiederholung des Vergangenen in der Gegenwart, sondern eine Reprise, eine Wiederaufnahme der ursprünglichen Beziehung zum Rätsel des Anderen (Rugenstein, 2024b).

Im Umfeld des Begriffs der Regression verwendete Freud in der *Traumdeutung* ein für diesen Gedanken wegweisendes Leitwort. Er sprach vom »Wiederbeleben der Kindheit« (Freud, 1900a, S. 554). Wiederbeleben jedoch nicht durch intensivmedizinische Maßnahmen, sondern durch eine revolutionäre, von Freud (1905a, S 17) als »via di levare« – als Weg des Wegnehmens – bezeichnete therapeutische Methode: Wiederbeleben durch Wegnehmen. Weniger hilft mehr, so lautet das Prinzip der psychoanalytischen Methode: Ana-lysieren, Auf-Lösen, Ent-Übersetzen, Anti-Hermeneutik, Abs-tinenz, Arbeit des Negativen, *no memory, no desire, no understanding.* Sind es nicht gerade diese *negative skills* des Analytikers, die Analysandinnen und Analysanden zur Regression einladen, ja verführen? Ich möchte vorschlagen, Regression in diesem Kontext als ein *negative development*[4] zu verstehen. »Negativ« aber nicht im Sinne von »ungünstig«, sondern »negativ« wie die *negative capability* Bions (2018 [1967]). Wir müssen, so die Idee, nicht etwas dazu lernen, nicht etwas machen, um weiterzukommen und blockierte Entwicklungsmöglichkeiten wiederzubeleben, sondern wir müssen etwas lassen, etwas ver-lernen, etwas zurücknehmen (Rugenstein, 2015). *Negative development:* Ein Los-lassen-Können jener stützenden Krücken, jener Sicherheit gebenden Übersetzungen, mit denen wir uns den Weg ins Freie verunmöglichen. Ein Verzicht, der einen Weg zurück ermöglicht, zurück nicht etwa ins Bett und auch nicht in die Vergangenheit, sondern zurück ins Leben.

4 Den Terminus »negative development« habe ich bei Kurt Lewin (Barker, Dembo & Lewin, 1941, S. 1) gefunden, gebe ihm hier jedoch eine neue Bedeutung.

Literatur

Balint, M. (1970 [1968]). *Therapeutische Aspekte der Regression*. Stuttgart: Klett.

Barker, R., Dembo, T. & Lewin, K. (1941). *Frustration and regression. An experiment with young children*. Iowa: University of Iowa Press.

Bion, W.R. (2018 [1967]). Negative Capability. In ders., *Three papers* (S. 19–28). London: Routledge.

Blum, H.P. (1994). The conceptual development of regression. *The psychoanalytic study of the child, 49*, 60–76.

Freud, S. (1878a). Über Spinalganglien und Rückenmark des Petromyzon. *SFG 1*, 56–142.

Freud, S. (1891b). Zur Auffassung der Aphasien. Eine kritische Studie. *SFG 3*, 13–106.

Freud, S. (1900a). *Die Traumdeutung. GW 2/3.*

Freud, S. (1904a). Die Freud'sche psychoanalytische Methode. *GW 5*, 3–10.

Freud, S. (1905a). Über Psychotherapie. *GW 5*, 13–26.

Freud, S. (1905c). *Der Witz und seine Beziehung zum Unbewussten. GW 6.*

Freud, S. (1910a [1909]). Über Psychoanalyse. *GW 8*, 1–60.

Freud, S. (1914d). Zur Geschichte der psychoanalytischen Bewegung. *GW 10*, 43–113.

Freud, S. (1916–17a). *Vorlesungen zur Einführung in die Psychoanalyse. GW 11.*

Freud, S. (1916–17f [1915]). Metapsychologische Ergänzung zur Traumlehre. *GW 10*, 412–426.

Freud, S. (1923a). »Libidotheorie« und »Psychoanalyse«. *GW 13*, 211–233.

Freud, S. (1926d). *Hemmung, Symptom und Angst. GW 14*, 111–205.

Freud, S. (1985c). *Briefe an Wilhelm Fließ 1887–1904*. Frankfurt a.M.: Fischer.

Garrels, L. (2024). Ein Konzept in der Krise: Regression und der Versuch einer phänomenologischen Wiederannäherung. In W. Mertens & T. Storck (Hrsg.), *Regression* (S. 25–50). Göttingen: Hogrefe.

Geiselberger, H. (2017). Vorwort. In H. Geiselberger (Hrsg.), *Die große Regression. Eine internationale Debatte über die geistige Situation der Zeit* (S. 7–15). Frankfurt a.M.: Suhrkamp.

Hermann, J. (2023). *Wir hätten uns alles gesagt*. Frankfurt a.M.: Fischer.

Homann, H. (1992). Regression I. In J. Ritter & K. Gründer (Hrsg.), *Historisches Wörterbuch der Philosophie, Bd. 8* (Sp. 481–483). Darmstadt: WBG.

Inderbitzin, L.B. & Levy, S.T. (2000). Regression and psychoanalytic technique: The concretization of a concept. *Psychoanalytic Quarterly, 69*, 195–223.

Jackson, J.H. (1884). On the evolution and dissolution of the nervous system. Lecture 1. *The Lancet, No. 3161*, 555–558.

Jackson, S.W. (1969). The history of Freud's concepts of regression. *Journal of the American Psychoanalytical Association, 17*, 743–784.

Jaeggi, R. (2023). *Fortschritt und Regression*. Frankfurt a.M.: Suhrkamp.

Joyce, J. (2012 [1939]). *The Restored Finnegans Wake*. London: Penguin.

Körner, J. & Rosin, U. (1992). Über Regression. *Forum der Psychoanalyse, 8*, 1–16.

Lacan, J. (2016 [1956]). Die Freud'sche Sache oder Sinn der Rückkehr zu Freud in der Psychoanalyse. *Schriften I* (S. 472–513). Wien: Turia + Kant.

Laplanche, J. (1987). *Le baquet. Transcendance du transfert*. Paris: PUF.

Laplanche, J. (1996 [1991]). Deutung zwischen Determinismus und Hermeneutik. Eine neue Fragestellung. In ders., *Die unvollendete kopernikanische Revolution in der Psychoanalyse* (S. 142–176). Frankfurt a.M.: Fischer.

Laplanche, J. (1996 [1992]). Die unvollendete kopernikanische Revolution. In ders., *Die unvollendete kopernikanische Revolution in der Psychoanalyse* (S. 7–44). Frankfurt a. M.: Fischer.

Laplanche, J. (2011 [1987]). *Neue Grundlagen für die Psychoanalyse. Die Urverführung.* Gießen: Psychosozial-Verlag.

Laplanche, J. & Pontalis, J. B. (1972 [1967]). Regression. In dies., *Das Vokabular der Psychoanalyse* (S. 436–439). Frankfurt a. M.: Suhrkamp.

Loch, W. (1992). Regression II. In J. Ritter & K. Gründer (Hrsg.), *Historisches Wörterbuch der Philosophie, Bd. 8* (Sp. 483–484). Darmstadt: WBG.

Manufactum (2021). *Warenkatlog Nr. 34.* Waltrop: Manufactum GmbH.

Nachtwey, O. (2016). *Die Abstiegsgesellschaft. Über das Aufbegehren in der regressiven Moderne.* Frankfurt a. M.: Suhrkamp.

Radach, R., Günther, T. & Huestegge, L. (2012). Blickbewegungen beim Lesen, Leseentwicklung und Legasthenie. *Lernen und Lernstörungen, 1,* 185–204.

Rugenstein, K. (2015). Negative Therapeutik. Von der Tugend des Nicht-Wissens. *Paragrana. Internationale Zeitschrift für Historische Anthropologie, 24,* 128–138.

Rugenstein, K. (2019). *Freie Assoziation und gleichschwebende Aufmerksamkeit. Arbeiten mit der psychoanalytischen Methode.* Göttingen: Vandenhoeck & Ruprecht.

Rugenstein, K. (2023). Jean Laplanches Resexualisierung der Psychoanalyse. *Psyche – Z. Psychoanal., 77,* 250–276.

Rugenstein, K. (2024a). Woher kommt das Sexuelle? *Kinder- und Jugendlichenpsychotherapie. Zeitschrift für Psychoanalyse und Tiefenpsychologie, 55,* 247–262.

Rugenstein, K. (2024b). *Übertragung.* Gießen: Psychosozial-Verlag.

Tuckett, D. (2014). Die Sitzung träumen. Einige Grundelemente der psychoanalytischen Technik. *Psyche – Z. Psychoanal., 68,* 289–305.

Weiß, H. (2024). Zur Ambiguität der Hoffnung in Zeiten der Krise. Eine psychoanalytische Betrachtung. Vortrag auf der Jahrestagung der DPG 2024 in Berlin.

Will, H. (2021). Regression zum Träumen. Die Mikroregression des analytischen Paares im Dienst der Therapie. *Psyche – Z. Psychoanal., 75,* 561–590.

Winnicott, D. W. (1973 [1971]). *Vom Spiel zur Kreativität.* Stuttgart: Klett.

Wolfe, T. (2011 [1940]). *You can't go back home again.* New York: Scribner.

Biografische Notiz

Kai Rugenstein, Dr. phil., arbeitet als Psychoanalytiker (DPG, DGPT, IPA) in eigener Praxis in Berlin. Er ist Supervisor und Lehrtherapeut, Lehrbeauftragter an der International Psychoanalytic University und Mitherausgeber der Zeitschrift *Forum der Psychoanalyse*. Seine Forschungs- und Publikationsschwerpunkte sind: Theorie und Methode der Psychoanalyse, psychodynamische Ausbildungs- und Konzeptforschung sowie Psychoanalyse im Feld geistes- und kulturwissenschaftlicher Diskurse.

Angst, Tod und das Ich-zerstörende Über-Ich

Im sozialen Raum[1]

Igor M. Kadyrov

Vorbemerkung: Ich möchte mit einer allgemeinen und ziemlich offensichtlichen Feststellung beginnen, nämlich, dass in Freuds Denken, grob gesagt, von seiner Arbeit über die (eigentliche) Angstneurose (1895) und die Korrespondenz mit Fließ (1893) bis hin zu *Hemmung, Symptom und Angst* (1926) und zum »Abriss« (1938/39), Fragen der Angst – die Unterscheidung ihrer verschiedenen Typen, ihre Transformation in der Symptombildung, der psychischen Entwicklung und im Verlauf der psychoanalytischen Behandlung – ein zentraler Schwerpunkt blieben.

In *Hemmung, Symptom und Angst* erweitert Freud nicht nur das Spektrum der spezifischen Inhalte »der Gefahrensituationen«, wie er schreibt – »vom Verlust des Mutterobjekts [bis] zur Kastration« (Freud, 1926, S. 169) –, sondern er beschreibt diese Formen von »Gefahrensituationen« nun differenzierter und »objektbezogener denn je« (Blass, 2013, S. 126). Diese Neukonzeptualisierung von Freuds Konzept der »Gefahrensituationen« und der Angst im Allgemeinen veranlasste Melanie Klein dazu, den von ihr sogenannten »frühen Angstsituationen« und ihrem Auftreten und ihrer Veränderung durch Deutung in der Sitzung eine noch größere Bedeutung beizumessen (Klein, 1932).

Interessanterweise verweisen mehrere von Freuds Überlegungen, in denen es um seine Auffassung des Ichs als »eigentlicher Sitz der Angst« geht, offenbar nicht nur auf die Angst, die von außen »durch die bedrohliche Außenwahrnehmung« ausgelöst wird, wie Freud es ausdrückt (Freud, 1923, S. 237), sondern auch auf die Angst, die »als ›etwas‹ von innen kommt« – sowohl vom Es als auch vom Über-Ich (Angst vor dem Über-Ich), was darauf hinweist, dass praktisch alle diese Arten von »Angstsi-

1 Dieser Text entspricht weitgehend dem zweiten Teil meines Vortrags auf der DPG-Jahrestagung »Angst, Regression, Desintegration – und Hoffnung?«, Berlin, 9.–12. Mai 2024.

tuationen« »zunächst als Außenwahrnehmung erlebt werden können« (ebd.). Einer der Hauptmechanismen einer solchen Externalisierung der inneren oder »endopsychischen Wahrnehmung« wird von Freud (1909, 1912, 1913) als *Projektion* beschrieben: »Die Projektion innerer Wahrnehmungen nach außen ist ein primitiver Mechanismus, dem z. B. auch unsere Sinneswahrnehmungen unterliegen, der also an der Gestaltung unserer Wahrnehmung normalerweise den größten Anteil hat« (Freud, 1940a, S. 136).

Vor dem Hintergrund von Freuds wichtigen Erkenntnissen im Zusammenhang mit seiner Entdeckung der projektiven (und introjektiven) Mechanismen in psychischen Pathologien, die er später auf das Verständnis der Entwicklung des moralischen Empfindens der Menschheit als Ganzes erweiterte (Freud, 1939), lassen sich einige mir wichtig erscheinende Annahmen treffen.

Erstens impliziert Freuds Einsicht in tiefreichende angstmotivierte Prozesse im Ich, dass der Projektion in die Außenwelt ein Moment der endopsychischen Wahrnehmung vorausgeht, ein flüchtiger zwar, der aber ausreicht, um Angstsignale zu erzeugen, nicht nur gegenüber der Macht und des Charakters der eigenen libidinösen und destruktiven Triebe, sondern auch und vor allem im Zusammenhang mit dem Über-Ich.

Zweitens scheint es, dass eine solche Projektion nicht ausschließlich in die »Außenwelt« erfolgt, sondern auch in das Über-Ich selbst. Das heißt, in die Instanz, die nach Freud einen doppelten Status oder, genauer gesagt, eine doppelte subjektive Verortung – außen und innen – hat und somit das Ich sowohl von außen als auch von innen beobachtet, beurteilt und verfolgt. Im »Abriss der Psychoanalyse« stellt Freud fest, dass das Über-Ich weiterhin die Rolle einer Außenwelt für das Ich spielt,

> »obwohl es ein Teil der Innenwelt geworden ist [...]. So nimmt das Über-Ich eine Art von Mittelstellung zwischen Es und Außenwelt ein; es vereinigt in sich die Einflüsse von Gegenwart und der Vergangenheit. In der Einsetzung des Über-Ichs erlebt man gleichsam ein Beispiel davon, wie Gegenwart in Vergangenheit umgesetzt wird« (Freud, 1940a 1938, S. 137).

Und kann man nicht auch, Freuds Erkenntnissen folgend, hinzufügen: *»und im Inneren in das Äußere verwandelt wird und umgekehrt«?*

Ich behaupte, dass das Über-Ich mehr über das unbewusste Es weiß als das Ich, und zwar nicht nur, weil nach Freud das Über-Ich gegenüber dem

Ich die Vertretung der inneren Welt, des Es, übernimmt (Freud, 1923b, S. 277), sondern auch, weil das Über-Ich einen Teil des Wahrnehmungsapparats des Ichs und dessen auf der Wirklichkeitsprüfung (was *ist*) basierende Beobachtungs- und Urteilsfähigkeit, auch über sich selbst, an sich reißen kann, indem es diesem eine moralische (was sein *sollte*) oder eine anklagende moralisierende (was *nicht* sein *sollte*) Qualität verleiht. Meines Erachtens können die Projektion der endopsychischen Wahrnehmung des Ichs auf das Über-Ich sowie die Introjektion dieser Wahrnehmung durch das Über-Ich die Mechanismen weiter verdeutlichen, die der Aneignung der Ich-Fähigkeit zur »Selbstbeobachtung und unabhängigen realistischen Beurteilung des Selbst und der Außenwelt« durch das Über-Ich zugrunde liegen und die von Britton (2006 [2003], S. 140) untersucht wurden.

Drittens ist die Projektion der endopsychischen Wahrnehmung (die nun eine moralisierende Qualität erlangt hat) *in* und ihre Aneignung *durch* das Über-Ich nur ein Teil des Prozesses der Verwandlung in eine Ich-destruktive Kraft. Als Antwort auf die an ihn selbst gerichtete Frage »Wie geht es zu, daß das Über-Ich sich wesentlich als Schuldgefühl (besser: als Kritik; Schuldgefühl ist die dieser Kritik entsprechende Wahrnehmung im Ich) äußert und dabei eine so außerordentliche Härte und Strenge gegen das Ich entfaltet« (1923b, S. 282), schlägt Freud bekanntlich vor, dass »das überstarke Über-Ich, welches das Bewusstsein an sich gerissen hat, gegen das Ich mit schonungsloser Heftigkeit wütet, als ob es sich des ganzen im Individuum verfügbaren Sadismus bemächtigt hätte«, darauf zurückzuführen sei, dass

> »die destruktive Komponente [sich] im Über-Ich abgelagert und gegen das Ich gewendet [habe]«, sodass »das, was nun im Über-Ich herrscht, wie eine Reinkultur des Todestriebes [ist], und wirklich gelingt es diesem oft genug, das Ich in den Tod zu treiben« (ebd.).

Viertens wird Freud in den letzten, beeindruckend produktiven 15 Jahren seines Lebens und Schaffens das Ich nicht nur als *Sitz*, sondern auch als primären *Verwalter der Angst* betrachten. Angesichts der strengen und unerbittlichen Anforderungen, die das Über-Ich an das Ich stellt, postuliert Freud, »dass sich das Ich gegen das Eindringen unerwünschter Elemente aus dem unbewussten und verdrängten Es durch Gegenbesetzungen schützt«. Dies führe zu Spaltung, Fragmentierung, Schwächung und

Lähmung des Ichs. Deshalb schließt Freud die Feststellung an: »Diese defensive Tendenz stimmt aber durchaus nicht zu den Absichten unserer Behandlung. Wir wollen im Gegenteil, daß das Ich durch die Sicherheit unserer Hilfe kühn geworden, den Angriff wage, um das Verlorene zurückzuerobern« (ebd).

Meines Erachtens beschreibt diese Aussage Freuds von der *Rückeroberung des Verlorenen durch das Ich*, welches vor allem durch seinen Tyrannen – das strenge Über-Ich – verloren gegangen ist, nicht nur seine Auffassung von der *negativen therapeutischen Reaktion*, sondern auch von der therapeutischen Wirkung der Psychoanalyse, die der zeitgemäßen Vorstellung Brittons von der *Emanzipation des Ichs vom Ich-destruktiven Über-Ich* sehr nahekommt (Britton, 2006 [2003], 2021).

Fünftens sollte nicht vergessen werden, dass auch wenn viele der oben zitierten Formulierungen Freuds über die Angst und das destruktive Über-Ich, das »bedeutende Anteile des Todestriebes in sich birgt, kleinianisch oder wie »Vorboten« kleinianischen Denkens klingen. Im Unterschied zu Klein und ihren Anhängern hegte Freud Vorbehalte gegenüber der Annahme, dass es im tiefen Unbewussten eine Todesangst per se geben könnte, denn ihm zufolge ist im Unbewussten nichts vorhanden, »was unserem Begriff der Lebensvernichtung Inhalt geben kann« (Freud, 1926d, S. 159).

Dieser Vorbehalt Freuds gegenüber dem Vorhandensein von irgendetwas in der tiefen psychischen/unbewussten Erfahrung, das »unserem Begriff der Lebensvernichtung«, also der *Todesangst*, Substanz verleihen könnte, klingt für mich paradox. Vor allem angesichts seiner eigenen oben zitierten anschaulichen Beschreibung des Ichs als Sitz der Angst; auch und nicht zuletzt der Angst vor dem tödlichen (das heißt eine Reinkultur des Todestriebes verkörpernden) Über-Ich. Angesichts dieser bewundernswert klaren, eindeutigen und klinisch sehr gut begründeten Formulierungen bleibt es, zumindest für mich, wirklich paradox, warum man die Angst des Ichs vor einem solchen tödlichen, allgegenwärtigen (innerlich und äußerlich lokalisierten) Über-Ich nicht als eine mögliche, wenngleich eindrückliche Manifestation der Todesangst betrachten kann.

Freuds Konzeptualisierung des Über-Ichs als eine komplexe »zusammengesetzte« Struktur, die, wie er sagt, für das Ich die Rolle einer Außenwelt spielt, obwohl sie ein Teil der Innenwelt geworden ist, die »eine Art von Mittelstellung zwischen Es und der Außenwelt [einnimmt]« (Freud 1940a, S. 136) und die, wie ich meine, mit ihren Inhalten zwischen dem individuellen und dem sozialen Bereich hin- und herpendelt, bietet eine erhellende Perspektive für ein psychoanalytisches Verständnis der Mechanismen, die der Bildung und dem Funktionieren des sogenannten sozialen Über-Ichs zugrunde liegen, insbesondere in Krisenzeiten.

Die Bildung und Aufrechterhaltung der Gegenstücke dessen, was im intrapsychischen Bereich als verfolgendes Über-Ich bezeichnet wurde, in dem »die destruktive Komponente sich verschanzt und gegen das Ich gewendet hat« (Freud, 1923b), in den übergeordneten öffentlichen und staatlichen Systemen kann in bestimmten Ländern und Regionen tiefgreifende und weitreichende Krisen auslösen, mit dramatischen Folgen für die Psychoanalyse in diesen Ländern und in der Welt insgesamt.

Ich werde auf einige der Krisenmerkmale eingehen, die sich im zeitgenössischen russischen Kontext manifestiert haben.

24. Februar 2022: Attacks on linking – Angriffe auf Verbindungen

Als ich im März/April 2022 die erste Fassung dieses Textes schrieb, damals in Form eines Briefes an das *International Journal of Psychoanalysis (IJP),* begann ich einfach damit, den sehr heftigen »Schock und Schmerz des ›24.‹ Februars« zu beschreiben, der durch die Raketenangriffe auf die Ukraine ausgelöst wurde, ein Schock und Schmerz, der damals, zum Zeitpunkt des Schreibens, »noch nicht vorüber war«. Und jetzt, mehr als zwei Jahre später, wenn ich hier eine leicht veränderte Fassung dieses Textes vorlege, haben sich der Schock und der Schmerz durch das, was seither geschah, nur noch verstärkt und vertieft. Ich möchte einige meiner Überlegungen mitteilen, die ich »dort und damals« formulierte, obwohl mehr als die Hälfte hiervon in dem damals veröffentlichten Text aus verschiedenen Gründen hatte gekürzt werden müssen.

Dank bestehender direkter Kontakte und einiger Online-Treffen, darunter ein Treffen mit den Freunden der Ukrainischen Psychoanalytischen Gesellschaft, wissen meine russischen Kolleginnen und Kollegen von den furchtbaren Ereignissen, die auf Befehl von Präsident Putin das Leben und die Arbeit unserer ukrainischen Kollegen und Kolleginnen über Nacht verändert haben. Viele von ihnen mussten mit ihren Familien unter großen Gefahren und Raketenbeschuss fliehen, als die Kriegshandlungen ihre Häuser erreichten – die zusammen mit ihren Städten auf entsetzliche

Weise zerstört wurden –, um dann unter radikal veränderten Umständen weiterzuarbeiten oder sich zur Verteidigung ihres Landes zu entschließen. Während dieser ganzen Zeit ist es unmöglich, nicht an sie zu denken, nicht entsetzt zu sein über das, was ihnen und ihren Angehörigen widerfährt, und gleichzeitig nicht überwältigt zu sein von ihrem Mut und ihrer Resilienz.

Mein Fokus hier liegt auf der gegenwärtigen Situation der Psychoanalyse in Moskau und Russland, wie ich sie selbst beobachte, erlebe und verstehe. Dabei muss ich vorweg betonen, dass ich hier nicht im Namen einer bestimmten Gesellschaft, eines Instituts oder einer Gruppe von Kollegen[2] spreche. Ich bringe ausschließlich meine eigenen Ansichten zum Ausdruck, die subjektiv oder selektiv sein können und nicht unbedingt mit den Positionen meiner Kollegen übereinstimmen. Ich halte es für notwendig, dies zu betonen, um niemanden angreifbar zu machen, insbesondere in Anbetracht der sich in letzter Zeit rasch ändernden russischen Gesetzgebung, die – im Zusammenhang mit der sogenannten »militärischen Spezialoperation« in der Ukraine – die Redefreiheit im Allgemeinen und sogar die Freiheit, bestimmte Wörter wie »Krieg«, »Invasion« etc. zu verwenden, erheblich einschränkt.

In der russischen Sprache hat das Wort »Frieden« – wie es in der Ära von Leo Tolstoi verwendet wurde (sogar in den Titeln verschiedener Ausgaben und Bände von *Krieg und Frieden*) – zwei verschiedene Schreibweisen und dementsprechend zwei Bedeutungen: (1) »Frieden« (»миръ«) als Abwesenheit von Streit oder Krieg und (2) »die Welt« (»міръ«), wie das Universum; die Erde, die menschliche Rasse und/oder Gesellschaft.

Am Morgen des 24. Februars 2022 und in den folgenden Tagen, Wochen und Monaten wurde mit dem Angriff auf die Ukraine ein Angriff auf *die Welt* und *den Frieden* verübt. Auch wenn dieses Geschehen letztlich vorhersehbar war, überstieg das Ausmaß dieser furchtbaren und surrealen Verwandlung von *Welt* und *Frieden* in einen Krieg, der seither in Russland als »Spezialoperation« bezeichnet wird, sowie das Gefühl der gegenwärtigen Katastrophe, in der wir uns nun befanden, jegliches Vorstellungsvermögen. Am frühen Abend des 24. Februars ging ich im Zentrum Moskaus auf die Straße, allein, ohne mich mit jemandem abgesprochen oder verabredet zu haben. Ich ging einfach hinaus, weil ich seit dem frühen Morgen

2 Anm. d. Ü.: Zum leichteren Mitlesen wird in dieser Übersetzung im Weiteren das generische Maskulinum verwendet.

das Gefühl hatte, dass ich »es« nicht einfach »schlucken« konnte. Als ich in die Nähe des Puschkin-Platzes kam, der bereits von der Polizei abgesperrt worden war, war ich jedoch überglücklich, viele andere Demonstranten zu sehen. Dann wurden einige von ihnen festgenommen, einige sogar von der Polizei verprügelt. Ich entkam nur knapp, schaffte es aber, unversehrt nach Hause zurückzukehren. Es war nicht das erste Mal und würde auch nicht das letzte Mal sein, dass ich in Moskau auf die Straße ging – immer allein und nie als Teil einer organisierten Gruppe, sondern immer nur als Privatperson. Aber am 24. Februar war es etwas ganz anderes: Ich erlebte ihn als einen Punkt, an dem es für das Land kein Zurück mehr geben würde, als eine Art katastrophale Zäsur *(Caesura)*, die uns – alle Bürger Russlands, gleich welcher politischen Überzeugung (inklusive jener, die keine haben) – nicht nur von der Ukraine, von unseren Verwandten, lebenslangen Freunden und Kollegen dort, sondern auch vom Rest der Welt abschnitt.

Ich glaube, dass es vielen Russen ähnlich ging wie mir, auch wenn diese Art von Reaktion landesweit nur bei einer Minderheit zu beobachten war. Ich glaube nicht, dass dieser kleinere, wenn auch bedeutende Teil der russischen Bevölkerung, der sich weigerte, diesen Angriff auf unsere Beziehung zur Ukraine – und auf die Souveränität der Ukraine – zu akzeptieren und zu »schlucken«, irgendeine Art von eigenständiger politischer Organisation oder Bewegung bildete. Vor allem, wenn man bedenkt, dass im Vorfeld der sogenannten »Spezialoperation« praktisch alle tatsächlich oder potenziell »abweichenden« Politiker und Organisationen geschlossen, zerschlagen, ins Exil oder ins Selbst-Exil getrieben und alle unabhängigen Medien einer strengen Zensur unterworfen wurden. Jedenfalls habe ich persönlich an jenem Tag, an dem ich mit meinem normalen klinischen Arbeitsalltag beschäftigt war, weder in den Medien noch in den sozialen Medien irgendetwas von irgendeinem Aufruf mitbekommen. Es war eine spontane Entscheidung meinerseits, wie bei den meisten Demonstranten in jenen Tagen.[3]

3 Ich erkenne an, dass einige meiner russischen Kollegen – Psychotherapeuten und Analytiker – möglicherweise andere Ansichten als ich haben. In den beruflichen Kreisen, denen ich angehöre, sind wir immer davon ausgegangen, dass wir ausschließlich aufgrund unserer Profession miteinander verbunden sind. Aus diesem Grund haben wir im Rahmen unserer beruflichen Tätigkeit und Pflichten keine »Gedankenpolizei« betrieben, indem wir die politischen Präferenzen der anderen diskutiert oder kritisiert haben. Im breiteren beruflichen Umfeld, zum Beispiel in einigen spezialisierten Web-Portalen und

In den letzten 30 Jahren, in denen die russische Psychoanalyse bedeutende und größtenteils erfolgreiche Fortschritte gemacht hat, war die Russische Föderation nicht in der Lage (oder noch nicht in der Lage?), sich zu einer liberalen Demokratie zu entwickeln. Bereits 1999, insbesondere vor dem Hintergrund der Unzufriedenheit bezüglich der Kosovo-Krise seitens des politischen Establishments und mit dem Aufstieg von Präsident Putin zur Macht, begann sich unser Land im Verhältnis zu unseren Nachbarn und dem Rest der Welt – und sogar zu uns Bürgern – in eine neue Richtung zu entwickeln.

Der Zusammenbruch der Sowjetunion erhielt den offiziellen Rang eines »ausgewählten Traumas« (Volkan) und war so, mit den Worten Präsident Putins im Jahr 2005[4], die »größte geopolitische Katastrophe des Jahrhunderts« und »humanitäre Tragödie für das russische Volk«, das hiermit zum »größten geteilten Volk der Welt« geworden sei. Für einen Teil der Gesellschaft bedeuteten diese Veränderungen hingegen ein *Aufstehen*, gingen einher mit der Wiederherstellung von Souveränität und Respekt und einem Überdenken der Grenzen der sogenannten *russischen Welt*. Für einen anderen Teil bedeuteten sie einen – anfangs langsamen und dann immer schneller werdenden – Abstieg in die autoritäre Hegemonie, die Archaisierung, die »Mobilisierung« der Gesellschaft und schließlich in den Neototalitarismus. Der 24. Februar 2022 war der Wendepunkt, eine Zäsur, die eine katastrophale Veränderung im Land und in uns festschrieb. Für mich, als Vertreter einer fiktiven »ersten« Generation russischer Psychoanalytiker, ist eine so weitreichende und konkrete Umsetzung von Bions Theorie des *Angriffs auf Verbindungen* entsetzlich, schockierend, inakzeptabel und destruktiv – nicht nur für die Ukraine, sondern auch für Russland.

Viele Vertreter dieser psychoanalytischen Generation wurden in den

Internet-Ressourcen, kann man jedoch schon jetzt Porträts von Vertretern des psychotherapeutischen Berufsstandes in Militäruniform sehen oder »sachliche« Artikel anbieten, die die »unipolare Welt« kritisieren oder die Wurzeln einer »russophoben Ukraine« untersuchen usw. Man kann von einer bestimmten Supervisionsgruppe lesen, die von einem internationalen Kollegen geleitet wurde, der bei russischen Teilnehmern der Gruppe während des Seminars offensichtliche Sympathien für den militärischen Einmarsch in die Ukraine feststellte und daraufhin beschloss, seine mehrjährige Zusammenarbeit mit ihnen zu beenden (Benvenuto, 2022).

4 Siehe Beitrag des MDR https://www.mdr.de/geschichte/zeitgeschichte-gegenwart/politik-gesellschaft/putin-russland-sowjetunion-geopolitik-krieg-hintergruende-100.html (28.02.2025).

1950er und 1960er Jahren in der poststalinistischen Sowjetunion geboren, die noch relativ kurz zuvor einen schrecklichen Krieg erlebt hatte. Trotz einer recht kurzen Phase des *Tauwetters* war das Land bereits durch die Entsendung von Truppen nach Ungarn und in die Tschechoslowakei gekennzeichnet. Wir wurden in einem Land geboren, wir lebten und arbeiteten in einem Land, in dem die psychoanalytische Tradition (die u. a. auf russische Staatsbürger wie Lou Andreas-Salomé, Max Eitingon, Moshe Wulff, Sabina Spielrein oder Paula Heimann zurückgeht) Ende der 1920er Jahre aus politischen Gründen zerstört wurde und danach für viele Jahrzehnte verloren war; diese Tradition wurde von Anfang der 1980er Jahre bis mindestens Mitte der 2000er Jahre unter großen Schwierigkeiten wieder aufgebaut.

Die Wiederbelebung der psychoanalytischen Tradition in Russland wäre ohne das Herstellen von *Verbindungen* (vgl. Kadyrov, 2005) und ohne den Versuch des Landes (zunächst als *späte* Sowjetländer und dann als *ehemalige* Sowjetländer) und der zukünftigen Psychoanalytiker, sich aus dem hartnäckigen Griff und mehr noch dem »indiskreten Charme« der *totalitären Objekte* zu befreien (Sebek, 1998), unmöglich gewesen.

Ungeachtet möglicher politischer Divergenzen, individueller Hoffnungen und Enttäuschungen über den Westen oder die Psychoanalyse, die sie auf ihrem Weg erfahren haben mögen, ist für diese ganze Generation von Kollegen die Rolle der beruflichen und persönlichen *Verbindungen* zu internationalen psychoanalytischen Gesellschaften, zu einzelnen Psychoanalytikern und zu Gruppen aus verschiedenen Ländern der Welt kaum zu überschätzen.

Es waren genau diese beruflichen *Verbindungen*, die dieser Generation anfangs halfen, eine psychoanalytische Ausbildung aufzubauen und ihr eigenes, völlig unabhängiges Ausbildungssystem der Psychoanalyse zu entwickeln, zu der es während der gesamten sowjetischen und frühen postsowjetischen Zeit im Land keinen Zugang gegeben hatte – was sich dann aber, für die nächste Generation russischer Psychoanalytiker, änderte. Diese Generation legte den Grundstein für eine äußerst vielfältige und wirklich eigenständige und nicht »fremde« akademische Praxis mit internationalen Konferenzen, psychoanalytischen Filmfestivals, diversen Projekten – klinischen und theoretischen – sowie Publikationen. Es wurde der Grundstein für die Zusammenarbeit mit führenden Universitäten gelegt, wo neue Masterstudiengänge für psychoanalytische Psychologie und Psychotherapie eingerichtet wurden, die für Studenten sehr attraktiv waren.

Im Laufe von drei Jahrzehnten hat sich die Psychoanalyse in Russland auf wirklich beeindruckende Weise entwickelt. In einem Land, in dem es vor 1999 keinen einzigen Psychoanalytiker und kein einziges Mitglied der IPA gab, waren es Anfang 2022 bereits mehr als 80, und fast ebenso viele Kandidaten in Moskau, St. Petersburg und im Süden Russlands sowie in Sibirien.

Selbst jene russischen Institute und Vereinigungen, die schon immer ambivalente Beziehungen zu den internationalen psychoanalytischen Gesellschaften unterhielten – und die internationalen Berufsstandards, die für die psychoanalytische Ausbildung und klinische Praxis erforderlich sind, weder erfüllten noch akzeptierten –, bemühten sich, Lehrkräfte und Supervisoren aus Europa, Nord- und Südamerika sowie Mitglieder der IPA aus Russland zu gewinnen. Infolgedessen konnten sie das berufliche Niveau ihrer Mitglieder und die Attraktivität ihrer Programme für Kandidaten erheblich steigern.

Im »Brief aus Moskau«, der vor einem Jahrzehnt im *IJP* veröffentlicht wurde (Kadyrov, 2013), beschrieb ich im Abschnitt »Alte Anspielungen und neue Sorgen: ›Slawophile‹, ›Verwestlicher‹ und ›ausländische Agenten‹« den doppelten Charakter der russischen Psychoanalyse. Einerseits schien es sich um eine psychoanalytische Bewegung zu handeln, die aus dem »Untergrund« oder »Halbuntergrund« psychoanalytisch orientierter Praktiken und Seminare der 1980er Jahre hervorgegangen war. Im Geiste war diese Bewegung entweder oppositionell oder indifferent gegenüber dem herrschenden staatlichen System. Mit dem Fall des Eisernen Vorhangs beeilten sich die Vertreter dieser Bewegung, enge berufliche Kontakte zu internationalen psychoanalytischen Gesellschaften zu knüpfen und sich allmählich den Standards der IPA anzunähern – zunächst durch Shuttle- und regelmäßige Vor-Ort-Fortbildungen im Ausland, später durch die Organisation einer eigenen Ausbildung in Russland.

Parallel zu dieser Entwicklung, jedoch unabhängig davon, wurde in den 1990er Jahren in Russland die Vorstellung einer »staatsorientierten« oder sogar einer spezifisch »russischen« Psychoanalyse populär. Dieser Trend machte sich insbesondere in russischen Instituten und Gesellschaften bemerkbar, die nicht der IPA und der EPF angeschlossen waren. Von einigen Ausnahmen abgesehen, lassen sich die Beziehungen zwischen diesen beiden psychoanalytischen Strömungen mit dem intellektuellen und gesellschaftspolitischen Leben Russlands im 19. Jahrhundert zwischen den sogenannten »Verwestlichern« auf der einen und den »Slawophilen« auf der anderen Seite (die den Ideen der Einheit durch Autokratie, Orthodoxie und russischer Nationalität verpflichtet sind) vergleichen.

Vertreter der Ersteren betrachten sich – nicht zu Unrecht – als vollwertige Teilnehmer des internationalen psychoanalytischen Diskurses. Heutzutage nehmen sie an verschiedenen Arbeitsgruppen im Rahmen der führenden internationalen psychoanalytischen Foren und Plattformen teil; sie beteiligen sich aktiv am wissenschaftlichen Austausch mit psychoanalytischen Gesellschaften anderer Länder; sie organisieren internationale Konferenzen und Seminare in Russland und bemühen sich um eine qualitativ hochwertige psychoanalytische Ausbildung in Russland, die internationalen Standards entspricht. Diese Bewegung kennt »den Westen« gut und idealisiert ihn nicht. Außerdem übersieht sie nicht – wie ihre Gegner fälschlicherweise glauben – die Besonderheiten des russischen sozio-politischen und kulturellen Kontextes, in dem russische Patienten und Analytiker leben und arbeiten. Sie betrachtet diese Besonderheiten weder als exklusiv oder grundsätzlich unverständlich für irgendjemanden außer jenen, die die rätselhafte »russische Seele« oder die »russische Wahrheit« verinnerlicht haben; noch betrachtet sie sie als Heidegger'sche »russische metaphysische Geheimnisse« oder »russisches *Dasein*[5]«, wie sie von den rechtsgerichteten Traditionalisten gepriesen werden.

Jene Vertreter der Psychoanalyse, die sich am Staat und an der russischen Einzigartigkeit orientieren, haben ein sehr zwiespältiges Verhältnis zur westlichen Psychoanalyse und zur psychoanalytischen Ausbildung, die den IPA-Mindeststandards entspricht. Einerseits gibt es ein klares Bekenntnis zu psychoanalytischen Theorien und ein Interesse an Besuchen westlicher Analytiker und Supervisoren, andererseits besteht ein Misstrauen gegenüber dem sogenannten »westlichen« psychoanalytischen Setting. Um die Jahrtausendwende gab es zahlreiche öffentliche Erklärungen von Vertretern dieser Richtung, dass »westliche Standards des psychoanalytischen Settings in Russland nicht anwendbar oder akzeptabel sind«; dass »wir *westliche* analytische Ansätze nicht kopieren sollten«; dass »die russische Spiritualität anders war und immer anders sein wird«; dass »unser eigener Ansatz aus den russischen sozialen Standards erwachsen sollte« (Psychoanalitichesky Vestnik, 1999, S. 220).

Ab Mitte der 2000er Jahre wurde eine misstrauische Rhetorik gegenüber Kollegen lauter, die sich im Ausland ausbilden ließen, und gegenüber »den

5 Anm. d. Ü.: deutsch im Original.

übermäßig hohen internationalen Standards psychoanalytischer Verfahren, die im Westen existieren und den Bedingungen der russischen Psychotherapie und Psychoanalyse völlig unangemessen sind« (Psychoanaliticheskу Vestnik, 2005, S. 201). Psychoanalytiker, die eine Ausbildung im Ausland erhalten hatten, wurden als »Vertreter einer *wilden* Psychoanalyse« eingestuft, und ihre Gruppen galten als »die starrköpfigsten« und »die gefährlichsten« (ebd., S. 202, Herv. i. O.), und zwar auf der Grundlage, dass (wie diese Rhetorik verkündete) die Analytiker, die international anerkannte Qualifikationen erworben hatten, »kein Interesse an der Entstehung von Spezialisten/Psychoanalytikern in Russland haben; sie versuchen, ihre eigenen Minderwertigkeitskomplexe und die Dogmen der internationalen psychoanalytischen Vereinigungen durchzusetzen; [...] sie verursachen viel Chaos und könnten den natürlichen Entwicklungsweg der Psychoanalyse in Russland destabilisieren« (ebd., S. 201).

Vor 20 Jahren war es noch möglich, eine leicht ironische Haltung gegenüber einer solch grotesk-verdächtigen Einschätzung der internationalen psychoanalytischen Aktivitäten einzunehmen. Doch vor ca. zwölf Jahren, vor dem Hintergrund zunehmender friedlicher Straßenproteste zivilgesellschaftlicher Akteure, der Verhärtung des politischen Regimes im Bestreben, schnell nationale/geistige »einigende Bande« und »traditionelle Werte« zu identifizieren, der harten Repression einer Reihe von Oppositionsführern, der Einführung des Gesetzes über »ausländische Agenten« von 2012 und der entscheidenden Kehrtwende von der Kooperation zur Konfrontation mit dem Westen, erinnerte diese Rhetorik bereits an »Denunziationen« aus der Sowjetzeit. Die jüngste »bösartige Erweiterung« des Gesetzes über »ausländische Agenten« von 2012 erscheint besonders emblematisch. Interessanterweise scheint sogar der selbsterklärende Name dieses Gesetzes fast identisch mit dem von Riviere beschriebenen frühen intrapsychischen Phänomen, das sie als »die fremden Agenten innerhalb« des verletzlichen Ichs bezeichnete. Riviere betrachtete diese »beißende, nagende« (1936, S. 283) und »das Ich zerstörende Formation, in der »der Keim des strengen Über-Ichs« (ebd.) liegt, als ein hinter allmächtigen Abwehrmechanismen verborgenes Amalgam aus Teilen des nährenden, aber verhassten Objekts und des bedürftigen und ebenso unerträglichen »Ichs«. Es handelt sich um eine innere »Formation«, die subjektiv als eine fremde Entität empfunden wird, die sich eingeschlichen hat und nun den Wirt beobachtet, ausspioniert, diskreditiert und bedroht – das ist der Vorläufer des destruktiven Über-Ichs, das aufgespürt, gesäubert und ausgestoßen werden muss. Diese Beschreibung hat viele Berührungspunkte mit der Entwicklung, der Funktionsweise und der Umsetzung der Gesetzgebung über »ausländische Agenten« in der gesellschaftlichen Realität – vor allem kurz vor und mehr noch nach dem 24. Februar 2022.

Die rhetorische Frage, die ich vor zwölf Jahren stellte,[6] ob sich diese politischen Prozesse auf die Arbeit der russischen psychoanalytischen Gruppen auswirken würden, bedarf nach dem 24. Februar, als der staatliche »Leviathan«[7] militärisch in Marsch gesetzt wurde, nicht einmal mehr einer rhetorischen Antwort.

Über Nacht nahm die innenpolitische Atmosphäre, die sich über viele Jahre hinweg stetig verschlechtert hatte, einen Orwell'schen Charakter an. Praktisch alle unabhängigen Medien wurden liquidiert, mit einem Sendeverbot belegt oder beschlossen selbst, aufzuhören. Es wurde ein neues Gesetz verabschiedet und sofort unterzeichnet, das Bürgern, die »falsche Informationen« über die »militärische Spezialoperation« verbreiten und dabei eine offizielle Position, das Internet oder irgendeine Form der Gruppenkommunikation nutzen, mit bis zu 15 Jahren Gefängnis droht. Sogar die Verwendung des Wortes »Krieg« wurde kriminalisiert: Das offizielle Wort für diese Katastrophe lautete »Spezialoperation«. »Krieg ist Frieden«, »Freiheit ist Sklaverei«, »Unwissenheit ist Stärke« – viele von uns erinnern sich an diese suggestiven Neusprech-Phrasen aus Orwells 1984. Vor nicht allzu langer Zeit existierten sie noch als Möglichkeit im Sinne von Bions *Prä-Konzeption*, aber plötzlich fanden sie ihre *Realisierung* in der tatsächlichen Erfahrung, kollektiv und individuell. Ebenso scheint mir, dass diese Ideen in einem konkreten und hoch entwickelten militärisch-politischen und ideologischen Embodiment verdinglicht wurden, als eine Struktur, die bereits genährt wurde und reifte, aber ihre Zeit abwar-

6 Mit anderen Worten: Das war noch vor dem Kiewer Maidan; der Annexion der Krim; dem »hybriden Krieg« in der Ostukraine; der grundlosen Festnahme von Mitgliedern des IPA-Besuchskomitees in St. Petersburg im Jahr 2015; den ungeklärten Morden, Vergiftungen, Verhaftungen und dem Druck auf eine Reihe von »systemfremden« Oppositionspolitikern; der Aufhebung der Amtszeitbeschränkungen für den Präsidenten; der Unterdrückung jeglicher, auch völlig friedlicher Proteste; der Eskalation der antiliberalen, antiwestlichen Rhetorik; der Ausweitung des Gesetzes über »ausländische Agenten« auf Privatpersonen, ihre Verwandten, sogenannte »affiliierte« Personen und alle, die »unter ausländischem Einfluss« stehen.

7 Um Bilder von Thomas Hobbes sowie des russischen Regisseurs Andrey Zvyagintsev aufzugreifen, die zwar unterschiedlich, aber gleich überzeugend sind.

tete; eine Struktur, die – nach Bion und Britton (2006 [2003], 2021) und vor allem nach Freud selbst – als das *Ich-destruktive Über-Ich* bezeichnet werden könnte. Nach Bion trägt diese monströse Struktur – durchdrungen von den tiefsten und archaischsten Fantasien – ein grundlegendes zerstörerisches Potenzial in sich und ist in der Lage, »zerstörerische Angriffe […] auf alles zu starten, was die Funktion hat, ein Objekt mit einem anderen zu verbinden« (Bion, 2013 [1967], S. 105).

Das Ich-destruktive Über-Ich bei der Arbeit

Die Rhetorik der prominentesten Politiker, die von ihnen forcierte plötzliche Bedeutsamkeit »traditioneller kultureller Werte«, die massive, alles durchdringende Fernsehpropaganda und das Voranschreiten rechts- und linksradikaler Ideologeme auf diesen Kanälen gaben dieser inneren Struktur, die Bion (1992 [1962], 2013 [1967]) als das *Ich-destruktive Über-Ich* bezeichnete und die seit Langem auf ihre öffentliche Verwirklichung gewartet hatte, konkrete Form und Substanz. Diese in der psychischen Realität und im dynamischen Feld der analytischen Beziehungen aktive, enorm schädliche und mörderische Ich-zerstörende Struktur kann als ein zusammengesetztes, »primitives, jedoch komplexes Objekt« (Bion, 2013 [1967], S. 61) verstanden werden.

Einerseits wird ein solches Objekt, oder vielmehr eine Ansammlung von Fragmenten des verstümmelten »Ichs« und der angegriffenen Objekte, als eine Art »Planetensystem« in der Psyche des Patienten installiert, das ihn umgibt und gefangen hält, als »bedrohliche Präsenz der ausgestoßenen Fragmente, in deren planetarischer Bewegung er enthalten ist (contained)« (Bion, 2013 [1967], S. 61).

Je nach den Eigenschaften der angegriffenen Objekte und jenem Teil der Persönlichkeit, der für sie »verantwortlich« ist, wird dieses System nicht nur als Beobachter und Zuhörer des Patienten erlebt, während es gewaltsam in ihn eindringt und ihm gierig alles Gute entzieht, sondern auch als etwas, das seine moralische Überlegenheit neidisch und ohne jede Moral behauptet. Wie Bion es in folgendem berühmten Zitat beschreibt: »Es ist ein Über-Ich, das kaum eine der Eigenschaften des Über-Ichs hat, wie es in der Psychoanalyse verstanden wird: es ist ein über Ich« (Bion, 1992 [1962], S. 155).

Ich schlage vor, diese beunruhigende Beschreibung des verzweifelten und destruktiven inneren Zustands, der für Psychoanalytiker sofort erkennbar ist und von dem wir wissen, dass er einen hohen klinischen Wert hat, zu nutzen für ein besseres Verstehen der tief sitzenden und oft geäußerten Klagen seitens der russischen »politischen Klasse« in Bezug auf eine sich abzeichnende oder bereits realisierte Bedrohung, »eingekreist« zu sein; »gefangen genommen«, »umzingelt« und »neidisch um alles Gute gebracht« zu werden von einer Art überwältigendem »planetarischen System«, bestehend aus der NATO, dem Neoliberalismus und dem »kollektiven Westen« mit seinem globalen sozialen Liberalismus. Dieses globale/planetare System sauge gleichsam den politischen Körper – und die Gebiete – des ehemaligen russischen/sowjetischen Imperiums neidisch aus. Das, was man sich als ursprüngliche »russische Welt« mit ihrem besonderen Schicksal vorstellt – eine Art soziales Gegenstück zu Bions Vorstellung vom Selbst des Patienten –, werde um einige seiner »einheimischen«, »rechtmäßig« besessenen oder untergeordneten Teile und Provinzen (jetzt souveräne Länder) gebracht. Und diese »Teile« und »Provinzen« würden gefühlt gierig abgespalten, einverleibt und zu diesem bedrohlich allumfassenden »Planetensystem« zusammengefügt, von dem man glaube, dass es *seine moralische (aber in Wirklichkeit amoralische/neoliberale) Überlegenheit behaupte.*

Das Bild einer derart »ungerechten« und »demütigenden« Position (aus der Sicht der russischen Führung und bestimmter scheinbar marginaler politischer Bewegungen), in die das Land durch die »tragische Zersplitterung der UdSSR« versetzt wurde, ist in den letzten 20 Jahren von den staatlichen Medien und propagandistischen Talkshows massiv »projiziert« worden. Der »innenpolitische« und nicht außenpolitische Fokus meiner Überlegungen lässt die Frage offen, inwieweit diese Stimmungen und Ressentiments mit Vorwürfen an den sogenannten kollektiven Westen in seinem »grundsätzlichen« Unverständnis oder Unwillen, die Ansprüche und Forderungen der russischen Spitzenpolitiker zu verstehen, reale außenpolitische oder historische Grundlagen haben können. Diese Frage verdient eine eigene Diskussion. Meines Erachtens steckt jedoch hinter diesem kollektiven Ressentiment eine ziemlich tiefgreifende psychologische Grundstimmung. Dieses Ressentiment und die dazugehörige Propaganda haben vor allem die Funktion, ein großes Publikum in sadomasochistische Fantasien über das Leiden und die Notwendigkeit gerechter Vergeltung zu versetzen; die Funktion der beharrlichen Pflege eines Kränkungsempfindens, »es zu nähren, sich daran festzuhalten und es zu benutzen, um die Realität abzuwehren« (Feldman, 2009, S. 202, Übersetzung A. M.-H.).

Darin lässt sich auch eine *doppelte Identifikation* mit der Art von abnormalem Über-Ich (wie oben beschrieben) erkennen. Es ist – so möchte ich behaupten – eine Identifikation mit dem Über-Ich, das abwechselnd oder gleichzeitig aktiviert wird: a) als sein Opfer – eingekreist, eingesperrt, gedemütigt und alles Guten beraubt – und b) als sein fast identischer, wenn auch umgekehrter Zwilling, der nach Vergeltung und der Wiederherstellung seiner eigenen moralischen Überlegenheit strebt.

Folglich erweisen sich innerhalb dieses »Planetensystems« fast alle Außenbeziehungen – die Rhetorik der Diplomaten und der obersten Führung und natürlich die militärischen Kämpfe – als schwer erschöpft bis hin zu einer fatalen Sackgasse, in der beide Gegenspieler als zwei verrückte Über-Ichs (Super-Egos) oder, wie O'Shaughnessy es ausdrückt, »als abnormales Über-Ich zu abnormalem Über-Ich in einer engen Linie von Konfrontation, Verurteilung und Entblößung stehen« (O'Shaughnessy, 1999). Diese zugrundeliegende primitive, aber komplexe destruktive Konfiguration mit ihren abschreckenden Tricks des Balancierens auf dem schmalen Pfad über dem dunklen Abgrund ist eine Kultur des Todestriebes, die auch in einem inzwischen berühmten Slogan zum Ausdruck kommt: *»Wir sind Opfer der Aggression; als Märtyrer werden wir in den Himmel kommen während sie einfach nur sterben werden«*.

Ich meine, dass derzeit eine ähnliche und uns als psychoanalytischen Klinikern vertraute Dynamik komplexer *»Ich-Über-Ich«*-Beziehungen sowohl in den internationalen als auch in den »internen« (häuslichen) Beziehungen zum Tragen kommt, und denke, dass die zugrundeliegende Struktur auf einer doppelten Identifikation beruht: a) mit dem eingeschlossenen, gefangenen (»bereits beschädigten« oder selbstbeschädigten) Ich; und b) mit dem quälenden, die projektive und introjektive Identifikation verweigernden »planetarischen« Über-Ich-System, das es umgibt. Die Enactment-Szenarien könnten verschiedene Konfigurationen und Ergebnisse haben. Mindestens drei hiervon wurden von verschiedenen Autoren hervorgehoben und ich möchte sie hier kurz schildern:

1) *»abnormales Über-Ich zu abnormalem Über-Ich«* (O'Shaughnessy, 1999);
2) das Ich-destruktive *»Über«*-Ich zum zerstörten Ich (Bion, 1992 [1962], 2013 [1967]);
3) *Leviathan zu Hiob*, wo das Ich um seine Vernunft und Emanzipation kämpft (Britton, 2006 [2003], 2021). Ich behaupte, dass jede dieser reversiblen Ich-Über-Ich-Szenarien gleichzeitig oder abwechselnd am Werk sein kann.

Ebenso erschreckend ist meines Erachtens die Situation im innerrussischen sozialen Leben, die sich aus diesen Prozessen ergibt. Zunächst beziehe ich mich auf eine Situation, die direkt das normale Funktionieren der verbleibenden, wenn auch disparaten »Karass« betrifft, um Vonneguts beschwörenden Begriff[8] zu verwenden: ein Kreis von unabhängig denkenden und agierenden Bürgern. Bürger, die unabhängig von ihren persönlichen Bekanntschaften, ihrem Beruf, ihrem Alter oder ihrer Zugehörigkeit zu offiziellen Parteien und Bewegungen zu den »Anteilen des gesunden Menschenverstands« der Gesellschaft gehören – wozu meiner Meinung nach zumindest einige psychoanalytische Gesellschaften und einzelne Psychoanalytiker gehören. In seiner sehr hilfreichen und anschaulichen klinischen und konzeptionellen Ausarbeitung von Bions Begriff des Ich-destruktiven Über-Ichs schlägt Ron Britton vor, die Position des Über-Ichs als eine inhärente Struktur und einen Ort in der Psyche zu betrachten; es als den Sitz des Gewissens zu sehen (Britton, 2006 [2003] S. 143). In bestimmten ungünstigen Situationen, zum Beispiel in unserer klinischen Arbeit mit einigen psychotischen, melancholischen oder zwanghaften Borderline-Fällen, kann dieser von feindlichen und mörderischen inneren Objekten besetzt werden. Nachdem sie »den Sitz« des moralischen Urteils an sich gerissen haben, halten diese inneren Objekte die kreativen und reparativen Fähigkeiten des Ichs gefangen und unterdrücken sie gnadenlos. Wie Britton zeigt, könnte die Personifizierung eines solchen Ich-destruktiven Über-Ichs auf intrapsychischer Ebene einigen antiken Chaosmonstern ähneln, wie dem Leviathan im Buch Hiob. Britton vertritt die Ansicht, dass der Leviathan, der den Sitz des Gewissens und die dritte Position einnimmt, als eindringliches Bild und als Personifizierung des Ich-destruktiven Über-Ichs dienen kann, welches das Ich (personifiziert durch Hiob) gnadenlos angreift und dessen Fähigkeit zu zerstören droht, sich selbst und seine Objekte in einem mehr oder weniger realistischen Licht zu beobachten, zu bewerten und zu beurteilen. Für Britton zeigt sich in der Reifung des Ichs im Laufe einer gesunden Entwicklung im Leben oder in der Analyse und in dessen Fähigkeit zu moralischen Urteilen, die auf realistischer und kritischer Beobachtung und Selbstbeobachtung beruhen, seine Emanzipation

8 Karass ist ein Begriff, der von Kurt Vonnegut in seinem apokalyptischen Roman Katzenwiege erfunden wurde, um eine Gruppe von Menschen zu bezeichnen, die zufällig und auf komplizierte Weise durch ein bestimmtes Thema, ein Problem oder eine gemeinsame Denkweise miteinander verbunden sind.

vom harten und archaischen Über-Ich sowie von dessen strafenden Urteilen und dem Drang, sein destruktives Potenzial im inner- und zwischenmenschlichen Bereich zu entfalten.

In einem knappen, aber präzisen Satz zeigt Britton, wie sich unter bestimmten Umständen die Aktivität tyrannischer Objekte, die das Ich-destruktive Über-Ich ausmachen, im sozialen Bereich manifestieren kann, insbesondere in unruhigen, totalitären oder neototalitären Gesellschaften. Er schreibt: »Es ist wie mit Terroristen: Sie können Zerstörungen anrichten und Ängste auslösen, aber das ist bei weitem nicht so schlimm, wie wenn mörderische Figuren das Land regieren« (Britton, 2006 [2003], S. 105). Nach dem 24. Februar 2022 scheint mir die Lage auf sozialer Ebene in Russland ähnlich *»schlimm«* zu sein – vor allem für diejenigen, deren Denken mit Brittons Begriff des sich vom Ich-destruktiven Über-Ich emanzipierten Ichs identifiziert werden könnte.

Heutzutage finden sich in den Reden nicht nur der Fernsehpropagandisten, sondern auch der obersten Führung selbst abschreckende Warnungen gegen Kulturschaffende, Mitarbeiter des Gesundheitswesens und sogar einfache Bürger, die sich gegen die sogenannten »friedenserhaltenden Maßnahmen« aussprechen; dazu gehören Formulierungen wie »Volksverräter«, »fünfte Kolonne« und die Notwendigkeit der »Selbstreinigung der Gesellschaft«. Oder Reden über diejenigen, die »nicht einmal geografisch, sondern geistig, in ihrem sklavischen Zustand, *sonstwo* leben«; darüber, dass das russische Volk »wahre Patrioten immer von Bastarden und Verrätern unterscheiden kann und sie einfach ausspuckt wie eine Fliege, die einem zufällig in den Mund fliegt«.

Obwohl die gewählten Begriffe der russischen Führung an sich aufschlussreich sind (als anschaulicher beziehungsweise ideografischer Ausdruck der Mechanismen politischer Spaltung und projektiver Identifikation) und jedem, der auch nur ansatzweise mit der sowjetischen Geschichte und ihrer sowjetischen Rhetorik, wie zum Beispiel Stalins Invektiven gegen die »Feinde des Volkes«, vertraut ist, muss nicht immer unbedingt dasselbe *ideologische* – oder, um es in der kleinianischen Terminologie auszudrücken, *Fantasie-/Glaubens-System* – dahinter stehen.

In den letzten 20 Jahren hat die politische Klasse Russlands immer wieder erklärt, dass ein spirituelles oder ideologisches »einigendes Band« für das gesamte russische Volk gefunden werden müsse, aber bis vor Kurzem war dieses »einigende« System nur schwer in den verschlüsselten und meist kryptischen Reden der höchsten Politiker zu erkennen und manifestierte sich eher »symptomatisch« – durch Verbote, Entlassungen, Verwaltungs- oder Strafverfahren gegen bestimmte Theaterdirektoren, Journalisten, Blogger etc. Um dieses meist unverständliche ideologische System zu verstehen, das sich so oft in den Reden der prominentesten Politiker verbirgt, bedarf es vielleicht einer zusätzlichen Analyse oder zusätzlicher Spiegel.

Sucht nach Nahtoderfahrungen und dem Jenseits des Todes

Wie ich an anderer Stelle ausgeführt habe (Kadyrov, 2022, 2023), lässt sich im Denken des politischen Philosophen und öffentlichen Intellektuellen Alexander Dugin einer dieser »Spiegel« finden, der, wenn auch vielleicht auf etwas schräge und karnevaleske Weise, bestimmte Aspekte dieses neuen ideologischen (und weitgehend phantasmatischen) Systems offenbart. Eine Reihe von veröffentlichten Formulierungen Dugins, darunter Aussagen über das geopolitische »westliche Projekt«, die Ukraine in ein »Anti-Russland« zu verwandeln, über »heilige Geografie«, über »das Ende einer unipolaren Welt«, über die »fünfte (oder sogar sechste) Kolonne im Inneren des Landes«, finden sich heute fast wortwörtlich in Reden und Artikeln der führenden Politiker des Landes, einschließlich des Präsidenten. Einige westliche Journalisten nennen ihn sogar »Putins Flüsterer«, »Putins Gehirn«, »den rechtsextremen Theoretiker hinter Putins Plan« und sogar »Putins Rasputin« (Sixty minutes overtime, 2022). Obwohl es unwahrscheinlich erscheint, dass Präsident Putin einfach nur der passive Empfänger von Dugins Ideen sein könnte, unterstreicht die letztgenannte Formulierung offenbar das aufrührerische und verführerische Potenzial des destruktiven Über-Ichs, das – um Britton (2021) zu paraphrasieren – als ein als »Über-Ich getarnter Provokateur« fungiert.

Vielen in Russland ist er seit den frühen 1990er Jahren als Wortführer, Ideologe (Autor von Manifesten) und farbenfroher Teilnehmer einer Reihe radikaler und umstrittener rechts- und linksextremer Projekte wie der »Pamyat (Gedächtnis)-Gesellschaft«[9] und der »Nationalbolsche-

9 Eine ultranationalistische Organisation, die sich als »Nationalpatriotische Orthodoxe Christliche Volksbewegung« bezeichnete (sie zersplitterte in verschiedene Gruppen und verschwand Anfang der 1990er Jahre).

wistischen Front« in Erinnerung geblieben (ganz zu schweigen von einer skandalösen, Aleister Crowley gewidmeten okkulten Performance mit nekrorealistischen[10] Szenen über das Ende der Welt), und es schien, als sei er für viele Jahre im Hintergrund verschwunden. Doch 2014 erregte er erneut die Aufmerksamkeit von Russen und Ukrainern als Ideologe und leidenschaftlicher Verfechter des Konzepts der »russischen Welt«, »Groß-Noworossija« und »der großen Offensive im Donbass« sowie als Person mit einer bereits beeindruckenden akademischen Laufbahn. Zu diesem Zeitpunkt war er bereits Professor und Fachbereichsleiter an einer der führenden Universitäten des Landes, Träger von drei Doktortiteln (in Philosophie, Soziologie und Politikwissenschaft) sowie Autor von mehr als zwei Dutzend Monografien mit eindeutigen Titeln: *Martin Heidegger: Die Philosophie eines anderen Anfangs*, *Die vierte politische Theorie*, *Eurasische Mission: Eine Einführung in den Neo-Eurasianismus*, *Der letzte Krieg der Welt-Insel: Die Geopolitik des heutigen Russland*, *Die Philosophie des Krieges* (von denen viele in zahlreiche Sprachen übersetzt wurden). Und es scheint, dass es ihm durch seine zahlreichen Veröffentlichungen, Vorträge und seine Arbeit in bestimmten nationalkonservativen und orthodox-monarchistischen Fernsehsendern sowie in seiner Eigenschaft als Berater der Staatsduma und anderer wichtiger Staatsorgane gelungen ist, das ideologische System der Führung zumindest bis zu einem gewissen Grad zu prägen.

Eine Analyse des recht komplizierten und zugleich konsequenten intellektuellen Werdegangs von Professor Dugin und der Besonderheiten seiner etwas zu gelehrten Version des Traditionalismus (in Anlehnung an die Ideen von René Guénon und Julius Evola) würde den Rahmen dieses Textes sprengen.

In seiner Autobiografie schreibt Eduard Limonow, ein berühmter russischer Schriftsteller, mit dem Dugin die Nationalbolschewistische Front mitbegründete, in einem Kapitel mit dem Titel »Geschichten-Erzähler Dugin«:

> »Dugin brachte die rechten Impulse, die rechten Geschichten, Mythen und Legenden […] Man könnte Dugin mit Fug und Recht den ›Kyrill und Me-

10 Der Nekrorealismus war eine künstlerische Untergrundbewegung der späten UdSSR, die sich in ihren Arbeiten und Aktionen auf das Unbewusste berief und sich mit der metaphysischen und biologischen Existenz des Menschen an der Schwelle zum Tod, zum Sterben und zum unendlichen Tod künstlerisch auseinandersetzte.

> thodius‹ des Faschismus nennen – denn er brachte aus dem Westen einen neuen Glauben an unser Land und ein Wissen darüber mit [...] er brachte Inspiration und seinen lebhaften Größenwahn mit« (Limonow, 2002, S. 33).

Viele Leser werden bei solchen Assoziationen nicht nur an den frühen Dugin denken, sondern auch an die spätere, eher akademisch anmutende »vierte politische Theorie«. Ich werde jedoch versuchen, hier nicht direkt zur Reductio ad Hitlerum (das heißt zum Ausspielen der Nazi-Karte) überzugehen. Das liegt nicht nur daran, dass er selbst solche Vorwürfe bestreitet, sondern auch daran, dass solche Behauptungen eine ausführlichere und umfangreichere Untersuchung und Argumentation erfordern würden, als es in diesem Rahmen möglich ist.

Ich möchte hier nur kurz auf eine bestimmte Lehre hinweisen, die aus psychoanalytischer Sicht etwas Kurioses hat. Ich habe dabei nicht nur – und auch nicht in erster Linie – die psychoanalytischen Grundlagen dieser Lehre im Sinn. Vielmehr geht es um die Textur seiner Formulierungen und Überlegungen, in die er bestimmte psychoanalytische Ideen einwebt, die der Theorie der Archetypen und des kollektiven Unbewussten von Jung entlehnt sind; Gilbert Durands Theorie der anthropologischen Strukturen des Imaginären; Bezüge zu Lacan, Derrida und Kristeva. Nicht nur, dass sein »Logos des Apollo«, sein »Logos des Dionysus« und »Logos der Kybele«, welche von Nietzsches Theorie der psychischen und sozialen Strukturen inspiriert sind, gewisse Parallelen zu Matte-Blancos Konzept der bi-logischen psychischen Schichten aufweisen. Der Punkt ist, dass diese Doktrin sowohl in ihrem Inhalt als auch in der Art ihrer Verbreitung – buchstäblich und bildlich »broadcasting« – wie eine erzwungene Projektion eines bestimmten Systems intensiv aufgeladener bewusster und, wie ich annehme, auch unbewusster Fantasien sowie Überzeugungen in das Publikum wirkt (Britton, 2006 [2003], 2021).

Als System bestimmter hochorganisierter bewusster und unbewusster Überzeugungen, Fantasien und massiver Abwehrmechanismen, die tief im psychischen Bereich verwurzelt sind, aber weit darüber hinausreichen und in den kulturellen und gesellschaftspolitischen Raum einzudringen trachten, verdient diese Doktrin voll und ganz John Steiners Begriff für pathologische Organisationen – *»Orte des seelischen Rückzugs«* (Steiner, 1993). Aufgrund ihres nicht nur defensiven, sondern beeindruckend offensiven und invasiven Charakters[11] könnte man sie jedoch ebenso gut als *»seelische Übergriffe«* bezeichnen.

In dieser Doktrin, wie auch in den Werken der westlichen Rechtstraditionalisten, von denen sie inspiriert ist, sind praktisch alle vorgeschlagenen Regierungsformen – die Figur des obersten Staatsführers, die Armee und sogar das »Unsterbliche Regiment« – mit einer universellen, jenseitigen Bedeutsamkeit gefüllt. Die Zuhörer, die diese Grundsätze lesen oder hören – seien sie Russen, Eurasier oder wer auch immer – müssen sie akzeptieren und sich gleichsam einreihen, oder sie werden zu »Feinden« erklärt, zur »fünften Kolonne« der offenen Abweichler gezählt (wie diejenigen, die dem russischen Volk irrtümlich in den Mund geflogen sind und wie eine »Fliege« ausgespuckt werden müssen) oder zur »sechsten« Kolonne (eine nur scheinbar loyale »Elite«, die diese Doktrin insgeheim sabotiert).

Es scheint, dass nach dieser Doktrin (viele ihrer Podcasts verwenden den Begriff »Direktiven«) die am meisten an der Realität orientierten, kritisch denkenden und unabhängig entwickelten moralischen Urteile – die Attribute also des entwickelten »Ichs«, das um die Emanzipation von einem herrschsüchtigen, destruktiven Über-Ich kämpft (Britton, 2006 [2003]) – die ersten »Exilanten« zu sein scheinen, die in die fünfte Kolonne gehören.

In diesem »Triumph des Mythos über die Vernunft« werden die zeitgenössische Wissenschaft und Lehre als unwürdig und »profan« betrachtet, was die Welt offenkundig bedeutungslos und ohne Endziele macht: Ohne Endziele leben die Menschen ohne heilige Physik und stattdessen in einer amoralischen wissenschaftlichen »Physik der Schweine«. Eine profane wissenschaftliche Chemie verdunkelt die *Alchemie*, während die physische oder politische Geografie die *heilige Geografie* in den Schatten stellt (Dugin, 2016 [1999]).

In ihren frühesten Versionen zeichnet Dugins *heilige Geografie* (Dugin, 1997, 2016) ein stark theurgisch gefärbtes Bild von Russland und dem Westen als zentrale Protagonisten eines eschatologischen Weltuntergangsszenarios. In dieser Darstellung schwebt über jedem Land, jeder Nation und jedem regionalen Zusammenschluss ein zeitloser und überdimensio-

11 Es scheint ziemlich bezeichnend, dass in den 1990er Jahren und im Jahr 2000 viele Kernideen und frühe Versionen dieses Manifests in einer Sonderrubrik einer »patriotischen« Zeitschrift »Den« [Tag] und »Zavtra« [Morgen] unter dem bezeichnenden Namen »Invasion« [Vtorzhenie] veröffentlicht wurden, die später als eigenständiges Projekt neu aufgelegt wurden und jetzt online verfügbar sind: http://arcto.ru/article/907 (15.10.2024).

naler Engel, der bei jeder irdischen Schicksalswende oder jedem Krieg des jeweiligen Volkes anwesend ist. Darüber hinaus glaubt Dugin, dass geopolitische Zusammenstöße und Kriege zwischen Nationen durch den »Krieg im Himmel« diktiert werden. Der russische Engel sei »ein Integrationsengel, der danach strebt, andere Engelswesen teleologisch in sich zu vereinen, ohne ihre Individualität auszulöschen, sondern sie in die universelle imperiale Waagschale zu werfen« (Dugin, 1997).

Auf der gegenüberliegenden Seite dieser »heiligen Geografie« steht die westliche engelhafte oder vielmehr »dämonische« Ordnung. Diese Bildsprache stellt den inhärenten und unvermeidlichen »Dualismus zwischen dem Osten und dem Westen« dar, der durch den ethnischen Dualismus wie folgt verdoppelt wird: das Land des »ideokratischen« Russlands (die slawische Welt plus andere eurasische Nationen) gegen die Insel des »plutokratischen« angelsächsischen Westens. Die eurasische Engelsschar gegen die atlantischen kapitalistischen Armeen. Über die wahre Natur des »Engels des Kapitals (dessen Name in der Tradition ›Mammon‹ ist) könnte man leicht etwas erraten« (Dugin, 1997). Ein »ideokratischer« (und im Grunde »theokratischer«) oberster Führer Russlands und Eurasiens wird als der Kaiser der Endzeit, der Zar-Katechon, konzipiert, der einerseits das Kommen des Antichristen aufzuhalten scheint und gleichzeitig paradoxerweise aktiv zu Chaos und Tod aufruft.

Und obwohl dieses Bild die geopolitische Situation »hier und jetzt« beschreiben soll, gehören zu seinen idealen Bestandteilen (oder »Reinkarnationen«?) gleichsam die Figuren zweier historischer Doppelgänger – Iwan der Schreckliche und Stalin. Dugin legt Wert darauf, die besondere Beziehung dieser beiden »Katechon« zum Tod zu betonen. Es ist bekannt, dass Iwan der Schreckliche, dem die russischen Historiografen die Schaffung der später von Stalin bewunderten *Opritschnina* (eine besondere Kraft und »Hölle auf Erden«) und eine unglaubliche Vielzahl monströser, öffentlicher und massenhafter Folterungen und Todesorgien zuschreiben, neben dem Zarentitel auch den Titel eines *Hegumen der Opritschniki* trug. In Erwartung des Weltendes und des Letzten Gerichts während seiner eigenen Herrschaft verfasste er 1572 unter dem Pseudonym eines Mönchs einen Bittkanon, in dem er den todbringenden »Engel des Schrecklichen Kriegsherrn« oder den »Todesengel«, eine weitere Personifikation des Ich-destruktiven Über-Ichs, verehrte und anrief. In einer Direktive verherrlicht Dugin eben diesen Kanon an den Todesengel und den Zaren Iwan den Schrecklichen als

> »einen heiligen Zaren, in dem sich die ganze Schwere der ihm anvertrauten Mission widerspiegelt […], der Katechon zu sein [, …] vor dem schrecklichen Gericht, vor der Macht des Todes […], dem Todesengel, im Namen aller Menschen, aller Russen […], dem Zaren-Mystiker, Zaren-Krieger, Zaren-Helden, Zaren-Eiferer« (Dugin, 2016),

Stellung zu beziehen. Diese Doktrin nennt die Figur Stalins auch den »schrecklichen roten russischen Zaren« und preist ihn für seine besondere Beziehung zu eben diesem Todesengel, für seinen tödlichen Kampf mit der stets verräterischen »Elite« (fünfte und sechste Kolonne); für seinen häuslichen Terror – »das unveräußerliche Vorrecht des sozialen Ganzen auf jedes einzelne Fragment (Individuum), das sich weigert, seine Andersartigkeit gegenüber dem Ganzen anzuerkennen und sein eigenes ›Selbst‹ zu erklären« (Dugin, 2001). Diese Bewunderung erinnert an die Worte, die Stalin an de Gaulle richtete, als er ihm zu seinem Sieg gratulierte: »Am Ende, mein lieber Charles, hat der Tod gesiegt« (ebd.).

Interessanterweise bezieht sich der Terror beider »Katechons« – Stalin und Iwan der Schreckliche – auf »das Fragment/Individuum, das sich weigert, sich als etwas anderes als das soziale Ganze« (das Volk-Katechon) anzuerkennen; es ist dieses individuelle »Ich/Selbst«, das ich in Anlehnung an Britton als das Ich beschreibe, das gegen das destruktive Über-Ich kämpft oder sich von ihm emanzipiert. Dieser *Terror* wird als »Doktrin«, als »soteriologische Praxis« zur Erlösung der Seele verherrlicht. Wie Iwan der Schreckliche vor ihm wird Stalin als »Abgesandter der höchsten Autorität der Welt, als Überbringer geheimer Botschaften über den Tod, über seine geheimnisvollen, allumfassenden Elemente – ein stiller Abgesandter des Todes« (ebd.) dargestellt.

Wenn man versucht, die Besonderheiten, den Ort und/oder die Rolle dieses Typs eines *theokratischen Oberhauptes* – eines apokalyptischen Zaren-Katechons – in intrapsychischer Hinsicht zu untersuchen, würde ich vorschlagen, ihn als eine weitere Personifizierung des despotischen *»Super«*-Ichs zu konzeptualisieren, das sich dem schrecklichen Engel [= Instinkt] des Todes beugt, ihn anruft und inkarniert. Ich schlage vor, dass ein solch archaischer, terrorisierender theokratischer »Agent« im psychischen Bereich danach strebt, *zwei Sitze* gleichzeitig einzunehmen, den der *moralischen* und den der *administrativen Autorität*, sozusagen den Thron und die Kanzel (ob religiös oder ideologisch). Und von diesem Doppelsitz aus führt er im Namen – und unter dem Deckmantel – der Erlösung seine tödlichen Angriffe auf die moralischen und exekutiven Fähigkeiten des Ichs aus. Wie dem auch sei, im Kern dieser »heiligen Geografie« und der »Direktiven« Dugins, die seit den 1990er Jahren[12] in die Gesellschaft projiziert werden, steht nicht nur die mehr oder weniger abstrakte Vorstellung eines ewigen Konflikts in esoterischem und philosophischem Gewand, sondern auch eine militarisierte, süchtig machende nekrophile Fantasie destruktiver Impulse über das »Ende der Welt« – eine unheimliche, wahnhafte Version der »Sucht nach dem Nahtod« (Joseph, 1989) und dem »Jenseits des Todes«, mit dem eindringlichen Appell, dieses Szenario in der kommenden »heiligen«, möglicherweise planetarischen »militärischen Spezialoperation« (um diesen unpassenden Euphemismus ein letztes Mal zu verwenden) zu verwirklichen. Gegenwärtig lässt sich kaum mit Sicherheit sagen, inwieweit der Autor der genannten »Doktrin« tatsächlich als »Gehirn« des obersten Führers dient, wie es jemand in einem bissigen Scherz formulierte. Es ist auch schwer zu sagen, ob diese Doktrin die »Direktive« für den Beginn der militärischen Offensive in der Ukraine und für die rasenden Angriffe auf diejenigen in der russischen Bevölkerung gewesen sein könnte, die offen ihre Ablehnung dieser Doktrin bekunden.

Aber am Morgen des 24. Februar 2022 wachten wir sozusagen auf und fanden uns in einem System wieder, das bis an die Zähne bewaffnet ist; ein System zerstörerischer bewusster und unbewusster Fantasien und Überzeugungen; ein System, das seine Vollstrecker, seine »Todesengel«, gefunden hat, die wirklich bereit sind, ein fatales, apokalyptisches Szenario weltweit zu inszenieren.

In Anlehnung an Britton habe ich dieses Szenario mit einer (vielen von uns klinisch vertrauten) intrapsychischen Übertragungssituation verglichen, in der ein Ich-destruktives Über-Ich danach strebt, ein um Emanzipation ringendes Ich zu überwältigen, zu terrorisieren und zu vernichten. Das Bestreben des Über-Ichs, seine unmoralische moralische Überlegenheit zu behaupten – was auch mit Edna O'Shaughnessys Begriff des »Zerstörers des Selbst [Ich], seiner Beziehungen und seiner Objekte« (2015,

12 Es begann als eine marginale Konstellation von bizarren, aber leidenschaftlich aufgeladenen Überzeugungen und »metaphysischen« Spekulationen, die als Fakten behandelt wurden, und von »weder wahren noch unwahren« Ideen, Konzepten, Bildern, »Visionen« und Behauptungen – ähnlich Brittons Begriff der »psychischen Unwirklichkeit« –, die oft in Form von provokativen Texten, gegenkulturellen »Exzessen« und okkulten Performances kommuniziert wurden; und später, ab Mitte der 2000er Jahre, erschien es zunehmend als »popularisierter« Trend innerhalb des politischen Mainstreams.

S. 177) beschrieben werden kann – ist eine »Reinkultur des Todestriebes, und wirklich gelingt es diesem oft genug, das Ich in den Tod zu treiben« (Freud, 1923b, S. 282).

Epilog

In der innenpolitischen Realität Russlands habe ich die Situation der unabhängig denkenden Bürger, nämlich derjenigen, die mit den Militäraktionen auf dem souveränen Territorium der Ukraine nicht einverstanden sind und nun täglich massiven (moralischen, administrativen, strafrechtlichen) Angriffen und Einschüchterungen ausgesetzt sind, mit dem verglichen, was man intrapsychisch als ein Ich bezeichnen kann, das darum kämpft, sich von seinem harten unmoralischen und mörderischen Zerstörer zu emanzipieren. In Übereinstimmung mit dieser Analogie könnten heute viele russische Psychoanalytiker und Kandidaten sowie Berufsgruppen als ein Ich identifiziert werden, das darum kämpft, sein Recht auf unabhängige Beobachtung und Beurteilung von dem abnormen, schwer bewaffneten und mörderischen »Super«-Ich zurückzuerobern.

Nach dem 24. Februar 2022 sah sich eine beträchtliche Anzahl von Analytikern und Kandidaten gezwungen, das Land zu verlassen. Diejenigen Kollegen, die aufgrund verschiedener Lebensumstände und Erwägungen in Russland geblieben sind, leben nun unter »doppeltem Beschuss« – zwischen dem massiven Druck und den Drohungen, die auf die sogenannten Nationalverräter (wie oben beschrieben) abzielen, die in Wirklichkeit nur diejenigen Bürger ins Visier nehmen, die mit dem, was vor sich geht, nicht einverstanden sind; und auf der anderen Seite einer Art »friendly fire« (um eine militärische Phrase zu verwenden) seitens einiger westlicher psychoanalytischer Gesellschaften, die ihre Zusammenarbeit mit russischen Gruppen eingestellt haben. Wird der Zweig der russischen Psychoanalyse, dessen professionelles Niveau und das System der psychoanalytischen Ausbildung in den letzten 30 Jahren ein beeindruckend hohes Niveau auf internationalem Standard erreicht haben, überhaupt überleben? Das bleibt abzuwarten. Aber, wie Freud (1938) es zu einer Zeit formulierte, als die Psychoanalyse und die ganze Welt an der Schwelle zu einer anderen, sich rasch nähernden Apokalypse stand: »The struggle is not yet over.«

Übersetzung aus dem Englischen von Angela Mauss-Hanke

Literatur

Benvenuto, S. (2022). »Psychoanalysis in the War. A debate with Russian colleagues«. European Psychoanalysis. https://www.journal-psychoanalysis.eu/articles/psychoanalysis-in-the-war-a-debate-with-russian-colleagues/ (26.02.2025).

Bion, W.R. (1962). *Lernen durch Erfahrung*. Berlin: Suhrkamp.

Bion, W.R. (2013 [1967]). *Frühe Vorträge und Schriften mit einem kritischen Kommentar: »Second Thoughts«*. Frankfurt a.M.: Brandes & Apsel.

Blass, R. (2013). On the complex, relational nature of Freud's thinking on primary anxiety in Inhibitions, Symptoms and Anxiety: Differences from and ties to Klein. In S. Arbiser & J. Schneider (Hrsg.), *On Freud's Inhibitions, Symptoms and Anxiety* (S. 119–132). London: Karnac.

Britton, R. (2006 [2003]). *Sexualität, Tod und Über-Ich*. Stuttgart: Klett-Cotta.

Britton, R. (2021). *Sex, Death and the Superego. Updating Psychoanalytic Experience and Developments in Neuroscience* (2. Aufl.). London: Routledge

Dugin, A. (1997). Metaphisica nacional-bolshevisma. *Elementy, Nr. 8*. http://arcto.ru/article/73 (15.10.2024).

Dugin, A. (2016 [1999]). Absolutnaja Rodina. Puti Absoluta. Metaphysica Blagoi Vesti. Misterii Euroasii. Moskva. Arktogeya-center http://psihdocs.ru/aleksandr-dugin-misterii-evrazii.html?page=2 (15.10.2024).

Dugin A. (2001). Josif Stalin: Velikoje »da« bytija. »Russkaya vesh«. Arctogeya. http://arcto.ru/article/191 (15.10.2024).

Dugin, A. (2016). Den rozhdenija Ivana Groznogo. Katehon, 25.08.2016. https://katehon.com/ru/directives/den-rozhdeniya-ivana-groznogo (15.10.2024).

Feldman, M. (2009). *Doubt, Conviction and the Analytic Process* (hrsg. v. Betty Joseph). London: Routledge.

Freud, S. (1893/1954) The origins of Psychoanalysis. Letters to Wilhelm Fliess, Drafts and Notes: 1887–1902 (hrsg. v. M. Bonaparte et al.). New York: Basic Books.

Freud, S. (1912–1913a). *Totem und Tabu. GW IX*, 1–194.

Freud, S. (1923b). *Das Ich und das Es. GW XIII*, 237–289.

Freud, S. (1926d). *Hemmung, Symptom und Angst. GW XIV*, 111–243.

Freud, S. (1937c). Die endliche und die unendliche Analyse. *GW XVI*, 57–99.

Freud S. (1938). Freud's BBC Speech. https://www.freud.org.uk/2020/07/13/freuds-bbc-speech/ (26.02.2025).

Freud, S. (1939a). *Der Mann Moses und die monotheistische Religion: Drei Abhandlungen. GW XVI*, 101–246.

Freud, S. (1940a). Abriss der Psychoanalyse, *GW XVII*, 63–138.

Joseph, B. (1989). Psychic Equilibrium and Psychic Change: Selected Papers of Betty Joseph (hrsg. v. Michael Feldman & Elizabeth Bott Spillius). London: Tavistock/Routledge.

Kadyrov, I. (2005). Analytic space and work in Russia: Some remarks on past and present. *Int J Psychoanal, 86*, 467–82.

Kadyrov, I. (2013). Letter from Moscow. *Int J of Psychoanal, 94(2)*, 211–220.

Kadyrov, I. (2022). Letter from Moscow (in English). *Int J of Psychoanal, 103*(4), 550–557.

Kadyrov, I. (2023). The Ego-Destructive Super-Ego in Clinical and Social contexts. Invited lecture read at the Akademy for Psychoanalysis and Psychotherapy (Akademie für Psychoanalyse und Psychotherapie, München). Munich, July 30, 2023.

Klein, M. (1932). The Significance of Early Anxiety-Situations in the Development of the Ego. X. The Psychoanalysis of Children. *Int Psycho-Anal Lib*, (22), 245–267.
Limonov, E. (2002) Moja politicheskaya biografia. Amphora. https://www.litmir.me/br/?b=62297&p=12 (15.10.2024).
O'Shaughnessy, E. (1999). Die Beziehung zum Über-Ich. *Jahrb. Psychoanal.*, (41), 112–134.
O'Shaughnessy, E. (2015) Inquiries in Psychoanalysis. Collected papers of Edna O'Shaughnessy (hrsg. v. R. Rusbridger). Routledge.
Psychoanalitichesky Vestnik (1999). Psychoanalytic Newsletter, v. 1, 215–20.
Psikhoanaliticheskyi Vestnik (2005). O psikhoanaliticheskom napravlenii v psikhoterapii. Psychoanalytic Newsletter, v. 14, 189–219.
Riviere, J. (1936). A contribution to the analysis of the negative therapeutic reaction. In The Inner World and Joan Riviere Collected Papers 1929–1958 (hrsg. v. Athol Hughes) (S. 134–153). Karnac Books 1991.
Sebek M. (1998). Searching for identity and authority: How to become a psychoanalyst in the post-totalitarian reality. *EPF Bull, 51*, 66–73.
Sixty minutes overtime (2022). The far-right behind Putin's plan. 60 Minutes. 12 April 2022. https://youtu.be/Du7fOoW_euE (26.02.2025).
Steiner, J. (1998 [1993]). *Orte seelischen Rückzugs. Pathologische Organisationen bei psychotischen, neurotischen und Borderline-Patienten*. Stuttgart: Klett-Cotta.
Steiner, J. (2023). A Kleinian Appreciation of the Ego and the Id (1923–2023). *Int J Psychoanal, 104*,1110–1120.
Vonnegut, K. (1985 [1963]). *Katzenwiege*. München: Piper.

Biografische Notizen

Igor M. Kadyrov, Ph.D., C. Sc., ist Ausbildungsanalytiker und Supervisor an der Moskauer Psychoanalytischen Gesellschaft (IPA). Er ist Gründungsmitglied, ehemaliger Präsident, ehemaliger Ausbildungsleiter dieser Gesellschaft und seit 1999 Mitglied der International Psychoanalytical Association; Von 2015 bis 2023 war er Direktor des Han Groen Prakken European Psychoanalytic Institute, das gemeinsam von der International Psychoanalytical Association (IPA) und der European Psychoanalytical Association (EPF) gegründet wurde. Er ist klinischer Psychologe, Außerordentlicher Professor und Direktor des Masterstudiengangs Psychoanalytische Psychologie, Psychotherapie und Beratung an der Moskauer Lomonossow-Universität, Mitglied des Vorstands der *Internationalen Zeitschrift für Psychoanalyse* und Chefredakteur des Russischen Jahrbuchs der Internationalen Zeitschrift für Psychoanalyse sowie Gründer und Direktor des Moskauer Psychoanalytischen Filmfestivals. Er hat zu Themen wie Psychosen, psychischer und analytischer Raum, Filme, Literatur, psychoanalytische Epistemologie und Technik publiziert und Vorträge gehalten.

Angela Mauss-Hanke, Dipl.-Psych., Psychoanalytikerin für Erwachsene, Kinder und Gruppen, niedergelassen in eigener Praxis in Wolfratshausen und München, ist Lehr- und Kontrollanalytikerin für Erwachsene (DPV/IPA/DGPT) und Gruppen (D3G), Dozentin bei der Akademie für Psychoanalyse und Psychotherapie München (DGPT), dort seit 2021 auch Leiterin des Referats Internationale Akademie, sowie bei der Psychoanalytischen Arbeitsgemeinschaft Köln-Düsseldorf e.V. (DPV). Sie ist Mitglied im Herausgeberbeirat der Zeitschrift *PSYCHE* sowie des *International Journal of Psychoanalysis*. Bis 2021 war sie Mitglied im Website Editorial Board der IPA und verantwortliche Redakteurin des IPA Blogs.

Zeitgemäßes über Antisemitismus

Shmuel Erlich & Mira Erlich-Ginor

Einleitung

Wir sind uns bewusst, dass das Thema: »Zeitgemäßes über Antisemitismus« kontrovers ist. Es ist schwierig, zum jetzigen Zeitpunkt das Thema Antisemitismus anzusprechen, ohne dem Vorwurf ausgesetzt zu sein, den Krieg in Gaza und seine Folgen zu leugnen. Der Vorwurf lautet weiter, dass es defensiv sei, von Antisemitismus zu sprechen: Es sei ein Versuch, von dem Leid abzulenken, das Israel in Gaza verursacht hat. Es ist daher wichtig, dass wir gleich zu Beginn erklären, dass wir nicht beabsichtigen, die israelische Regierung zu vertreten oder die Zerstörungen in Gaza zu rechtfertigen. Darüber hinaus ist dieser Text kein Aufruf, jede Kritik an Israel als Antisemitismus zu betrachten. Wir beabsichtigen, den aktuellen Anstieg des Antisemitismus als solchen und in Bezug darauf, womit er in Verbindung gebracht wird, zu untersuchen, und zwar aus sozio-historischer, gruppendynamischer und psychoanalytischer Perspektive.

Wir sind Israelis, Juden und Psychoanalytiker. Wir stehen auch für die Geschichte der Initiierung und der mehr als 30-jährigen Durchführung eines gemeinsamen Projekts von Deutschen und Israelis, der »Nazareth-Konferenzen« (Erlich et al., 2009), dessen treuer Förderer und Unterstützer die DPG ist und an dem viele ihrer Mitglieder teilgenommen haben.

Wir hoffen, dass unser gemeinsamer psychoanalytischer Hintergrund es uns allen ermöglichen wird, einander zuzuhören und zu versuchen, mit dem Antisemitismus umzugehen, einem Thema, das nicht nur komplex, sondern auch kontrovers und schmerzhaft ist, vielleicht besonders in Deutschland. Wir sind uns der Tatsache bewusst, dass diese Präsentation in Deutschland stattfindet, wo die offizielle Haltung, die von Vizekanzler Habeck[1] und anderen vertreten wird, eindeutig lautet: »Nie wieder!«

Wir werden uns mit den folgenden Themen befassen: die aktuelle Ausbreitung des Antisemitismus; seine Stellung und seine Rolle; die Rolle, die die Großgruppendynamik und die sozialen Medien dabei spielen; und was die Psychoanalyse zum Verständnis dieses gesellschaftlichen Phänomens beitragen kann und auch wie sie selbst davon betroffen ist.

Wir dachten, wir sollten etwas über unsere Erfahrungen mit dem laufenden Krieg sagen; dies zu unterlassen hieße, ein Verstehen unserer gegenwärtigen subjektiven psychischen Verfassung zu vermeiden, welche als Ausgangspunkt für diesen Text dient.

Am Samstag, dem 7. Oktober 2023, wurden wir von Sirenen geweckt, die uns in unseren Schutzraum führten. Zu diesem Zeitpunkt wussten wir noch nicht, dass wir in einem Albtraum aufgewacht waren, in einer anderen Welt, einer unheimlichen, unwirklichen Welt, die von Gewalt und Gefahr durchdrungen war; in einem Land, das sich in einem Schockzustand befand und ein akutes kollektives Trauma erlitt.

Sechs Monate später steht das Land immer noch unter Schock, jetzt gemischt mit Verzweiflung und Trauer, und ist gespalten in seinen politischen Visionen. Der Glaube an die Stärke und Unbesiegbarkeit Israels ist zusammengebrochen. Das Ausgeliefertsein und die Verwundbarkeit sowie der Schrecken des Gemetzels und die unvorstellbare Grausamkeit des Hamas-Angriffs riefen Bilder des Holocaust hervor. Im Laufe der Tage erfuhren und erfahren wir immer mehr über das Ausmaß der unmenschlichen Barbarei des Angriffs, die Verwirklichung der schlimmsten Albträume, die schiere Grausamkeit: Folter, Enthauptung, Vergewaltigung, Verbrennung bei lebendigem Leibe, ein Baby, das in den Ofen gesteckt wird!

Die Hamas-Terroristen waren mit GoPro-Kameras unterwegs und zeichneten das Pogrom live auf. Sie machten Selfies mit ihren Opfern, während sie diese folterten und töteten. Diese Beweise haben es jedoch nicht verhindert, dass die Gräueltaten von vielen geleugnet wurden. Vor Kurzem hat der UN-Generalsekretär die Hamas von der Liste des »Conflict-Related Sexual-Violence Report« gestrichen und damit den Spruch bewiesen: »Me Too, es sei denn, du bist ein Jude.« Andere sehen die Gewalt der Hamas als »Widerstand«, »Befreiung« und »Selbstverteidigung« gerechtfertigt und machen keinen Unterschied zwischen dem berechtigten

1 Dieser Text ist im Mai 2024 entstanden.

Wunsch der Palästinenser nach Befreiung und der Hamas als terroristischer Organisation, die Israel vernichten will.

Diese »Holocaust«-Wiederauflage fand in unserem Land statt, dem einzigen jüdischen Land, in dem die Juden sicher sein sollen. Am »Schwarzen Samstag« wurden an einem einzigen Tag mehr Juden ermordet als an jedem anderen Tag seit dem Holocaust!

Kein Land kann akzeptieren, dass seine Existenz bedroht ist, oder ein solches Massaker an seinen Bürgern tolerieren, oder die Möglichkeit zulassen, dass es sich wiederholen wird. In der Hamas-Charta wird offen erklärt, dass es ihr Ziel ist, den Staat Israel zu zerstören und alle in Palästina lebenden Juden zu töten. Es gibt offene Erklärungen über Pläne, den 7. Oktober 2023 zu wiederholen. Wir glauben ihnen, jetzt mehr denn je. Wir nehmen sie beim Wort. Das Versprechen des »Nie wieder« ist fragwürdig geworden.

Sechs Monate später ist auch das Bewusstsein für den Preis des Krieges klarer denn je. Die Verwüstung in Gaza ist schrecklich. In Israel trauern Tausende von Familien um verlorene Familienmitglieder, verlorene Häuser und verlorene Gemeinschaften. Soldaten, die von monatelangen Kämpfen zurückkehren, leiden unter posttraumatischen Folgen.

Als psychoanalytische Gemeinschaft beschäftigen wir uns mit der Behandlung der Opfer, von denen viele mehrfache Verluste von ermordeten und entführten Familienmitgliedern zu beklagen haben. Wir nehmen eine psychoanalytisch fundierte Arbeit mit diesen traumatisierten Menschen auf, während sich das Trauma noch weiter entfaltet. Viele von uns arbeiten mit mehreren Opfern gleichzeitig, was zu einer einzigartigen Erfahrung wird. Hier sind einige Beispiele, um Ihnen eine Vorstellung davon zu vermitteln.

Ruth hat eine ganze fünfköpfige Familie verloren: ihren Sohn, seine Frau und drei Enkelkinder, die alle in ihrem Schutzraum ermordet wurden, zusammensitzend und umarmt von ihrem Vater. Gila hat ihren Sohn (17) verloren, der erschossen wurde, als er die Tür des Schutzraumes aufhielt. Als das Haus in Flammen aufging, sprang ihre Tochter (13) aus dem Fenster, versteckte sich im Gebüsch und wurde entführt. Sie wurde nach 54 Tagen in Gaza freigelassen. Joshua versteckte sich 20 Stunden lang auf der Toilette, bis er gerettet wurde, seine Frau wurde erschossen, seine Tochter (40) wurde entführt und befindet sich 203 Tage später immer noch als Geisel in Gaza. All diese Menschen sind aus ihren zerstörten Kibbuzim vertrieben worden und kämpfen darum, ihr Leben neu zu gestalten, nachdem sie das

Leben, das sie kannten, verloren hatten. Teile des Nordens und des Südens Israels wurden evakuiert, fast 200.000 Menschen wurden aus ihrer Heimat vertrieben und sind Flüchtlinge in ihrem eigenen Land.

Es ist wichtig, darüber zu sprechen, dass der aktuelle Krieg einen beispiellosen Tsunami des Antisemitismus auf der ganzen Welt ausgelöst hat. Einen Tsunami, der nun die jüdischen Gemeinden in einem Ausmaß bedroht, wie man es seit dem Zweiten Weltkrieg nicht mehr erlebt hat. Die Beschuldigung und Verfolgung der Juden auf der ganzen Welt zeigt, dass die Wut gegen Israel die Wut gegen Juden ist, wo immer sie sich befinden, und dass sie daher intrinsisch antisemitisch ist. Darin spiegelt sich die Verquickung von israelfeindlichen Gefühlen mit Antisemitismus wider. Später noch mehr dazu.

Die lange Geschichte des Antisemitismus

Vorurteile sind ein Aspekt der menschlichen Gesellschaft seit ihren Anfängen, und der Antisemitismus ist zweifelsohne eine ihrer frühesten Formen. Die Wurzeln des Antisemitismus reichen bis ins alte Ägypten, Griechenland und Rom zurück. Eine heftige Kontroverse, die häufig aufkommt, ist die Frage, ob Antisemitismus als etwas Einzigartiges oder in Verbindung mit Vorurteilen im Allgemeinen zu behandeln ist. Unserer Ansicht nach ist die letztere Sichtweise ein Versuch, die Bedeutung des Antisemitismus durch die Leugnung seiner Einzigartigkeit herunterzuspielen, analog zur Leugnung des Holocausts durch Verharmlosung im Vergleich zu den vielen Millionen Toten des Zweiten Weltkriegs.

Der 7. Oktober 2023, der Krieg und die Verwüstungen in Gaza haben zu einer starken Zunahme des Antisemitismus geführt. Die Rufe: »Vom Fluss bis zum Meer wird Palästina frei sein« sind für so viele Menschen völlig akzeptabel, ob sie sich dessen bewusst sind oder nicht, dass sie den Wunsch ausdrücken, den jüdischen Staat zu vernichten. Überall in Europa, den Vereinigten Staaten, Kanada, Australien und Lateinamerika ist es zu einer erheblichen Welle von Angriffen, Gewalt, Diskriminierung und lebensbedrohlichen Ausbrüchen gekommen. Allein in Deutschland wurde ein Anstieg des Antisemitismus um 320% gemeldet. Juden werden aufgefordert, ihre religiösen Symbole zu verstecken, und ihre Versammlungsorte (Synagogen, Gemeindezentren) werden bewacht, sie haben wieder einmal Angst um ihr Leben. Die Zeit erlaubt es nicht, die zahlreichen Vorfälle aufzuzählen, aber sie sind in der Presse und im Internet nachzulesen. Wir alle haben gesehen, wie sich die gewalttätigen Demonstrationen an den US-Universitäten ausbreiteten. Jüdischen Studenten, die schikaniert und eingeschüchtert wurden, wurde angeboten im Remote-Modus zu studieren; zum ersten Mal seit dem Dritten Reich wurde einem jüdischen Professor der Zutritt zur Columbia University in New York verwehrt! Der Campus drohte, *judenrein* (Deutsch im Original, Anm. d. Ü.) zu werden. Diese Nachrichten stehen stellvertretend für Hunderte von ähnlichen Meldungen.

Antisemitismus kann schlummern, bis er plötzlich ausbricht. Typischerweise tritt er in Zeiten von sozialen Katastrophen, Unruhen und Konflikten in den Vordergrund und ist oft der Vorläufer von Angriffen auf die Demokratie und liberale Werte. In solchen Fällen werden die Juden in der Regel zum Sündenbock und für die Katastrophe verantwortlich gemacht, ob es sich nun um die Schwarze Pest, die Weltwirtschaftskrise oder Covid handelt. Sie werden für die Brunnenvergiftung, die hohen Zinssätze, die Armut der Bauern, die Ausbeutung der Arbeiter oder die Entwicklung einer Biowaffe verantwortlich gemacht; die Beschuldigungen nehmen kein Ende. Das Fehlen von Logik und Vernunft spiegelt sich in Witzen wie diesen wider: Eine Person beschwert sich bei einer anderen über etwas und sagt: »Und das ist alles nur wegen der Juden!« Die andere stimmt ihr zu und fügt hinzu: »Ja, und der Fahrradfahrer.« Daraufhin antwortet die erste: »Aber warum die Fahrradfahrer?« und die zweite: »Aber warum die Juden?«

Ein aktuelles Beispiel für diese Logik ist die Vermischung mehrerer unterscheidbarer Positionen: Antisemitismus, Antizionismus, Anti-Israelismus und Ablehnung der israelischen Regierung.

Offensichtlich geht der Antisemitismus, der Hass auf Juden und deren Verfolgung, wo immer sie sind und was immer sie tun, allen anderen Positionen voraus. Während der Hass und die Verfolgung Hunderte und Tausende von Jahren zurückreichen, wurde der Begriff »Antisemitismus« in Deutschland erst 1860 von Moritz Steinschneider geprägt.

Der Antizionismus ist die jüngste Mutation des Antisemitismus. Er ist zur aktuellen Manifestation dieses uralten Hasses geworden, indem er den Zionismus mit Rassismus und Kolonialismus gleichsetzt und die eklatanten Unterschiede zwischen beiden missachtet, was von Ignoranz und mangelnde Reflexion zeugt. Mehrere Irrtümer nähren diese Entwicklung: In der Resolution 3379 der UN-Generalversammlung vom 10. November

1975 wurde der Zionismus als eine Form von Rassismus und Rassendiskriminierung bezeichnet.

Diese Resolution wurde später, im Dezember 1991, wieder aufgehoben, aber der Schaden war bereits angerichtet. Ein anderer weit verbreiteter Irrtum ist die Verwechslung des Zionismus mit dem Kolonialismus (für eine ausführliche Untersuchung siehe Montefiore, 2023). Das »Dekolonialisierung-Narrativ« beruht auf der Leugnung mehrerer wesentlicher Unterschiede: Kolonialismus bezeichnet die Ankunft von Eindringlingen aus ihrem Heimatland in einem anderen Land, zu dem sie keine Verbindung haben, mit dem Ziel, dessen Ressourcen auszubeuten. Die Juden hatten kein »Heimatland«, und sie kamen nicht, um Ressourcen auszubeuten. Sie waren immer mit Zion verbunden, ihrer historischen Heimat, aus der sie von den Römern vertrieben wurden und auf die ihre Gebete und Sehnsüchte über Jahrhunderte hinweg gerichtet waren.

Die Verwirrung und die Schwierigkeit, Antisemitismus von Antizionismus und Anti-Israelismus abzugrenzen, werden in dem folgenden Bericht eines Columbia-Professors deutlich. Er übt heftige Kritik an den exzessiven Aspekten der Studierendendemonstrationen auf dem Campus, am Skandieren des »vom Fluss bis zum Meer« und an den physischen Drohungen und der Gewalt gegen jüdische Studenten. Er fragt sich, ob diese Demonstrationen länger als fünf Minuten gedauert hätten, wenn deren Teilnehmer Anti-Schwarz-Parolen oder etwas wie »D.G.I. (Diversität, Gerechtigkeit, Inklusion) müssen weg« skandiert hätten. Und trotz all seiner Einsicht glaubt er nicht, dass »Judenhass ebenso der Grund für diese Stimmung ist wie der Widerstand gegen den Zionismus und den Krieg gegen Gaza« (*New York Times*, 23. April 2024).

Um mit dieser Verwirrung umzugehen und zwischen Antisemitismus und legitimer Kritik an Israel zu unterscheiden, hat die International Holocaust Remembrance Alliance (IRHA) die folgende Definition von Antisemitismus und den 3D-Test entwickelt. Die IRHA-Definition von Antisemitismus lautet wie folgt: »Antisemitismus ist eine bestimmte Wahrnehmung von Juden, die sich als Hass gegen Juden äußern kann. Rhetorische und physische Manifestationen von Antisemitismus richten sich gegen jüdische oder nichtjüdische Personen und/oder deren Eigentum, gegen jüdische Gemeinschaftseinrichtungen und religiöse Einrichtungen.« Bislang wurde diese Definition vom EU-Rat sowie von 25 (von 28) Mitgliedstaaten der EU gebilligt.

Der »3D-Test« für Antisemitismus ist eine Reihe von Kriterien, um legitime Kritik an Israel von Antisemitismus zu unterscheiden. Die drei Ds stehen für: Delegitimierung, Dämonisierung und Doppelmoral; das Vorhandensein eines dieser Kriterien weist auf Antisemitismus hin.

Antizionismus wird leicht zu Anti-Israelismus (auch bekannt als der »neue Antisemitismus«). Die Logik ist klar: Es war die zionistische Bewegung, die danach strebte, ein jüdisches Heimatland zu schaffen, um die Verfolgung und Vernichtung der Juden in Europa zu verhindern, den Holocaust prophetisch vorwegnehmend, aber nicht genug, um ihn abzuwenden. So bedeutsam die Rolle des Zionismus auch war, Israel entstand nicht nur aufgrund dieser Bewegung. Israel wurde 1947 durch den Vorschlag der Vereinten Nationen ins Leben gerufen, das Gebiet zu teilen und zwei Nationalstaaten, einen jüdischen und einen palästinensischen, zu schaffen – eine Lösung, die von den Palästinensern und den arabischen Nationen immer wieder abgelehnt wurde. Die derzeit grassierenden Anti-Israel-Demonstrationen in London, New York, Sydney und an den führenden Universitäten fordern unverblümt die Abschaffung des jüdischen Staates. Dazu gibt es KEINE Parallele! Das Massaker an den Armeniern durch die Türken wurde zwar verurteilt, aber es wurde nicht zur Abschaffung der Türkei aufgerufen. Die ungeheuerlichen Gräueltaten und das Blutvergießen des nationalsozialistischen Regimes in Deutschland sowie der Japaner in Asien führten nicht zu einem Aufruf zur Abschaffung dieser Staaten. Die Ermordung einer halben Million Syrer durch Assad in jüngster Zeit führte nicht zu einem Aufruf zur Abschaffung Syriens; die Ermordung von 10.000 Palästinensern durch König Hussein am Schwarzen September führte nicht zu einem Aufruf zur Abschaffung Jordaniens; auch die Gräueltaten Russlands in der Ukraine führten nicht zu einem Aufruf zur Abschaffung Russlands oder zu Demonstrationen in irgendeiner Universität; und man kann die Liste weiterführen.

Es ist dieser einzige jüdische Staat, der das Angriffsziel von Demonstranten ist, die Parolen für seine völlige Abschaffung skandieren und dabei sogar die Tatsache ignorieren, dass Araber 20% seiner Bevölkerung ausmachen und die meisten von ihnen ihre Staatsbürgerschaft nicht ändern wollen. Hat das etwas damit zu tun, dass es sich um einen jüdischen Staat handelt, der beseitigt werden muss? Gibt es eine andere Erklärung als die, dass dies ein Ausdruck von Antisemitismus ist? Es deutet auf jeden Fall darauf hin, dass hier mit zweierlei Maß gemessen wird. Und Juden auf der ganzen Welt für das, was Israel getan hat oder tut, zu beschuldigen und zu verfolgen, zeigt die Verquickung von antiisraelischen Gefühlen mit Antisemitismus.

Israel ist der *Jude* unter den Nationen geworden. Hier sind einige erstaunliche Fakten aus einer Studie, die im Juli 2023, also vor dem 7. Oktober, veröffentlicht wurde. Die Studie ergab, dass Israel das am meisten angegriffene Land in den sozialen Medien ist. Nutzer von X (früher Twitter) erwähnten Israel im Zusammenhang mit Menschenrechtsverletzungen

- zwölfmal häufiger als China,
- 38-mal häufiger als Russland,
- 55-mal häufiger als den Iran und
- 111-mal häufiger als Nordkorea.

Die folgenden Daten sind ebenfalls signifikant:

- Anteil der israelischen Juden an der Weltbevölkerung: weniger als 1 von 1.000
- Anteil der gegen Israel gerichteten Verurteilungen durch internationale Organisationen: mehr als 300 von 1.000
- Anteil der Vernichtungsdrohungen gegen Israel an allen derartigen Drohungen gegen unabhängige Staaten: fast 1.000 von 1.000

Diese Zahlen belegen die Dämonisierung, Delegitimierung und Doppelmoral nach der IHRA-Definition. Diese Zahlen beziehen sich auf die Zeit vor dem 7. Oktober.

Schließlich ist da noch die Verknüpfung von Anti-Israel-Stimmung und Ablehnung der israelischen Regierung. Wenn man die 3D-Kriterien anwendet, ist es legitim, die Entscheidungen der israelischen Regierung wie die jeder anderen Regierung zu kritisieren. Wie so viele Israelis sehen wir unsere derzeitige Regierung als die schlechteste aller Zeiten an und tun alles in unserer Macht Stehende, um ihren Wechsel herbeizuführen. Wir können nur hoffen, dass es so bald wie möglich einen demokratischen Ausweg aus der gegenwärtigen Situation gibt.

Die einzigartige Rolle und Stellung des Antisemitismus

Antisemitismus ist ein in seiner Einzigartigkeit auffallendes Phänomen, das Generationen und geografische Grenzen überschreitet und nicht der Vergangenheit angehört. Die Tatsache, dass die Bedingungen, die Auschwitz ermöglicht haben, bis heute fortdauern, ist »das ganze Grauen«, sagte Theodor Adorno in seinem Radiovortrag *Erziehung nach Auschwitz*

(1966). Was ist es, das den Antisemitismus so langlebig, weit verbreitet und singulär macht? Darüber ist viel geschrieben und gesagt worden, und wir können nicht alles aufzählen.

Dennoch sind einige Beobachtungen einschlägig. Da ist zum einen die historische Belastung beider monotheistischer Religionen, des Christentums und des Islams, und ihre Verpflichtung gegenüber dem Judentum, aus dem sie hervorgegangen sind und von dem sie sich getrennt haben. Daraus entstand das Bedürfnis, sich durch die Ablehnung des Judentums abzugrenzen, was sich in der Verfolgung der Juden äußerte, die sich hartnäckig weigerten, die Vormachtstellung der anderen Religionen zu akzeptieren und ihre Wahrheit anzuerkennen. Viele Jahrhunderte lang war dieser »religiöse« Antisemitismus die Regel. Das Aufkommen des Nationalismus und der Nationalstaaten führte dazu, dass die Juden als das nicht assimilierte Andere wahrgenommen wurden, als ein Hindernis für die Einigung, die Solidarität und die Gleichheit. Dies hatte die Assimilierung vieler Juden zur Folge, die nach gesellschaftlicher Akzeptanz strebten, um dann, als die Nationalsozialisten an die Macht kamen, bitter enttäuscht zu werden. Später verlagerte sich der Schwerpunkt auf die wirtschaftliche Dimension, wobei die Juden beschuldigt wurden, zu viel Macht und wirtschaftliche Kontrolle zu haben, finanzielle Usurpatoren und Unterdrücker zu sein und die Reichtümer der Welt zu horten. Das ist der Kern der »Protokolle der Weisen von Zion«, des 1903 von der Geheimpolizei des kaiserlichen Russlands gefälschten, 100-seitigen Dokuments. Bis heute gilt es als eines der einflussreichsten antisemitischen Dokumente der Geschichte, in dem die Juden beschuldigt werden, die Weltherrschaft anzustreben, und bildet die Grundlage für die spätere antisemitische Propaganda, einschließlich derjenigen der Nazis. Egal, um welches Elend oder welchen ideologischen Konflikt es geht, es ist »der Jude«, der dafür verantwortlich und schuldig ist.

Die Komplexität und Vielschichtigkeit des Antisemitismus bringt es mit sich, dass die Versuche, ihn zu erklären, ebenso vielfältig sind. Es muss betont werden, dass psychoanalytische Formulierungen, die sich allein auf die individuelle Psyche stützen, nicht in der Lage sind, dem Phänomen zu begegnen (Fenichel, 1940). Wir müssen auf die Dynamik von Großgruppen und die Massenpsychologie zurückgreifen.

Aus dieser Perspektive fällt es nicht schwer, die weit verbreitete und bösartige Wirkung projektiver Prozesse zu erkennen. Diese Projektionen erfüllen das Bedürfnis, die verhassten Teile des eigenen Selbst loszuwerden, indem man sie in den anderen projiziert und die psychologische Last von

Aggression, Hass und Schuld durch projektive Identifikation abbaut. Doch auch dies ist nur eine Teilerklärung. Sie ist dadurch begrenzt, dass sie auf die individuelle Psyche zurückgreift, um eine Gruppendynamik zu erklären. Auch wenn dieses Verständnis durchaus seine Berechtigung hat, reicht es nicht aus, um das Verhalten der Massen oder Großgruppen zu erklären.

Beobachtungen durch das Prisma der Großgruppendynamik und die Entschlüsselung der charakteristischen Mechanismen, die in ihnen wirken, führen zu weiteren Erklärungsebenen, die sich hauptsächlich auf die Beobachtungen von Freud und Bion stützen.

Freud (1921c) dachte, dass der massive Verlust fortgeschrittener kognitiver, moralischer und ethischer Fähigkeiten des Individuums in einem Mob oder einer unstrukturierten Großgruppe auf die kombinierten Auswirkungen der Ersetzung des individuellen Ich-Ideals durch das des Anführers und der Kreuzidentifikation mit den anderen Gruppenmitgliedern bei der Idealisierung dieses Anführers zurückzuführen ist. Bions (1961) unbewusste Grundannahme-Dynamiken wie Abhängigkeit, Paarbildung und Kampf-Flucht, die sich zwar auf kleine Gruppen konzentrieren, sind auch in großen Gruppen wirksam, zusätzlich zu solchen anderen wie das Bedürfnis nach und die Angst vor der Verschmelzung (Erlich, 2013; Turquet, 1975). Diktatoren wie Hitler, Stalin, Kim Jong Un, die Ajatollahs in Teheran und viele andere haben die Kunst der Inszenierung der Großgruppen perfektioniert, um ihre Herrschaft zu festigen. Diese Spektakel, die größer als Leben sind, sorgen für die dringend benötigte Erregung, nicht nur durch die Zurschaustellung von Macht und Stärke, sondern auch durch die Verschmelzung des eigenen Ichs mit der Großgruppe, was ein Gefühl von Lebendigkeit, Zugehörigkeit und Verbundenheit vermittelt (Erlich, 2003). Das durch den Anschluss an die Großgruppe erzeugte Gefühl des Einsseins kann für diejenigen, die den Verlust ihres Selbst fürchten, beängstigend sein, während es für andere erregend und erfüllend wirkt.

Ein wichtiger Faktor ist der Verlust des Selbst auf der einen Seite, während man auf der anderen Seite sich mit dem Führer vereint. Es muss betont werden, dass der »Führer« eine Person, aber auch eine Idee, eine Religion oder eine Ideologie sein kann. Die geistlose Zunahme der Exzesse von Randalierern bei den aktuellen Demonstrationen[2] beruht auf diesen Prozessen. Großgruppenphänomene sind der Logik, dem klaren Denken,

2 Anm. d. Hrsg.: Die Autoren beziehen sich auf die anti-israelischen Proteste seit dem 07. Oktober 2023.

dem Wissen und dem Respekt vor Fakten und Geschichte diametral entgegengesetzt. Sie setzen auf emotionale Vehemenz und Gruppendruck zur Solidarisierung auf Kosten der individuellen Fähigkeiten. Denken Sie an die Kundgebungen in aller Welt, bei denen »Vom Fluss bis zum Meer« skandiert wird, oder an die Vorkommnisse auf so manchem Universitätscampus, die unter diesem Blickwinkel betrachtet werden können.

Antisemitismus im Zeitalter der sozialen Medien

Es ist unmöglich, die Rolle der sozialen Medien bei der Ausbreitung von Antisemitismus in unserer Zeit zu ignorieren. Sie funktionieren auf ähnliche Weise wie die Großgruppendynamik. Soziale Medien sind zu einem untrennbaren Bestandteil unseres Alltags geworden und es ist schwierig, sich unser Leben ohne ihre Präsenz und ihre Vorteile vorzustellen. Sie sind zu den Schiedsrichtern von Fakten und Wissen geworden, insbesondere für die jüngere Generation. Die sofortige Verbreitung von Nachrichten und Mitteilungen, der enorme Einfluss von Prominenten und die unmittelbare Wirkung von Aufrufen zum Handeln sind in der Tat charakteristisch für die schlimmsten Aspekte von Großgruppen. Auf diese Weise spielen die sozialen Medien eine zentrale Rolle bei der aktuellen Ausbreitung des Antisemitismus mit allen seinen verschiedenen Formen. Soziale Medien sind auch ein Instrument zur Manipulation großer Menschenmassen. Wir werden an Goebbels Handhabung der Propaganda und an das ihm zugeschriebene Diktum erinnert: »Mach die Lüge groß, mach sie einfach, sag sie immer wieder, und schließlich werden sie es glauben.« Die Echokammern der sozialen Medien tun genau das: Sie sind so konzipiert, dass sie das Feedback auf die Stimmungen einer Person verstärken, sodass man in seiner Sicht auf die Realität ständig durch seine eigenen verstärkten Ansichten bestätigt wird.

Es lohnt sich, die Rolle dieser Algorithmen (der programmierten Software) bei der Verstärkung des Antisemitismus näher zu beleuchten, da sie nicht ausreichend bekannt ist. Diese Algorithmen sind so konzipiert, dass sie Inhalte auf der Grundlage des »Nutzer-Engagements« priorisieren. Das bedeutet, dass Beiträge mit höherem Engagement (einschließlich Likes, Dislikes, Shares, Kommentaren und Gegenkommentaren) den Nutzern an prominenter Stelle angezeigt werden. Das Problem besteht darin, dass die Reaktionen der Nutzer auf Beiträge auch belohnende Dopaminreaktionen auslösen. Die algorithmische Hervorhebung von empörenden Inhalten, die in der Regel das meiste Engagement erzeugen, schafft für die Nutzer folglich einen Anreiz, mehr hasserfüllte Inhalte zu veröffentlichen. Diese eingebaute Verstärkung provoziert und verbreitet gefährliche Ideen, sodass antisemitische Vorfälle im Jahr 2023 auf ein historisches Rekordniveau stiegen.[3]

Warum die Juden? Antisemitismus und Psychoanalyse

Um schließlich zum Thema Antisemitismus und Psychoanalyse zu kommen, ist es am besten, die Warnung von Otto Fenichel aus dem Jahr 1940 zu wiederholen:

> »Erwarten Sie bitte nicht zu viel von mir. Antisemitismus ist ein sehr komplexes Phänomen. Wenn man es verstehen will, muss man neben der psychologischen auch die soziologische, historische und politische Sichtweise einbeziehen, und die Meinungen über die relative Bedeutung der Psychologie für das Verständnis sozialer Phänomene gehen sehr auseinander« (Fenichel, 1940).

Fenichel zeigt den problematischen Sprung von der individuellen Psyche zum Massenverhalten auf, weshalb wir vorhin auf die Großgruppendynamik hingewiesen haben. Nichtsdestotrotz gab es einige psychoanalytische Versuche, das Rätsel des Antisemitismus zu entschlüsseln. Unmittelbar nach dem Zweiten Weltkrieg fand in den USA eine Konferenz über Antisemitismus statt, an der Adorno, Fenichel und Ernst Simmel teilnahmen (Simmel, 1946).

Rudolph Loewenstein spricht in seinem Buch *Christen und Juden* von »der Tragödie für die Juden, dass ihre nationale Heimat ein Land von erheblicher Bedeutung ist, […] ein Keil der westlichen Welt im Herzen der arabischen Länder« (1951, S. 201). Und weiter: »Es ist unmöglich, in unserer Kultur die grundlegenden traditionellen Elemente auszurotten, die die historische Basis für den modernen Antisemitismus bilden« (ebd.,

3 Anm. d. Hrsg.: Laut Tagesschau vom 25.06. 2024 sind die antisemitischen Vorfälle 2023 um 83% gestiegen https://www.tagesschau.de/inland/gesellschaft/rias-jahresbericht-antisemitismus-100.html (28.02.2025).

S. 202). Ungeachtet dessen und anderer Beiträge zeigt eine Suche im PEP-Web (Psychoanalytic Electronic Publishing) nur 24 Artikel, die sich im Titel mit Antisemitismus befassen, und 281 Verweise darauf im Inhalt, verglichen mit 2.671 Erwähnungen von Rassismus und 107 mit diesem Begriff in ihrem Titel.

Die Psychoanalyse selbst war von Anfang an Angriffsziel des Antisemitismus. Der Zusammenhang zwischen der Freud'schen Psychoanalyse und dem Antisemitismus wurde von Adorno aufgezeigt: »Der Hass auf die Psychoanalyse ist unmittelbar mit dem Antisemitismus verbunden, nicht nur, weil Freud Jude war, sondern weil die Psychoanalyse gerade in jener kritischen Selbstreflexion besteht, die die Antisemiten zur Weißglut bringt« (Adorno, 1999 [1959], S. 169f.). Freuds Bewusstsein und seine Sensibilität dafür spiegeln sich in zahlreichen Verweisen in seinen Publikationen wider. Letztlich sah er sein Jüdischsein als Quelle des Widerstands gegen die Psychoanalyse, aber auch als das, was es braucht, um an ihr festzuhalten:

> »Endlich darf der Autor in aller Zurückhaltung die Frage aufwerfen, ob nicht seine eigene Persönlichkeit als Jude, der sein Judentum nie verbergen wollte, an der Antipathie der Umwelt gegen die Psychoanalyse Anteil gehabt hat. Ein Argument dieser Art ist nur selten laut geäußert worden, wir sind leider so argwöhnisch geworden, daß wir nicht umhin können, zu vermuten, der Umstand sei nicht ohne Wirkung geblieben. Es ist vielleicht auch kein bloßer Zufall, daß der erste Vertreter der Psychoanalyse ein Jude war. Um sich zu ihr zu bekennen, brauchte es ein ziemliches Maß von Bereitwilligkeit, das Schicksal der *Einsamkeit in der Opposition* auf sich zu nehmen, ein Schicksal, das dem Juden vertrauter ist als einem anderen« (1925/1950, S. 222, Herv. d. A.).

Die Grenzposition der Psychoanalyse ist untrennbar mit Freuds Identität als Jude verbunden. Freud erwähnte in seiner Ansprache an B'nai B'rith zu seinem 70. Geburtstag (Freud, 1926) seine Bereitschaft zu akzeptieren, in »einsamer Opposition« und nicht Teil der »kompakten Mehrheit« zu sein. Zwischen Freuds Selbstverständnis als isolierter und abgelehnter Jude und der Zuschreibung desselben Schicksals an die Psychoanalyse besteht offensichtlich ein tiefer, wenn auch nicht vollständig ausgearbeiteter Zusammenhang. Er hatte jedoch insofern Recht, als das Wesen der Psychoanalyse ihr eine Grenzposition zuweist, und ihre Grenzposition macht sie zur Zielscheibe höchst widersprüchlicher Projektionen. Auf der einen Seite wird sie verachtet, abgelehnt und verunglimpft, während sie auf der anderen Seite idealisiert und als die wahrhaftigste Einsicht in den menschlichen Geist und Zustand respektiert wird. Diese dualistische, periphere und doch zentrale, ambivalente Position ist genau jene der Juden. Freud hat dies verstanden und, wie wir wissen, versucht, die Psychoanalyse davor zu bewahren, eine »jüdische Wissenschaft« zu sein. In Anbetracht der Stellung der Psychoanalyse in der heutigen Welt und der unbestreitbaren Tatsache, dass viele ihrer Praktiker Juden sind, scheint es, dass Freuds Versuch erfolglos war, möglicherweise weil es nicht anders sein konnte.

Also, warum die Juden? Wir wollen auf Freuds Hypothese in *Der Mann Moses und die monotheistische Religion* (Freud, 1939a; Erlich, 2023) eingehen, nämlich dass die Wurzeln des Antisemitismus in der Sphäre der Geistigkeit liegen, darin, dass die Juden die gewollten oder ungewollten Vertreter des Geistigen für den Rest der Menschheit sind. Die Welt kann das Geistige nicht völlig ablehnen, denn ohne das Geistige ist sie nicht wirklich menschlich. Aber sie kann hassen, verachten und ihre Ambivalenz zum Ausdruck bringen, indem sie diejenigen hasst, verachtet, ablehnt und verfolgt, die dafür stehen.

Der Übergang vom Heidentum zum abstrakten Glauben und vom Konkretismus des Animismus zur Dominanz des Geistigen und Intellektuellen ist die entscheidende Wende, die die Psyche befähigt, sich etwas vorzustellen und zu denken, Sinneseindrücke in mentale Repräsentationen, in Symbolik und Abstraktion zu verwandeln. Dies ist vielleicht der wichtigste Entwicklungsschritt, den die Menschheit vollzogen hat, um sich aus dem Würgegriff der Sinne und der Sinneseindrücke zu befreien. Die Energie für diesen Wandel entspringt sowohl der Destruktivität des Menschen als auch seiner Fähigkeit zu lieben und zu trauern, wie in Freuds fiktiver Rekonstruktion des Mordes an Moses dargestellt. Aber die Explosion, die durch diesen Mord ausgelöst wurde und die das jüdische Volk hervorbrachte, ist nie abgeklungen. Wie ein Vulkan brodelt sie unter der Oberfläche weiter, bricht mit verheerender Irrationalität aus und richtet enorme Energien des Hasses und der Zerstörung gegen die überlebenden Zeugen der ursprünglichen Explosion. Dieser Kampf, der *Geistigkeit* (deutsch im Original, Anm. d. Ü.) hervorgebracht hat, bricht in Form von Judenhass weiter aus. Der Antisemitismus ist daher für immer mit der Geschichte der Menschheit verwoben.

Was ebenfalls fortbesteht, ist der perverse Wunsch, eine Welt zu schaffen, die frei ist von der Last der Moral und der Geistigkeit, frei von historischer und zwischenmenschlicher Vielfalt und frei von Generationsunterschieden. Die Nazi-Ideologie stellt genau diese perverse Lösung dar. Wie bei allen Perversionen drängt dieser Wunsch nach Verwirklichung: Es geht darum, eine neue Welt zu schaffen, die frei ist von Juden – und frei von der Geistigkeit, die die Juden repräsentieren. Die nationalsozialistische Ideologie ist Ausdruck des psychotischen Wunsches, die differenzierte Zivilisation auszulöschen, die mühsam auf der Anerkennung von Unterschieden und dem Respekt vor diesen Unterschieden im Rahmen des Gesetzes aufgebaut wurde. Der traditionelle europäische Antisemitismus bildete den Nährboden und die Triebfeder für diesen psychotischen Wunsch, der die gesamte deutsche Gesellschaft und Kultur ergriff und überrollte (Bursztein, 1998). Hitler brachte es auf den Punkt: »Das Gewissen ist eine jüdische Erfindung. Es ist ein Makel wie die Beschneidung«. Und Jahre später: »Ich habe Deutschland von den dummen und entwürdigenden Irrtümern des Gewissens, der Moral befreit.«

Der Kampf zwischen Geistigkeit und aufgeklärter Intelligenz auf der einen Seite und dem Hass auf diejenigen, die sie verkörpern, ist noch lange nicht vorbei. Antisemitismus kann an Orten und in Kulturen ausbrechen, die noch nie einen Juden gesehen haben. Da er aus dem Kampf zwischen den Trieben und der Geistigkeit entsteht, wird er in der einen oder anderen Form immer präsent sein. Er richtet sich in der Regel gegen diejenigen, die den bedeutsamen Übergang symbolisieren, in dem Geistigkeit, Bewusstsein und Rationalität aufkamen und den Triebbefriedigungen vorgezogen wurden. Es ist das Erbe von Freuds Psychoanalyse, seines Mannes Moses und der Juden, wer auch immer sie zu einem bestimmten Zeitpunkt in der Geschichte der Menschheit sein mögen.

Was wir damit sagen wollen, ist, dass der Antisemitismus weiterhin seine Rolle spielen wird. Die einzige Hoffnung besteht darin, sich seiner Rolle für die Gesellschaft bewusst zu werden. Der gegenwärtige Zustand unserer Kultur und Zivilisation ist ein fruchtbarer Boden für die beispiellose Ausbreitung von Antisemitismus, der mehr auf Projektionen, Fantasien und starken Emotionen als auf historischen und sozialen Fakten beruht. Eine der wichtigsten Vermittlungsinstanzen sind die sozialen Medien, die durch die künstliche Intelligenz bald um das Tausendfache vergrößert werden. Und wie bereits gesagt: Zunehmender Antisemitismus ist oft ein Zeichen des Unbehagens in der Kultur und der Vorläufer von Angriffen auf Humanismus und Demokratie. Daher sollte er für alle von Belang sein.

Abschließend möchten wir die Verflechtung und vielleicht sogar Überschneidung dieser scheinbar unverbundenen Themen – Psychoanalyse, Antisemitismus und soziale Medien – betonen. Abgesehen davon, dass bereits Freud die Verbindung zwischen den beiden erstgenannten Themen befürchtete, ergibt sich eine mögliche gemeinsame Gefahr für beide aus dem sich ausbreitenden Einfluss der sozialen Medien. Der höchste Wert der Psychoanalyse ist das Streben nach Wahrheit, was den Mut und die Bereitschaft erfordert, eine Grenzposition einzunehmen. Der Antisemitismus beruht weitgehend auf der Verzerrung und Ablehnung des Anderen, der sich wie der Jude an der Grenze zum Rest der Welt befindet. In diesem Sinne ist der Antisemitismus eine soziale Krankheit, die für die Krankheit einer Gesellschaft steht. Es ist bemerkenswert, dass beide Bereiche, die Wahrnehmung von Juden und die Psychoanalyse, besonders anfällig für Angriffe sind, unterstützt durch die leicht zu verfälschende Wahrnehmung der Wahrheit, die durch die sozialen Medien bedient und genährt wird. Wir befürchten, dass in einer von den sozialen Medien beherrschten Welt sowohl die Psychoanalyse als auch die Juden darunter leiden werden.

Um auf den Titel des Kongresses zurückzukommen, aus dem dieser Text hervorgegangen ist: »Angst, Regression, Desintegration – und Hoffnung? Psychoanalyse in Zeiten der Krise«, möchten wir darauf hinweisen, dass die Psychoanalyse aus jeder Krise herauskommen kann, wenn sie einen Weg findet, sich stärker in die Gesellschaft einzubringen und einen Beitrag zur Integration und Hoffnung zu leisten.

Übersetzung aus dem Englischen von Dimitri Natochen

Literatur

Adorno, T.W. (1967). *Prisms: Cultural Criticism and Society. The Schema of Mass Culture.* London: Neville Spearman.

Adorno, T.W. (1997). *Education after Auschwitz.* In H. Schreier & M. Heyl (Hrsg.), *Never again! The Holocaust's Challenge for Educators* (S. 11–20). Hamburg: Kraemer. [Deutsch: Adorno, T.W. (1966). *Erziehung nach Auschwitz.* In ders., *Stichworte. Kritische Modelle 2* (S. 85–110). Frankfurt a.M.: Suhrkamp.]

Adorno, T.W. (1999 [1959]). *Was bedeutet: Aufarbeitung der Vergangenheit.* In ders., *Gesammelte Schriften 10.2.* (S. 169f.) Frankfurt a.M.: Suhrkamp.

Bion, W.R. (1961). *Experiences in Groups.* London: Tavistock Publications.

Bursztein, J.-G. (1998). *Hitler, la tyrannie et la psychoanalyse: Essai sur la destruction de la civilization. Nouvelles Etudes Freudiennes.* (Hebräische Ausgabe: Tel Aviv: Resling Publishing, 2004).

Erlich, H. S. (2003). Experience – What Is It? *International Journal of Psychoanalysis, 84,* 1125–1147.

Erlich, H. S. (2013). *The Couch in the Marketplace. Psychoanalysis and Social Reality.* London: Karnac.

Erlich, H. S. (2023). *Der Mann Moses and the Man Freud: Leadership, legacy, and anti-semitism.* In L. J. Brown (Hrsg.), *On Freud's »Moses and Monotheism«* (S. 145–158). London & New York: Routledge.

Erlich, H. S., Erlich-Ginor, M. & Beland, H. (2009) *Fed with Tears – Poisoned with Milk. The »Nazareth« Group-Relations-Conferences: Germans and Israelis: The Past in the Present.* Gießen: Psychosozial-Verlag.

Fenichel, O. (1940). Psychoanalysis of Antisemitism. *American Imago, 1,* 24–39.

Freud, S. (1921c). *Massenpsychologie und Ich-Analyse. GW XIII,* 73–116.

Freud, S. (1925/1950). The resistance to psychoanalysis. *S. E.* 19, 213–222.

Freud, S. (1926). Address to the Society of B'nai B'rith. *S. E.* 20, 273–274.

Freud, S. (1939a). *Der Mann Moses und die monotheistische Religion: Drei Abhandlungen. GW XVI,* 103–246.

International Group for the Study of Antisemitism (o. J.). https://explainingantisemitism.com/ (23.02.2025).

Loewenstein, R. M. (1951). *Christians and Jews. A Psychoanalytic Study.* New York: International Universities Press.

Montefiore, S. (2023, 27. Okt.). The Decolonization Narrative Is Dangerous and False. *The Atlantic.* https://www.theatlantic.com/ideas/archive/2023/10/decolonization-narrative-dangerous-and-false/675799/ (23.02.2025).

Mc Whorter, J. (2024, 23. April). I am a Columbia professor. The protests on my campus are not justice. *New York Times.* https://www.nytimes.com/2024/04/23/opinion/columbia-protests-israel.html (23.02.2025).

Simmel, E. (Hrsg.). (1946). *Anti-Semitism. A Social Disease.* New York: International Universities Press.

Turquet, P. M. (1975). Threats to identity in the large group. In L. Kreeger (Hrsg.), *The Large Group: Dynamics and Therapy* (S. 87–145). London: Constable.

Biografische Notizen

Shmuel Erlich, Prof. Dr., ist Psychoanalytiker, ehemaliger Präsident, Lehr- und Kontrollanalytiker der Israelischen Psychoanalytischen Gesellschaft (IPS). Er war Sigmund-Freud-Professor für Psychoanalyse (emeritiert) und Direktor des Sigmund-Freud-Zentrums an der Hebrew University of Jerusalem. Er war Vorsitzender des IPA-Ausbildungsausschusses und des IPA-Ausschusses für institutionelle Fragen, war vier Jahre lang europäischer Vertreter im IPA-Vorstand und wurde 2005 mit dem Sigourney Award ausgezeichnet. Er hat sich aktiv an der Arbeit von Group Relations beteiligt und ist derzeit Vorsitzender von PCCA (Partners in Confronting Collective Atrocities). Seine Veröffentlichungen umfassen die Bereiche Entwicklung und Psychopathologie von Jugendlichen, Erfahrungsdimensionen von Objektbeziehungen sowie Gruppen- und Organisationsprozesse.

Mira Erlich-Ginor, M. A., ist Psychoanalytikerin, Lehr- und Kontrollanalytikerin sowie Dozentin der Israelischen Psychoanalytischen Gesellschaft (IPS).

Dimitri Natochen ist Psychoanalytiker (DPG/IPV) in eigener Praxis in Berlin, Facharzt für Psychiatrie und Psychotherapie, Dozent und Lehranalytiker am Institut für Psychoanalyse Berlin (IPB); aktuell ist er Vorsitzender des Instituts.

Rache, Vergeltung, Ressentiment

Psychoanalytische Erkundungen zu einigen allzu menschlichen Impulsen

Angela Mauss-Hanke

»Ist es Satzung ja, daß des Mordbluts Strom,
Vergossen zur Erd, aufs neue verlangt Nach Blut.
Ruft doch Mord die Erinys [Rachegöttin] auf,
Die zur Blutschuld an vordem Gemordeten führt
Immer wieder herbei neue Blutschuld.«

Aus der Orestie des Aischylos[1]

Einführung

Sich rächen wollen, der Wunsch nach Vergeltung, ist ein tief in unserer menschlichen Matrix wurzelnder Impuls zwischen Zorn und dem Bedürfnis nach Gerechtigkeit. Es ist ein Impuls, den jeder kennt und der stets im Kontakt – und sei es im fantasierten Kontakt – mit einem Gegenüber, einem Objekt, ausgelöst wird. Der Akt der Rache, die Vergeltung, will eine Form des Verarbeitens einer Tat, deren Opfer man – vermeintlich oder tatsächlich – geworden war, sein, und führt stattdessen zu einer Eskalationsspirale von Schuld, in der man selbst zum Täter[2] wird. Genugtuung erweist sich stets als Illusion. Es ist eben nie genug, und so wird es stets zu viel, und je weiter eine Rachespirale sich dreht, desto schlimmer wird die Allianz aus Affektsteigerung und Denkhemmung. Mischt sich die Logik der Rache mit der des Krieges, wird es fatal.

Im Racheimpuls scheint zunächst ein Ineinander von narzisstischer Selbstbehauptung, moralischer Empörung und archaischer Wut am Werk zu sein – ein explosives Gemisch also von Ich-, Über-Ich- und Es-Impulsen. Am Ursprung jeglichen Racheimpulses liegt das Empfinden, irgendwie verraten worden zu sein. Und in der Vergeltung will man den Verrätern

1 Übersetzung: Oskar Werner (Quelle: https://de.wikipedia.org/wiki/Orestie).
2 Anm. d. Autorin: Es wird in diesem Text das generische Maskulinum verwendet, das alle Geschlechter umfasst.

zeigen, wie sich das anfühlt. Paradoxerweise steckt also in jeder Rachefantasie ein Wunsch nach Kommunikation (Böhm & Kaplan, 2009) – nur übertönt der sich im Vergeltungsakt selbst. Und im Ressentiment erstickt er sich.

Rache als universal-menschliches Phänomen

Etymologisch-mythologische Grundlagen

Vom Wortstamm her hat Rache tatsächlich mit Recht, gerecht etc. zu tun. Um die Wurzeln genauer herauszufinden, hilft es, auf das englische/französische revenge/revancher, also revanchieren, zurückzugreifen. Dies stammt aus dem Altfranzösischen (14. Jahrhundert), re-vengier, das zusammengesetzt ist aus dem Lateinischen re, also (zu)rück, und vindicare, »Anspruch erheben, vergelten, bestrafen«. Das *lex talionis*, das Recht auf Vergeltung, ist sogar noch viel älter – es scheint gleichsam zu unserem phylogenetischen Erbe zu gehören. In der Tora heißt es: »So sollst du geben Leben für Leben, Auge für Auge, Zahn für Zahn, Hand für Hand, Fuß für Fuß, Brandmal für Brandmal. Wunder für Wunde, Strieme für Strieme« (https://de.wikipedia.org/wiki/Auge_für_Auge). Das Talionsprinzip bedeutet, dass zwischen dem Schaden, der einem Opfer zugefügt wurde, und dem Schaden, der dem Täter zugefügt werden soll, ein Gleichgewicht angestrebt wird. Doch in der deutschen Übersetzung des Alten Testaments wurde daraus: »Leben um Leben, Auge um Auge; Zahn um Zahn, Hand um Hand, Fuß um Fuß, Brandmal um Brandmal, Strieme um Strieme« (Exodus, zit. n. Sievers, 2003) – als sei das Rachebedürfnis hier still und leise eingezogen, indem aus »für« »um« wurde. »Das Vergeltungsprinzip ist zutiefst in unserem Unbewussten verankert. Es ist absolute innere Wahrheit« sagt Leon Wurmser (2008, S. 970).

Noch weiter hinein in die Ursprünge führt die griechische Mythologie. Von Hesiod (8.–7. Jhdt. v. Chr.) stammt die Erzählung, dass Zeus, um sich für den Raub des Feuers zu rächen, Pandora für Prometheus eine Büchse mitgab, in der sich alles Übel für die Menschheit sowie die Hoffnung befand. Die Erinnyen sind in der griechischen Mythologie eine Gruppe von Rachegöttinnen des Mutterrechts. Diese Göttinnen sind: Alekto, »die Unaufhörliche«, Megaira (deutsch auch »Megäre«), »der neidische Zorn«, und Tisiphone, »die Vergeltung« oder »die den Mord Rächende«. Bei Homer und in der späteren griechischen Mythologie stellten die Erinnyen Rachegöttinnen beziehungsweise Schutzgöttinnen der sittlichen Ordnung dar. Zu furchtbaren Werkzeugen der Rache wurden sie insbesondere, wenn es zu Mord (v. a. an Blutsverwandten), zu Verbrechen an Eltern oder älteren Menschen, zu Meineid, aber auch, wenn es zu Verletzungen der geheiligten Bräuche gekommen war: als Personifizierungen der Verfluchungskraft (besonders der Verfluchung durch Vater und Mutter) und des Racheanspruchs Ermordeter.[3]

Die griechisch-römische Antike betrachtete die Rache als einen Akt der Gegenseitigkeit im Sinne ihrer »Erwiderungsmoral«: Tue Gutes denen, die dir Gutes tun, schade denen, die dir schaden. Es gab die *heilige Pflicht zur Rache* für bestimmte Personengruppen, die dem Geschädigten besonders nahestanden, etwa durch Verwandtschaft, Freundschaft oder Gastfreundschaft. Die Pflicht zur Rache war erblich und löste meist eine Gegenrache aus, oft über Generationen. Nicht der Schaden selbst, sondern der Verlust der Ehre war treibendes Motiv. Sie sollte durch die Rachehandlung wiederhergestellt werden. Der aktiven Solidarität der zur Rache verpflichteten entsprach die passive Solidarität der Familie des Missetäters. Nur wenn der Schuldige sich von seinem Verband trennte, konnte er diesem die Rache ersparen.

In der griechischen Antike gibt es allerdings auch schon Tendenzen zur Eindämmung überschießender Rache. Die erste schriftliche Regelung bewirkte 621 v. Chr. Drakon von Athen. Mit zunehmender Verschriftlichung des Rechts seit dem 7. Jahrhundert v. Chr. wurde die Rache mehr und mehr reglementiert, so in der Bezeichnung der zur Rache verpflichteten Gruppen. Im Weiteren wurde der Strafprozess ein Mittel zur Reglementierung der Rache, löste sie aber keineswegs ab. Erst durch die Zentralisierung der Macht in den ersten zwei Jahrhunderten nach der Zeitenwende wurde die Rache entscheidend zurückgedrängt.

Kehren wir in die Gegenwart zurück. Ursprünglich ging es also um eine gerechte Strafe für eine schändliche Tat. Ein gleichsam prä-juristischer Be-

---

3 So verfolgten sie Orestes nach seinem Muttermord und trieben ihn in die Raserei. Die Ansprüche der Mütter wurden unter allen Umständen und zuerst von ihnen verteidigt, aber auch die der Väter und der älteren Brüder. Erst durch Pallas Athene und die Unterstützung Apollons wurde Orestes auf dem Athener Gericht freigesprochen, ohne dass das der allgemeinen Verehrung der Erinnyen Abbruch getan hätte. Seither verehrte man die Erinnyen in Athen – jedoch nicht unter ihrem alten Namen, sondern als die Eumeniden (die »Wohlgesinnten«).

griff, und tatsächlich sind ja Gefängnisse Strafanstalten, also der Ort, an dem die Gesellschaft am Straf-Täter die gesetzlich begründete Strafe vornimmt. Doch schon hier, bei der gesellschaftlich sanktionierten Vergeltung, beginnen die Zweifel: Ist bei Mord eine Todesstrafe angemessen? Elektrischer Stuhl? Oder Steinigung? Oder 15 Jahre Haft in einer Straf-Anstalt? Was gerecht ist, ist kulturell und gesellschaftlich definiert und festgelegt. Und das ist wohl auch nötig, denn was erscheint uns als angemessenes Strafmaß, wenn wir das Opfer kennen? Was, wenn es unser eigenes Kind ist, wie im Fall von Marianne Bachmeier, die in den 1980er Jahren den Mörder ihrer siebenjährigen Tochter im Gerichtssaal erschoss – ein Racheakt, der Entsetzen, aber auch Respekt und Bewunderung auslöste. In einem solchen Fall, in dem wir entweder in Liebe mit dem Opfer verbunden sind oder uns emotional mit ihm identifizieren, melden sich unvermeidlich unsere inneren, archaischen Erynnien. Hier wird sofort spürbar: Sobald es ein *inneres Bedürfnis nach Rache* gibt, lässt sich dieses innerhalb unserer gesellschaftlichen Vereinbarungen meist nicht befriedigen. Wir sprechen von Rach-Lust, Rach-Durst, Rach-Sucht – unsere Sprache scheint sehr wohl um das *Triebhafte* der Rache zu wissen.

Bei einem Akt der Rache, so könnte man als erstes Fazit festhalten, geht es zunächst um Vergeltung im Sinne einer das zuvor empfangene Unrecht ausgleichenden Handlung, die allerdings im psychischen Innern die Empfindung mehr oder minder heftiger Demütigung, Enttäuschungswut bis hin zum Hass braucht, um ausgeführt zu werden. Auf die Frage, was ihnen spontan einfällt zum Wort »Rache«, antwortete ein Jugendlicher in einer Umfrage, die ich zum Thema Rache durchführte: »Hass und Trauer«, und ein anderer: »Selbstjustiz, Überreaktion, Schmerz«. Ohne diesen starken Affekt (heiße oder – schlimmer – kalte Wut), ohne dieses Gefühl narzisstischer Gekränktheit, ohne diese triebhafte Qualität führt niemand freiwillig einen Racheakt aus. Doch was ist es genau, das diesen Rachdurst auslöst? Ist es, wie die griechische Mythologie nahelegt, etwas allgemein Menschliches, also etwas, das in uns allen schlummert und das sich psychoanalytisch verstehen lässt?

Entwicklungspsychologische Hintergründe

Ich meine: Ja, und ich möchte hierfür zunächst einige entwicklungspsychologische Überlegungen anstellen. In *Jenseits des Lustprinzips* schrieb Freud

(1920g, S. 14f.) im Zusammenhang des berühmten Fort-da-Spiels seines Enkels, des 2008 gestorbenen Ernest Freud:

> »Man sieht, dass die Kinder alles im Spiele wiederholen, was ihnen im Leben großen Eindruck gemacht hat, dass sie dabei die Stärke des Eindruckes abreagieren und sich sozusagen zu Herren der Situation machen. [...] Man macht auch die Beobachtung, dass der Unlustcharakter des Erlebnisses es nicht immer für das Spiel unbrauchbar macht. Wenn der Doktor dem Kinde in den Hals geschaut oder eine kleine Operation an ihm ausgeführt hat, so wird dies erschreckende Erlebnis ganz gewiß zum Inhalt des nächsten Spieles werden, aber der Lustgewinn aus anderer Quelle ist dabei nicht zu übersehen. *Indem das Kind aus der Passivität des Erlebens in die Aktivität des Spielens übergeht, fügt es einem Spielgefährten das Unangenehme zu, das ihm selbst widerfahren war, und rächt sich so an der Person dieses Stellvertreters*« (Herv. d. A.).

Freud erkannte also schon 1920 die *Transformation von passiv Erlittenem in aktiv Zugefügtes* als einen der *grundlegenden Bewältigungsmechanismen des Seelischen*. Diese Passiv-Aktiv-Wendung war dann kurze Zeit später für Melanie Klein der Ausgangspunkt für ihre Entdeckung der projektiven Identifizierung als ebenfalls grundlegender seelischer Mechanismus. Bion erkannte hierin dann den meines Erachtens so wichtigen Kommunikationsaspekt, einfach gesagt: »Ich füge dir etwas zu, damit du spürst, wie es sich in mir anfühlt.« Doch kann es darüber hinaus sein, dass es in jedem menschlichen Individuum auch so etwas wie einen grundlegenden »Ur-Anlass« für Racheimpulse gibt? Zumindest über den Groll hatte Freud 1916 gesagt, dass er notgedrungen in jedem Individuum entstehen würde, nämlich aus Enttäuschung für »frühzeitige Kränkungen unseres Narzissmus, unserer Eigenliebe« (Freud, 1916d, S. 369).

Der Prototyp dieser unumgänglichen narzisstischen Kränkungen findet sich in dem, was das Kind im Zusammenhang mit der ödipalen Situation realisieren muss; nämlich den Verlust seiner »ZweiEinheit« mit der Mutter, beziehungsweise die Erkenntnis, dass seine bisherige Annahme, dass alle Menschen sozusagen Verlängerungen seiner selbst sind, eine Illusion ist. Und dass es selbst ein in sich abgegrenztes Wesen ist, das ausgeschlossen werden kann von anderen, ebenfalls in sich abgegrenzten Wesen. Mit anderen Worten: Die Annahme des Kindes, dass es mit der Mutter/seiner frühen Umwelt eine Einheit bildet, in der das geschieht, was es möchte (»narzisstische Objektbeziehungsstruktur« des Kindes), oder, auf einer etwas reiferen Ebene ausgedrückt, dass es mit der Mutter eine exklusive Beziehung hat, wird hier erschüttert. Letztlich entsteht aus diesem »Schlag gegen die Omnipotenz«, dem vermeintlichen »Verlust der Macht, das Objekt behalten und kontrollieren zu können« (Steiner, 1997, S. 26), diejenige wütend-hilflose Bedrohungsempfindung im Kind, die wir als »Kastrationsangst« bezeichnen. Zurück bleibt ein – mehr oder minder großes und mehr oder minder unbewusstes – Gefühl im Kind, ungerechterweise beraubt worden zu sein, das erste Vergeltungsimpulse anregt, wie wir sie in jedem Kinderzimmer unter Geschwistern oder auf jedem Spielplatz im Gerangel um die Schaukel oder das Schippchen beobachten können.

Wie diese prototypische Ursituation für Racheimpulse ausgeht, hängt natürlich sehr vom Zusammenspiel der primären Bezugspersonen mit dem Kind ab. Eine angemessene, nicht pathologische Lösung der Enttäuschungen der ödipalen Situation ist dann möglich, wenn das Kind beziehungsweise später der Jugendliche die Freiheit und Entwicklungsmöglichkeiten, die sich durch die Ent-Bindung aus der Dyade mit der Mutter ergeben, narzisstisch besetzen und ausweiten kann. Einfach gesagt: wenn Jugendliche ihre ödipale Reife und Unabhängigkeit genießen und ihre Liebes- und Entwicklungswünsche anderen Objekten zuwenden können; wenn sie merken, dass nicht nur Mama und Papa, sondern auch die Gruppe der Gleichaltrigen eine Welt ist, die es lohnt, ihr Liebe, Lust und Neugier zuzuwenden.

John Steiner meint, dass es für die Entwicklung förderlich ist, wenn jemand »die Kraft finden kann, gegen die elterliche Autorität zu rebellieren und sein Verlangen nach Vergeltung sowohl in der Phantasie als auch in einer gemäßigten Form in seinen aktuellen Beziehungen zu agieren« (ebd., S. 28) Gelingt diese Entwicklung ausreichend gut, entsteht die Individuation seines Wesens, seine Subjektivierung, das also, was Wilhelm Reich als »Freiheitsfähigkeit« bezeichnete (zit. n. Wurmser, 2008).

Jugendliche und ihre Gedanken zu Racheimpulsen – eine Befragung via Internet

An dieser Stelle seien einige Ergebnisse der bereits erwähnten kleinen Umfrage unter Jugendlichen dargestellt, deren Durchführung ich meinem

Neffen Simon Hanke verdanke, der es mittels seiner Internetvernetzung schaffte, 14 seiner Freunde und Freundinnen (zehn Jungen und vier Mädchen) zwischen 16 und 25 Jahren dazu zu bewegen, mir innerhalb von zwei Tagen insgesamt 15 Fragen zum Thema Rache zu beantworten. Bei den Beispielen, die diese Jugendlichen nannten, ging es interessanterweise meist um Racheakte oder -fantasien aufgrund verschmähter Zuneigungsgefühle oder aufgrund einseitig beendeter Liebesbeziehungen (zum Beispiel Mädchen zerkratzt mit Schlüssel den Autolack ihres Ex, der sie wegen einer anderen verlassen hatte). Die raschen und oft engagierten Antworten der Jugendlichen sowie der Wunsch, den Vortrag hinterher lesen zu dürfen, den zu meiner Überraschung nicht wenige von ihnen äußerten, sind ein Zeichen dafür, wie sehr dieses Thema Jugendlichen unter den Nägeln brennt und wie gern sie etwas über die tieferen Motive ihrer Racheimpulse erfahren möchten.

Auch wenn diese kleine Studie natürlich keinen Anspruch auf Wissenschaftlichkeit erheben kann, so zeigten sich hierin dennoch einige Phänomene, die meines Erachtens für das Verstehen von Rache als interpersonales Geschehen interessant sind:

- Es wurde deutlich, dass Racheimpulse zunächst als etwas realisiert werden, das man selbst empfindet, und weniger als etwas, das einem von anderen zugefügt wird. Rache wird also durchaus als ich-synthon erlebt, als Empfindung, die man bei sich kennt und zu der man steht – im Gegensatz etwa zum Neid, zu dem einem wohl eher Beispiele von anderen einfallen als von einem selbst, der also eher verleugnet, abgespalten und projiziert wird.
- Ferner meinten die meisten der Jugendlichen, dass sich Racheakte leichter in der Gruppe ausführen lassen als alleine. Einer der Jugendlichen (männlich, 18 Jahre) benannte sehr klarsichtig die gefährliche Regressionsneigung von Individuen, die sich in einer Gruppe zusammenschließen: »Es ist in der Gruppe einfacher, da man dort eventuell ›mitgerissen‹ wird und über eigene Skrupel nicht nachdenkt. Diese halten einen aber eventuell ab, so etwas alleine zu machen.« Hier klingt an, was Freud in *Massenpsychologie und Ich-Analyse* (Freud, 1921c, S. 95) als das wichtigste Merkmal von Großgruppen herausgearbeitet hatte, nämlich *Affektsteigerung und Denkhemmung*.
- Das gute Gefühl nach erfolgter Rache ist meist nicht von Dauer. Auf die Frage, wie sie sich fühlen, nachdem sie sich an jemanden gerächt

haben, betonten auffallend viele der Jugendlichen die Unverhältnismäßigkeit und Kurzfristigkeit der befriedigenden Wirkung eines Racheaktes. »Rache hat meist kein Maß«, so brachte es einer auf den Punkt (männlich, 18 Jahre). Eine 17-Jährige meinte, dass »die Rache die Verletztheit nur kurz unterdrückt/überspielt. Wenn die Rache zu Ende ist, kommt alles wieder hoch.« Mehrere gaben Antworten wie diese: »Zuerst fühlt man sich gut, weil man noch in dem Glauben verweilt, etwas Richtiges oder Gerechtes getan zu haben. Nach kurzer Zeit realisiert man dann jedoch, dass man es eventuell übertrieben hat oder es doch besser anders gelöst hätte. Also wird das anfänglich gute Gefühl von Schuldgefühlen und ähnlichem verdrängt« (männlich, 18 Jahre).

➢ Recht eindeutig waren die Antworten auf die Frage, warum der Racheakt meist stärker ist als das, worauf er reagiert. Stellvertretend für die meisten sei hier ein Jugendlicher zitiert, der schrieb: »Weil man sicherstellen will, dass der andere es auch gerafft hat, dass er einem weh getan hat. Also im Prinzip das erfahrene Leid zurückgeben und dann noch einen als ›pädagogische Maßnahme‹ draufsetzen« (männlich, 18 Jahre). Der andere soll also fühlen, wie es einem selbst ergangen ist, weshalb der Racheakt stärker sein muss als die verursachende Kränkung. Rache ist also, wie eingangs schon erwähnt, ein Prototyp für projektive Identifizierung im Bion'schen Sinne, also nicht nur im Sinne von Spaltung und Unterbringung im Objekt, sondern im Sinne einer Mitteilung an das Objekt: »Du sollst dich genauso verletzt fühlen, wie ich mich gefühlt habe, damit du weißt, was du mir angetan hast!«

➢ Am Spannendsten und sehr aufschlussreich für das Verständnis der großen Unterschiede, die Menschen und Gruppen in ihren Racheimpulsen zeigen, waren die Antworten der Jugendlichen auf die Frage: »Hilft es manchmal, sich einfach nur Rachefantasien auszumalen?« Von den 14 befragten Jugendlichen antworteten zwei mit einem eindeutigen »Nein!«; »Ich MUSS es schon ausführen können«, fügte einer der beiden hinzu (männlich, 19 Jahre). Diese beiden Jungen verfügen also offenbar nicht über einen inneren Raum, in dem sie Kränkungen emotional verarbeiten können. Neun Jugendliche hingegen meinten, dass das durchaus helfen könne, »Klar!«, schrieben drei sogar. »Jeder hat mal Rachegedanken«, meinte einer (männlich, 20 Jahre), »ob man diese Gedanken schneller ausführt oder nicht, liegt am Charakter. Ich empfinde oft Rachegedanken, führe diese bewusst nur bei härteren Sachen aus.« Sich Rachefantasien auszumalen, »tröstet einen«, schrieb eine 17-Jährige, und ein 18-Jähriger meinte: »Sich zu rächen, wenn das ›Opfer‹ unantastbar ist (Vorgesetzte/Lehrer), ist recht unrealistisch – in Gedanken aber nicht.« Ein 20-Jähriger schrieb: »Es hilft, die erste Wut abzubauen und bringt einen vielleicht dazu, noch mal darüber nachzudenken, ob die eigene Rache gerechtfertigt ist«, und ein 25-Jähriger: »Ja, es hilft, Aggressionen abzubauen und eine Rache in der Wirklichkeit zu vermeiden.« Was hier bei diesen Jugendlichen anklingt, ist ihre Fähigkeit zur inneren Verarbeitung seelischer Verletzungen und Kränkungen, zur Transformation aggressiver Impulse in Vorstellungen. Diese Jugendlichen scheinen über eine affektive Symbolisierungsfähigkeit zu verfügen, über einen ausreichend offenen seelischen Raum, in dem sie Emotionen »entgiften« können, der sie von reflexhaften Impulsdurchbrüchen unabhängiger macht.

Fassen wir das bisher Gesagte zusammen: »Rache taucht auf, um sich gegen den Schmerz von Scham und Demütigung zu wehren« (Feldman, 1997, S. 44). Der Racheakt ist eine Form, Hassgefühle loszuwerden (und sie in eine andere Person zu projizieren), in der Hoffnung, sich innerlich wieder ausgeglichen fühlen zu können. Darin liegt zugleich sein Kommunikationsaspekt. Rache geht also mit der Vorstellung der Umkehrbarkeit der Rollen einher: Im Racheakt wandelt sich das »Looser-Gefühl« des Ausgeschlossenen in Triumph über diejenigen, die zuvor auf ihn herabzuschauen schienen. Je größer die Fähigkeit zur inneren Verarbeitung von Emotionen ist, desto eher reicht es, sich Racheakte nur auszudenken, anstatt sie auszuführen. Rache, schreibt John Steiner, »ist etwas Einzigartiges. Und natürlich liegt in dem in ihr enthaltenen Triumph eine große Erregung« (1997, S. 47).

Pathologische Verläufe von Racheimpulsen

Diese Erregung hat wohl damit zu tun, dass der Racheimpuls eine der unsterblichen Ausdrucksformen des frühesten, archaischen Eros ist, des menschlichen Lebens- und Selbstbehauptungstriebes also, der in seiner

Urform, in seinem Kern etwas durchaus Grausames enthält. (Kurz: Rache steht im Dienst des Lustprinzips des archaischen Eros.) Von hier aus stellt sich die Frage danach, was geschieht, wenn der ödipale Groll, die Enttäuschung unserer kindlichen narzisstischen Allmachtsfantasien, nicht ausreichend aufgefangen wird. Dies geschieht beispielweise, wie Steiner (1997, S. 27) beschreibt, wenn

> »die Desillusionierung der kindlichen Omnipotenz zu brutal ist: wenn zum Beispiel neidische Eltern oder Geschwister sich in das Mutter-Kind-Paar hineindrängen. Es kann auch eine Periode der Verführung durch das Primärobjekt folgen, das heimlich den Glauben des Kindes bestärken mag, ödipale Intimität sei das Recht des Kindes und werde endlos weitergehen. Wenn diese Phantasie zusammenbricht, hat das Kind in der Folge das Gefühl, ein Versprechen sei gebrochen worden, so dass ihm nicht nur Unrecht geschah, sondern es auch betrogen wurde. Oft wandelt sich an diesem Punkt das Verlangen nach Gerechtigkeit in Rachsucht.«

Wenn dieser Groll nicht durchgearbeitet werden kann, kann es zu einer tiefreichenden Störung im Innern des Menschen und seiner Beziehungen kommen. Hier beginnt ein fataler Circulus vitiosus: Aufgrund nicht verarbeiteter Enttäuschungen (zum Beispiel darüber, dass meine Mutter/mein Lehrer andere vorzieht) bin ich gekränkt und böse und projiziere meinen Ärger in andere, vorzugsweise in die, von denen ich mich ausgeschlossen fühle und die ich beneide. Dann erlebe ich die anderen immer mehr als ablehnend mir gegenüber, sie werden in dieser Spirale und in meiner Wahrnehmung zu einer geschlossenen, bösen Gruppe, ich ziehe mich in meinem Groll zurück, was wiederum in ihnen tatsächlich feindselige und ablehnende Gefühle auslöst.

Der Attentäter von Emsdetten: Bastian Bosse

Wenden wir uns auf diesem Hintergrund Bastian Bosse zu, der am 20. November 2006 in seine ehemalige Realschule in Emsdetten eindrang und mit Gaspistolen wild um sich schoss. In der Geschichte der Kriminalität dürfte Sebastian Bosse aus Emsdetten einer der ersten Amokläufer sein, dessen Verbrechen aufs Engste mit dem Internet verwoben war. Er besorgte sich einen Teil der bei dem Amoklauf verwendeten Waffen über eine Darmstädter Internetplattform, die sich als virtueller Marktplatz (auch) für Schützen versteht. Es wurde vermutet, dass lediglich die technische Unzulänglichkeit seiner Waffen ihn davon abgehalten habe, zum mehrfachen Mörder zu werden. Bereits Jahre vor seiner Tat hatte er in Internetforen seine Verzweiflung und seinen Hass auf Menschen – speziell auf jene, die mit der Schule, in der er dann Amok lief, verbunden waren – zum Ausdruck gebracht. Am Abend vor seinem Amoklauf stellte er seinen Abschiedsbrief ins Web und veröffentlichte Videos auf YouTube. Seine Waffenvernarrtheit kultivierte er mit Shooter-Games und in entsprechenden Web-Communities.

Auf der Spurensuche nach Bastian Bosse im Internet »versank« ich seinerzeit geradezu in Informationen und Chatforen, in denen Jugendliche über Bastian Bosse diskutierten. Auch sein gesamtes eigenes Material – Blog, Abschiedsbrief und Abschiedsvideo – fand sich, nachdem es nach der Tat kurzzeitig aus dem Web beseitigt wurde, noch Jahre nach seinem Schoolshooting im Netz. Im Folgenden möchte ich seine Entwicklung der letzten zwei Jahre vor dem Amoklauf anhand der Materialien, die im Internet zugänglich waren, nachzeichnen:

Bastians Internettagebuch beginnt im September 2004. Doch schon drei Monate zuvor, am 26. Juni 2004, hatte er bei einem psychosozialen Beratungsnetz im Internet geschrieben:

> »Ich fresse die ganze Wut in mich hinein, um sie irgendwann auf einmal rauszulassen und mich an all den Arschlöchern zu rächen, die mir mein Leben versaut haben. Für die, die es noch nicht genau verstanden haben: Ja, es geht hier um Amoklauf! Ich weiß selber nicht, woran ich bin. Ich weiß nicht weiter, bitte helft mir!«

Nach allem, was bekannt ist, bekam er nie eine Antwort. In seinem Internettagebuch geht es dann vordringlich um Waffenkäufe und Schießtrainings sowie um immer mehr frustrierende Erlebnisse in der Schule und mit Gleichaltrigen. Bastian empfand sich zunehmend als Außenseiter. Ein Motiv, das sich jedoch ebenfalls wie ein fast unsichtbares Band durch die Einträge zieht, wurde in keinem der Kommentare im Anschluss an seinen Amoklauf aufgenommen: Bastian war offensichtlich verliebt gewesen in ein Mädchen namens Nadine, und er schaffte es nicht, sich ihr zu nähern.

So schreibt er am 15. Mai 2005:

»So, hab nun endlich meine Python, und damit meine ich keine Schlange ;)
Hatten heute Training, und auf einmal spinnt meine Waffe total, geht da nach 6 Schuss das Gas aus'm Mag [...]
Ja ... ansonsten halt alles Scheiße, ich weiss einfach nicht mehr was ich machen soll, ich komm nicht vorwärts. Soll ich's noch weiter versuchen? Oder in einer Woche alles beenden? Oder, oder, oder ...
Mit Nadine geht's auch nicht voran ... [...] ICH HASSE ALLES!!!
Was soll der ganze Scheiss eigentlich??? Bin ich auf diese verdammte Welt gekommen um der Idiot von nebenan zu sein, mein Leben lang? Was soll ich hier? Was sollen wir eigentlich alle hier?«

Das Gefühl, nicht an Nadine heranzukommen, breitet sich in den nächsten Stunden offenbar immer mehr in ihm aus; und so wie er sich von ihr abgelehnt fühlt, so lehnt er nun das ganze Leben ab. Seine unerfüllte Liebessehnsucht verkehrt sich in Hass auf die ganze Welt. Anderthalb Stunden nach dem vorigen Eintrag schreibt er:

»Je länger ich über das Leben nachdenke, desto mehr merke ich wie sinnlos es eigentlich ist. [...] Jemand wird geboren, hat 6 Jahre lang ein schönes Leben, wird dann aber eingeschult. Dann hat er unbewusst eine Wahl zu treffen; bleibe ich wie ich bin, oder passe ich mich den anderen an? Genauer gesagt Bleibe ich stark oder werde ich zum Verräter meiner Selbst? Hat man sich nun dafür entschieden standhaft zu bleiben, wird man ausgelacht, weil man andere Sachen sagt, weil man anders aussieht, oder andere Musik hört, weil man andere Interessen hat. Das geht dann so, 4 Jahre lang, und dann denkt unser 10 Jähriges Kind: Nun komme ich ja zum Glück auf eine andere Schule, dann wird's endlich besser! Und was ist? ARSCHLECKEN! Es wird alles nur noch extremer! Das Motto der weiterführenden Schulen: Zieh mit oder geh für immer unter!
Dann lebt man also so vor sich hin, in der Hoffnung den ganzen Müll in irgendeiner Form durchzustehen, um später ein besseres Leben führen zu können. [...]
Dann gehts also weiter: Entweder du bekommst erst gar keinen Job, oder du arbeitest dich für einen lächerlichen Lohn bis du 65 bist kaputt. Vielleicht gründest du eine Familie, tust also anderen Menschen den ganzen Scheiss auch an. Vielleicht baust du ein Haus, welches du vermutlich nie abbezahlen kannst ... jedenfalls stehst du dann da, alt und runzelig, vllt noch 20 Jahre zu leben. Was machst du? Du fängst an über dein bisheriges Leben

> nachzudenken, und du merkst: Warum habe ich mir das alles angetan??? Was habe ich denn jetzt vom Leben? NICHTS!«

Hier zeigt sich deutlich, wie Bastian sich immer mehr verschließt in einem geschlossenen Denksystem, in dem ihm die Welt und das Leben ebenso wertlos erscheinen wie er selbst, der sich als »Idiot von nebenan« erlebt. Die Zukunft – zumal eine Zukunft ohne sein auserwähltes Mädchen – erscheint ihm wie die Wahl zwischen Skylla und Charibdis: Entweder er bleibt »standhaft« er selbst, wird dafür aber ausgelacht, oder er passt sich an und wird somit zum »Verräter meiner selbst«. Beide Perspektiven führen ihn in ein sinnentleertes Leben.

Den verzweifelten Kampf gegen seine zunehmenden Unterlegenheitsgefühle und sein wachsender Hass zeigt sich auch in einem Eintrag eine Woche später:

> »Ich hasse es, ich hasse es immer der Doofmann für alle zu sein. Ich hasse es immer als Depp hingestellt zu werden. Ich hasse es immer das Individuum zu sein, welches als überflüssig erscheint. [...] Ich bin fertig mit der Welt, fühle mich von ihr verstoßen und hoffe auf Veränderung. Doch wie definiert sich eine solche Veränderung? Oder noch wichtiger: Was tue ich hier eigentlich? – Mann mann mann ...«

Einige Tage später zeugt ein weiterer Eintrag von seinem riesigen ungestillten Schutz- und Rachebedürfnis – beides kann er hier auf den Familienhund beziehen:

> »Ich hab gerade erfahren das ein Schäferhund unseren Hund beim Spazierengehen angefallen hat, und er sehr viel mitgekriegt hat. Meine Eltern sind schon längere Zeit beim Tierarzt.
>
> ICH SCHWÖRE DIR, BEI ALLEM WAS MIR HEILIG IST, WENN WAS ERNSTES PASIERT IST BRINGE ICH DICH UND DEINE FAMILIE UM, UND ICH WERDE DEIN HAUS ABBRENNEN !!!«

Nach diesem Erlebnis, ausgelöst möglicherweise durch die in seiner Rachefantasie biblischen Ausmaßes enthaltenen Liebesgefühle für den Familienhund, die ihn auch wieder mehr in Kontakt mit anderen zu bringen scheinen, entschließt er sich am nächsten Tag, Nadine zu schreiben:

»Joa, dem Hund geht's wieder etwas besser, hat aber schlimme Wunden. [...] Dann bin ich gestern angefangen den Brief an Nadine zu schreiben ... weil sich doch immer alle fragen was mit mir los ist ... o.O seit wann interessiert das denn jemanden??«

Doch vier Tage später findet sich folgender Eintrag:

»Leider musste ich in den letzten Wochen nicht nur feststellen das mein (damals) bester Freund sich an das Mädchen ranmacht das ich liebe, und auch sonst ein Arschloch ist, nein! Jetzt durfte ich auch noch erfahren, dass sie ihn liebt!

Meine derzeitigen Gefühle lassen sich nicht wirklich in Worte fassen. ›Hass‹ wäre noch positiv ausgedrückt.

Was hab ich denn jetzt noch zu verlieren ... nichts – Ich habe schon alles verloren. Es ist die Hölle, ein Leben vergeudet ... das darf alles nicht wahr sein.«

Auf diese riesige Liebesenttäuschung reagiert er zunächst nicht mit einer Steigerung seines Rachebedürfnisses, sondern nimmt erstmal von seinen Amoklaufideen Abstand und begibt sich in einen depressiven Rückzug. So schreibt er am 7. Juni 2005:

»Ich hab beschlossen es zu lassen. ich weiss nicht ob es das wirklich wert ist, ich weiss nicht ob ich im endeffekt wirklich was erreichen würde, und verdammt nochmal weiss ich nicht wo man in DE vernünftige kniften herbekommt!

ich werde den rest meines lebens ein abgefuckter looser sein, und da mir alles egal ist bekomme ich auch keinen abschluss. das ist die hölle, wenn einem alles egal ist. ich mein; ich lerne nicht mehr, ich beteilige mich nicht mehr und ... ich tue eigentlich gar nichts mehr ausser vor mich hinvegetieren. es ist die hölle auf erden.«

Hier, ungefähr anderthalb Jahre vor seinem Amoklauf, bricht sein Internetblog ab. Die nächsten, posthum im Internet veröffentlichten Tagebucheinträge, sind Auszüge aus einem handgeschriebenen Tagebuch, das er in den letzten drei Monaten vor seinem Attentat führte. Vergleicht man diese Einträge mit den oben zitierten, so wird eine deutliche Realitätsverleugnung, innere Verhärtung und Verengung sowie ein zunehmend kälter und unpersönlich werdender Hass und Größenwahn spürbar. Am 10. August 2006 schreibt er:

> »Von allen Leben auf dieser Welt ist meins anscheinend das einzig sinnvolle. Ist doch wahr ... guck man sich die Menschen heute an sieht man leere Körper, aufgetakelt und rausgeputzt bis zum geht nicht mehr doch das ist alles nur die Hölle. Innendrin ist es leer. [...] Ich sage »Fickt euch«. [...] Gibt es irgendwo ein Buch oder eine Homepage wo befohlen wird sich normal zu verhalten [...]? [...] seht es endlich ein: »Normal« ist Ich! [...] Wird man heutzutage verurteilt wenn man von allen nichts wissen will sondern SEIN Leben leben will? JA! Dann kommen nämlich Scheißbullen und packen dich ein. Eigene Meinung ... längst nicht mehr erlaubt. Drecksstaat! Drecksplanet! Drecksleben!«

In der letzten Woche schreibt er nur noch auf Englisch, auch in seinem Abschiedsvideo spricht er Englisch – er, der Verschmähte, der ausgegrenzte »Verlierer«, will endlich ein internationales Publikum erreichen:

> »Nobody has the right to tell me, what to do or not to do. It's my life! Not the fucking life of my parents or fucking fat Angela Merkel or any fucking teacher in this fucking whole world! It's my damn life! Humen are sickness! This earth is sick! They punished me, they spit on me, they knocked me down, they laughed on me. And now I'll shoot them. Where is the problem? There is no problem. I can shoot, whoever I can. It's my life, my gun and I can do with it, whatever I want!«

In seinem Abschiedsbrief, den er am Abend vor seinem Amoklauf ins Internet stellt, schreibt er schließlich:

> »Wenn man weiss, dass man in seinem Leben nicht mehr Glücklich werden kann, und sich von Tag zu Tag die Gründe dafür häufen, dann bleibt einem nichts anderes übrig als aus diesem Leben zu verschwinden. Und dafür habe ich mich entschieden. Es gibt vielleicht Leute die hätten weiter gemacht, hätten sich gedacht ›das wird schon‹, aber das wird es nicht.
>
> Man hat mir gesagt ich muss zur Schule gehen, um für mein leben zu lernen, um später ein schönes Leben führen zu können. Aber was bringt einem das dickste Auto, das grösste Haus, die schönste Frau, wenn es letztendlich sowieso für'n Arsch ist. Wenn deine Frau beginnt dich zu hassen,

wenn dein Auto Benzin verbraucht das du nicht zahlen kannst, und wenn du niemanden hast der dich in deinem scheiss Haus besuchen kommt!

Das einzigste was ich intensiv in der Schule beigebracht bekommen habe war, das ich ein Verlierer bin. [...]

Nein, es gibt für mich jetzt noch eine Möglichkeit meinem Leben einen Sinn zu geben, und die werde ich nicht wie alle anderen zuvor verschwenden! [...] Ihr habt diese Schlacht begonnen, nicht ich. Meine Handlungen sind ein Resultat eurer Welt, eine Welt die mich nicht sein lassen will wie ich bin. Ihr habt euch über mich lustig gemacht, dasselbe habe ich nun mit euch getan, ich hatte nur einen ganz anderen Humor! [...] [Irgendwann] bin ich wach geworden. Mir wurde bewusst das ich mein Leben lang der Dumme für andere war, und man sich über mich lustig machte. Und ich habe mir Rache geschworen!

Diese Rache wird so brutal und rücksichtslos ausgeführt werden, dass euch das Blut in den Adern gefriert. Bevor ich gehe, werde ich euch einen Denkzettel verpassen, damit mich nie wieder ein Mensch vergisst!

Ich will das ihr erkennt, das niemand das Recht hat unter einem faschistischen Deckmantel aus Gesetz und Religion in fremdes Leben einzugreifen!

Ich will das sich mein Gesicht in eure Köpfe einbrennt!

Ich will nicht länger davon laufen!

Ich will meinen Teil zur Revolution der Ausgestossenen beitragen!

Ich will R A C H E ! [...]

Ich hasse euch und eure Art! Ihr müsst alle sterben!

Seit meinem 6. Lebensjahr wurde ich von euch allen verarscht! Nun müsst ihr dafür bezahlen!

Weil ich weiss das die Fascholizei meine Videos, Schulhefte, Tagebücher, einfach alles, nicht veröffentlichen will, habe ich das selbst in die Hand genommen.

Als letztes möchte ich den Menschen die mir was bedeuten, oder die jemals gut zu mir waren, danken, und mich für all dies Entschuldigen!

Ich bin weg ...«

Am nächsten Morgen stürmt Bastian in seine frühere Schule, maskiert und bewaffnet mit Gaspistolen und Rauchbomben. Durch die Schüsse und gezündeten Rauchbomben wurden insgesamt 37 Personen zum Teil schwer verletzt, darunter Schüler, eine Lehrerin, Polizeibeamte und der Hausmeister. Schließlich beendet er sein Leben in einem der Klassenzimmer, indem er sich mit einem selbstgebauten Gewehr in den Mund schießt.

Anhand dieses Beispiels eines jugendlichen Attentäters wird deutlich, wie in einem psychischen System, das immer einsamer, enger und verschlossener wird, primitive Mechanismen von gut-/böse-Spaltungen, von Verleugnung und Projektion, die Führung übernehmen. Bastian Bosse wirkt in seinen Äußerungen immer härter, immer klischeehafter. Seine Skrupel, sein Infragestellen der Tat, die ihn seit Jahren beschäftigt hatte, verschwanden zunehmend. Erschreckend ist, wie bei all diesen Attentaten Jugendlicher, dass niemand, weder seine Mutter noch sein Vater, weder die Lehrer noch die Schulkameraden, den zunehmenden Rückzug in sein gefährliches, geschlossenes inneres System bemerkten.

Ressentiment

Was aber wäre geschehen, wäre Bastian in diesem Rückzug stecken geblieben und hätte seine Rachefantasien weiterhin nicht realisiert? Er wäre wohl einer jener verbitterten, von Ressentiment erfüllten Menschen geworden, die uns heute auf gesellschaftspolitischer Ebene immer häufiger begegnen und zu Recht Sorgen bereiten. In ihrem Buch *Hier liegt Bitterkeit begraben – über Ressentiments und ihre Heilung* beschreibt die französische Philosophin und Psychoanalytikerin Cynthia Fleury das Ressentiment so:

> »Der Schlüsselbegriff, um die Dynamik des Ressentiments zu verstehen, ist das wiederholte Durch- und Nachleben, etwas, das durchgekaut und wiedergekäut wird, übrigens mit der charakteristischen Bitterkeit einer vom Kauen ausgelutschten Speise. [...] Doch mit dem fortschreitenden Ressentiment nimmt die Unbestimmtheit der Adresse zu. Die Abscheu wird weniger persönlich und mehr global; sie kann diverse Personen treffen, die zunächst nicht von der affektiven Reaktion betroffen waren, nun aber durch die Ausweitung des Phänomens erfasst werden. [...] Je mehr das Ressentiment an Tiefe gewinnt, je mehr die Person in ihrem Innersten, ihrem Herzen, davon beeinflusst ist, desto weniger bleibt ihre Handlungsfähigkeit erhalten, und die Kreativität ihres Ausdrucks lässt nach. Das zehrt. Es bohrt. Und die Kompensation wird mit jeder Wiederankurbelung des besagten Ressentiments unmöglicher, da das Bedürfnis nach Wiedergutmachung an diesem Punkt unstillbar ist. Das Ressentiment führt uns auf den zweifellos illusorischen, aber dennoch sehr bitteren Weg der

> unmöglichen Wiedergutmachung, wenn nicht ihrer Ablehnung« (Fleury, 2023, S. 19ff.).

Intellekt, Vernunft, emotionales Durcharbeiten, Verzeihen – all diese Ich-Leistungen verstummen, verschwinden. Mit dem fortschreitenden Ressentiment »wird die Unbestimmtheit größer und die Fokussierung schwieriger. Alles ist kontaminiert. […] Nietzsche sprach von Vergiftung, Scheler von ›Selbstvergiftung‹, um die schädlichen Wirkungen des Ressentiments zu beschreiben« (ebd., S. 22). So führt das Ressentiment gleichsam in eine innere paradoxe Sackgasse: Die eigene Urteilskraft dient nun »der Aufrechterhaltung des Ressentiments und nicht seiner Dekonstruktion« (ebd., S. 23).

Hinzufügen möchte ich dieser sehr treffenden Beschreibung des Ressentiments noch etwas, das Leon Wurmser immer wieder betont: Der Unterschied zwischen Rache und Ressentiment liegt unter anderem darin, dass im Ressentiment das Bedürfnis herrscht, »den Neid und die Rachgier hinter einer Maske der Unschuld zu verstecken, also die Notwendigkeit der Täuschung und der Lüge, nicht nur anderen, sondern ganz besonders sich selbst gegenüber« (Wurmser, 2008, S. 972f.). So besetzt das Ressentiment also das Über-Ich, und zwar nicht nur das von Individuen, sondern es kann Familien, Gruppen, Gesellschaften und Nationen heimsuchen. Es geht in Ressentiment erfüllten Auseinandersetzungen nicht um Recht gegen Unrecht, sondern um Recht gegen Recht – etwas, das wir überall auf der Welt beobachten. »Das Ressentiment ist wie ein Gespenst, dass die Generationen in Scham und Hass aneinanderbindet« (ebd., S. 973).

Das Ressentiment ist gleichsam das innere stille Pendant zum nach Agieren, zum nach Vergeltung schreienden Rache-Impuls. Es ist ein selbstgerechtes Unrechtsgefühl, das sich im Innern der Betroffenen ausbreitet, gespeist aus Neid, Verrat, Demütigung und Ohnmacht. Noch einmal Wurmser:

> »Es ist das Vernichtende, dass sich in den Mantel des guten Gewissens kleidet und gewöhnlich fest davon überzeugt ist, dass es stets das Gute will und schafft und das absolute Recht auf seiner Seite hat. […] Das Ressentiment führt daher zu einer Rache, die sich in den Mantel der Gerechtigkeit hüllt. So schafft das Gefühl der Ungerechtigkeit in immer weiteren Kreisen stets neues Unrecht. Das Ressentiment gleicht einer Lawine, die durch die Welt-

geschichte rollt und rollt und immer mehr mit in den Abgrund reißt« (ebd., S. 974).

… und Hoffnung?

Aber das letzte Wort im Thema der DPG-Tagung 2024[4] war doch »Hoffnung« – wenngleich mit einem Fragezeichen versehen. Lassen sich – und wenn ja, wie – Rache- und Vergeltungsimpulse überwinden? Wie lässt sich ein inneres Ressentiment überwinden? An dieser Stelle soll nur ein Beispiel zu Wort kommen und für sich sprechen: Als der israelisch-deutsche Philosoph Omri Boehm auf der Leipziger Buchmesse 2024 den Buchpreis zur europäischen Verständigung bekam, sprach er davon, dass sein Konzept vom *radikalen Universalismus* nicht getrennt werden könne von *menschlichem Handeln*. Hier bezieht er sich auf Lessings *Nathan der Weise:* »Kein Mensch muss müssen. Aber wir müssen. Wir müssen Freunde sein.« Für Nathan wie für Omri Böhm ist Freundschaft eine Pflicht. Ein Verpflichtetsein, das Feindschaft überwinden kann.

> »Es sind meine Freundschaften mit Palästinensern, die mir Hoffnung geben. Sie sind wahrhaftig. Sie sind kein leeres Konzept. Sie verlangen etwas von beiden Seiten. Und ich glaube, dass sie im besten Falle eine politische Keimzelle sein könnten des Widerstands gegen die jetzige Situation. Allerdings ist es nur eine kleine Hoffnung. Und die Alternative dazu ist entsetzlich.«[5]

4 »Angst, Regression, Desintegration – und Hoffnung? Psychoanalyse in Zeiten der Krise« – Jahrestagung der Deutschen Psychoanalytischen Gesellschaft 2024 in Berlin.

5 Leipziger Buchpreis zur Europäischen Verständigung. Titel – Thesen – Temperamente (TTT) vom 24.3.2024. https://www.ardmediathek.de/video/ttt-titel-thesen-temperamente/leipziger-buchpreis-zur-europaeischen-verstaendigung/das-erste/Y3JpZDovL2Rhc2Vyc3RlLmRlL3R0dCAtIHRpdGVsIHRoZXNlbiB0ZW1wZXJhbWVudGUvZDkzNmJiMDgtMDM3Yi00YmQ4LWE5MTgtN2ZlMGRkOTUxNGJk (25.01.2025).

Literatur

Böhm, T. & Kaplan, S. (2009). *Rache. Zur Psychodynamik einer unheimlichen Lust und ihrer Zähmung*. Psychosozial-Verlag.

Feldman, M. (1997). Groll: die zugrundeliegende ödipale Konfiguration. In R. Britton, M. Feldman & J. Steiner (Hrsg.), *Groll und Rache in der ödipalen Situation* (S. 51–79). edition diskord, Tübingen,

Fleury, C. (2023). *Hier liegt Bitterkeit begraben. Über Ressentiments und ihre Heilung* (3. Auflage). Suhrkamp.

Freud, S. (1916d). Einige Charaktertypen aus der psychoanalytischen Arbeit. *GW X*, 364–391.

Freud, S. (1920g). *Jenseits des Lustprinzips. GW XIII*, 1–69.

Freud, S. (1921c). *Massenpsychologie und Ich-Analyse, GW XIII*, 95.

Körner, J. (2008). Der ressentimentgeladene Gewalttäter. Psyche, 62(9/10), 905–928.

Sievers, B. (2003). Rache und Vergeltung aus der Sicht Melanie Kleins. *Freie Assoziation. Zeitschrift für das Unbewusste in Organisation und Kultur, 6*(2), 7–28.

Steiner, J. (1997). Vergeltung und Groll in der ödipalen Situation. In R. Britton, M. Feldman & J. Steiner (Hrsg.), *Groll und Rache in der ödipalen Situation* (S. 23–42). edition diskord.

Wurmser, L. (2008). Scham, Rache, Ressentiment und Verzeihung. *Psyche, 62*(9/10), 962–989.

Biografische Notiz

Angela Mauss-Hanke, Dipl. Psych., Psychoanalytikerin für Erwachsene, Kinder und Gruppen, niedergelassen in eigener Praxis in Wolfratshausen und München, ist Lehr- und Kontrollanalytikerin für Erwachsene (DPV/IPA/DGPT) und Gruppen (D3G), Dozentin bei der Akademie für Psychoanalyse und Psychotherapie München (DGPT), dort seit 2021 auch Leiterin des Referats Internationale Akademie, sowie bei der Psychoanalytischen Arbeitsgemeinschaft Köln-Düsseldorf e.V. (DPV). Sie ist Mitglied im Herausgeberbeirat der Zeitschrift *PSYCHE* sowie des *International Journal of Psychoanalysis*. Bis 2021 war sie Mitglied im Website Editorial Board der IPA und verantwortliche Redakteurin des IPA Blogs.

Resignation: Die Aufgabe der Aufgabe

Cécile Loetz & Jakob Müller

Gefühle der Resignation sind wohl niemandem fremd. Jedem fallen wahrscheinlich Dinge ein, bei denen man resigniert hat oder resignieren möchte. Manchmal geschieht dies in einem deprimierten oder gar depressiven Sinn, manchmal sarkastisch. Manchmal ist das Gefühl der Resignation mit einem inneren Aufbegehren verbunden, das man, um nicht wieder Feuer in sich auflodern zu lassen, gleich wieder zu dämpfen sucht: »Lass es bleiben, es bringt nichts«. Man mag an existenzielle Erfahrungen denken, an die vielzitierten »facts of life« wie das Altern oder den Tod – oder an die Unwiederbringlichkeit und Unveränderlichkeit des Vergangenen: »Ich kann es nicht mehr ändern.«

In unserer Gesellschaft, in unserer aktuellen Debattenkultur, möchte man vielleicht ganze Areale mit jener Inschrift versehen, die auf dem Tor zu den neun Kreisen der Hölle in Dantes *Göttlicher Komödie* zu lesen ist: »Die ihr hier eintretet, lasst alle Hoffnung fahren« (Alighieri, 2015, Inferno, Gesang III, Vers 9) Verbunden mit dem Gefühl: Das Falsche bestimmt das Geschehen, aber es setzt sich dennoch durch, man kommt nicht dagegen an. Manchmal ist es so falsch, dass, wie es so schön heißt, nicht einmal das Gegenteil richtig ist. Aber gerade das entmutigt den Widerspruch. Zu manchen Dingen fällt einem auch schlicht nichts mehr ein. Vielleicht gibt es gesellschaftliche Themen, die uns allen gemeinsam einfallen – bei denen die Gesellschaft wie versteinert ist, obwohl jeder weiß, dass es so nicht weitergehen kann. Wohl kennt auch jeder in der ein oder anderen Form seine eigenen kleinen Höllen der Resignation. Als wir bei der Vorbereitung dieses Textes darüber gesprochen haben, welche Erfahrungen wir selbst mit dem Gefühl der Resignation verbinden, kamen wir auf verschiedene Situationen, die eines gemeinsam haben: das Gefühl, kaum verbindende Brücken zwischen dem Eigenen und den anderen errichten zu können, mit dem, was einem selbst wichtig ist, dauerhaft ohne

Resonanz zu bleiben. Wie etwa in einer Situation, die wir beide durchlebt haben, auch wenn ihr vielleicht nicht jene weltpolitische Dimension zukommt: das Psychologiestudium, bei dem man sich als junger Mensch mit seinem psychoanalytischen Interesse hierzulande oft sehr einsam oder unverstanden fühlen kann; allemal, wenn man noch nicht zu seinen eigenen Worten gefunden hat.

Oder man denke an Versuche, die Bedeutung von Beziehung und emotionaler Verständigung gegen einen technokratischen Zeitgeist zu verteidigen. Albert Camus sagt hierzu in seinem Essay über den Mythos des Sisyphos: »Der Kampf gegen Gipfel vermag ein Menschenherz auszufüllen. Wir müssen uns Sisyphos als einen glücklichen Menschen vorstellen« (Camus, 2000, S. 183). – aber ehrlich gesagt, ist zumindest uns beiden das schwer gefallen.

Eine resignative Haltung einzunehmen, scheint dagegen geradezu etwas Verführerisches zu haben: es endlich sein lassen zu können. Den Berg aufgeben, aber dafür auch den Stein ruhen lassen. Nun, die Welt wäre um einen Psychoanalyse-Podcast ärmer – und unsere Erfahrung ist ja gerade die, dass das Interesse an der Psychoanalyse größer ist, als wir je gedacht hätten.

Aber vielleicht ist dennoch etwas daran. Gibt es nicht viele Lebenssituationen, in denen Resignation klüger ist oder wäre, als die eigenen Kräfte sinnlos zu verausgaben?

Ist es nicht gerade die Besonderheit von Veränderungsprozessen, dass man erst dann weiß, was man verändern kann, wenn man auch weiß, was man nicht verändern kann? Mit noch so viel Mühe, guten Argumenten und wissenschaftlichen Befunden: Man verändert bestimmte Dinge nicht. Aber vielleicht kann man etwas anderes verändern! Handlungsfähigkeit gewinnt man gerade durch das Aufgeben von Illusionen – während falsche Hoffnungen an Pseudohandlungen binden, uns eben an das fixieren, was uns lähmt.

Wir kennen das auch aus dem klinischen Kontext: Gerade die traumatische Verletzung fixiert, lässt das Vergangene nicht Vergangenheit werden, treibt zu unbewussten Heilungsversuchen, die das Rad des Wiederholungszwangs in Bewegung halten. Was psychisch nicht bewältigt ist, kann eben gerade nicht aufgegeben werden. Wäre es in manchen Behandlungen nicht geradezu ein Fortschritt, resignieren zu können? Wie sind konstruktive und destruktive Momente der Resignation zu unterscheiden? Und was ist mit uns Analytikern? Sind Resignationsgefühle nicht die verbotene Zone therapeutischen Fühlens? Ist es nicht unsere Aufgabe, die Hoffnung aufrechtzuerhalten, und sei es stellvertretend für einen Patienten oder eine Patientin, wenn er oder sie resigniert hat? Liegt darin nicht auch die Gefahr, die Realität zu verleugnen? Resignation hat ein doppeltes Gesicht – ebenso wie die Hoffnung.

Etwas von dieser Einsicht berichtet auch Frau M., eine 28-jährige Frau, die bereits seit mehreren Jahren in Analyse ist, als sie in einer Stunde diesen Satz ausspricht:

> »Das, was ich mir wünsche, wird niemals kommen. Wie ich wirklich bin, das werden meine Eltern nie sehen. Ich hab immer gedacht, das liegt an mir, dass ich einfach zu dumm bin oder nicht genügend Talent hab. Aber daran liegt es nicht. Es ist egal, was ich mache oder wie ich bin. Meine Eltern werden immer das Gleiche in mir sehen. Aber dass ich die Hoffnung nicht aufgeben kann, gerade das ist es, was mich so abhängig macht.«

Frau M. ist zu mir (C. L.) in Analyse gekommen, weil sie unter erheblichen Selbstzweifeln leidet, sie in vielen Lebensbereichen zu scheitern droht. In ihrem Beruf hat sie die erste Karrierestufe genommen, seitdem verharrt sie in einer Position und Tätigkeit, die sie eigentlich unterfordert und ihr keine Freude macht. Trotzdem lässt sie alle Möglichkeiten und Angebote, daran etwas zu verändern, verstreichen. Auch auf ihrem Beziehungsleben scheint ein Bann zu liegen; es ergeben sich immer wieder kurze Bekanntschaften mit Männern, aber daraus wird nie etwas längerfristiges, eine wirklich erfüllende Beziehung sei sie noch nie eingegangen. Zu Beginn der Analyse wird sie von Schuldgefühlen und Selbstvorwürfen beherrscht, vor allem aber von einem alles durchdringenden Gefühl der Vergeblichkeit. Es ist nicht so, dass sie keine Wünsche hätte; aber diese sind immer etwas, das der Fantasie vorbehalten bleibt, während jeder Schritt in die Verwirklichung eine unüberbrückbare Kluft überwinden müsste: »Ich kann in Wahrheit nichts«, ist ihr Leitsatz.

> »Deshalb möchte ich mich am liebsten immer verbergen. Wenn ich mich doch einmal nicht verstecken kann, ich zum Beispiel etwas vorstellen muss in meinem Beruf, dann fühlt es sich für mich an, als würde ich auf eine Bühne treten, ohne wirklich etwas zu können. Und dass die Leute dann schauen und denken: Was ist das denn für eine, die hält sich wohl für was. Das geht mir bei allem so, auch bei privaten Sachen, zum Beispiel wenn ich zu einer Party eingeladen werde und dort erscheine.«

Frau M. hat ein ausgeprägtes Gespür für die tatsächlichen oder vermeintlichen Bedürfnisse anderer. Sie neigt dazu, anderen den Vortritt zu lassen und sich auf eine zwar feinsinnig rezipierende, aber doch passive Beobachterposition zurückzuziehen. Sich selbst Raum zu nehmen, dabei fühlt sie sich schnell schuldig, anmaßend, wie das »hässliche Entlein im Rampenlicht neben den Schwänen«. Jeder Versuch, etwas von sich in die Welt zu bringen, erstirbt im Ansatz. Das eigene Leben gewinnt für sie keinen Geschmack, scheint bedeutungslos: Es würde keinen Unterschied machen, nicht zu leben, sagt sie, »ich hänge nicht am Leben. Aber das Leben nehmen würde ich mir auch nicht, weil das ja auch keinen Unterschied macht«.

Frau M. wirkt in den Stunden sehr mit ihrer Familie, insbesondere ihren Eltern beschäftigt. Auch mich schiebt sie in der Übertragung gleich in eine Elternposition, in der ich eine ganz bestimmte Rolle übernehmen soll. Sie versucht mich subtil, etwa durch geschickte Äußerungen oder indirekte Fragen, dazu zu verführen, den therapeutischen Raum einzunehmen. Ich soll ihr meine Gedanken leihen. Tue ich das, entsteht in mir das Gefühl, eine wichtige und gebrauchte Elternfigur zu sein. In den Stunden entsteht dann tatsächlich etwas vermeintlich Produktives, sie kann mit der Therapie arbeiten, wenn ich etwas vorgebe. Was am Ende der Stunde herauskommt, sieht schön aus – aber es ist nicht ihr Eigenes. Es verbindet sich auch nicht mit ihrem Inneren, sondern bleibt wirkungslos. Das lässt auch in mir immer mehr Frustration entstehen, Frau M. macht nicht wirklich Gebrauch vom therapeutischen Gegenüber, macht sich die Produkte unserer Arbeit nicht zu eigen. Versuche ich sie zum eigenen Denken anzuregen, kommt sie nicht weiter, verfällt in gequältes Schweigen. Was sie hervorbringt, sind in ihrem Empfinden keine schönen Formen, sondern »Entendreck«.

Die Sehnsucht, gesehen zu werden, ist spürbar. Sie verbindet es vor allem mit dem Versuch, mir etwas geben zu können, das mich interessiert und uns beide zufriedenstellt, bei der gleichzeitigen Vorstellung, so etwas nicht zu haben. Das Einzige, von dem sie das Gefühl hat, es mir geben zu können, ist *ihr* Raum, ihr Interesse an mir. Dass sie etwas Eigenes hat, das den anderen interessiert, kann sie sich kaum vorstellen – im Gegenteil, sie versucht sich lieber vor dem bösen Blick des anderen zu verbergen, der in ihrem Erleben vernichtend wäre. Sie malt sich in einer Szene aus:

> »dass ich etwas Tolles mache, ein Interview im Fernsehen gebe, und meine Eltern sehen das abends zufällig. Ich stelle mir dann ihr Gesicht vor, wie sich

> etwas in ihrem Ausdruck verändert, so diese Augen: dass die irgendwie aufwachen und mich sehen. Und dass sie stolz auf mich sind und mich dann anrufen und mir das sagen und allen ihren Freunden davon erzählen.«

Vielleicht ist es der einzig verbliebene Versuch, sich die Hoffnung zu bewahren, dass es doch einen Zugang zu dem ersehnten Anderen gibt, dass sie endlich gesehen wird, auch, indem sie die Schuld auf sich nimmt: Ich bin unvollkommen, wäre ich grandios, dann hätte ich etwas, das dich begeistert und stolz macht. Frau M.s Verhältnis zur Wirklichkeit ist resignativ. Das Dämonische an dieser inneren Dynamik ist, dass Frau M. nicht an sich selbst glauben und sie deshalb ihre Fähigkeiten nicht entwickeln kann, dass sie sich in eine Welt aus Fantasien zurückzieht, vor allem dadurch, dass sie den ganzen Abend Serien schaut, in denen das vermeintlich glückliche Leben stattfindet. Tatsächlich geht sie dann Versuche, etwas von ihren Wünschen zu verwirklichen, mit so wenig Überzeugung an, handelt so ungeschickt, dass sie scheitern. Die Widerständigkeit der Realität, gegen die sich alles Neue durchsetzen muss, erlebt sie als unüberwindliche Macht, gegen die sie nicht ankommt. Die Wirklichkeit scheint ihr immer wieder zu bestätigen: Was du auch tust, es ist vergeblich – die unerbittlich abweisende Hand jenes inneren Objekts, das immerzu sagt: »Wer bist du schon«. Die Kluft zwischen ihr und den anderen, die ermutigende Erfahrungen machen, wird immer größer, Frau M. kann nicht wirklich lernen und sich entwickeln.

In unserer klinischen Arbeit begegnen wir täglich Gefühlen der Resignation. Vielleicht ist es nicht übertrieben zu sagen, dass in jedem psychischen Leiden ein Moment von Resignation enthalten ist: ein erfrorenes Aufbegehren, das der Sprachlosigkeit weicht, eine Kapitulation vor dem vermeintlich Unveränderlichen, ein Sich-Fügen in das Schicksal, das die Umstände sind. Vielleicht noch häufiger: ein Sich-Fügen in das Schicksal, das man sich selbst ist. Resignation entsteht in der Auseinandersetzung mit einer Wirklichkeit, die einerseits unannehmbar, unerträglich ist – die zugleich übermächtig, unabänderlich scheint, etwas, wogegen man nicht ankommt. Eine resignative Haltung kann dem psychischen Schutz dienen: Sie verhindert, dass man sich erneut verletzt, sich erneut der Erfahrung von Ohnmacht ausliefert, indem man jeden Versuch der Veränderung aufgibt. Im Extremfall bewirkt sie, dass man das Andere, nach dem man sich sehnt, nicht einmal heimlich erhofft oder es sich in der Fantasie ausmalt, dass man sozusagen aufhört, einen inneren Widerstand oder Gegenentwurf zur

Wirklichkeit zu bilden. Hoffnung verletzt – wer nicht mehr hofft, kann nicht mehr enttäuscht werden.

Resignation hat viele Gesichter: die depressive Erstarrung bis hin zum autistoiden Rückzug, das Kappen aller Verbindungen nach außen, die Spaltung zwischen Realität und Fantasie, das Aufsuchen eines fantastischen Rückzugsortes – nicht zuletzt in den vielfältigen Formen der Resignationsabwehr; Resignation etwa als Unterseite eines hochtourigen Aktivismus, der sich selbst zu beweisen sucht, dass man noch Hoffnung hat – und anderen missionarisch glauben machen will, woran man selbst in Wahrheit nicht glaubt. Resignation hat eine psychische Funktion, sie kann ein sinnvolles Element im seelischen Haushalt sein: sich von der Illusion verabschieden, etwas verändern zu können, um die eigenen Kräfte zu schonen für Dinge, auf die man wirklich Einfluss nehmen kann. Resignation kann auch eine lustvolle Seite haben: sich vom Druck und der Spannung befreien, die der Wunsch nach Veränderung dem Selbst auferlegt – und endlich einfach nur voll und ganz deprimiert sein zu können.

Der Begriff der Resignation wandert in der uns bekannten Bedeutung erst im 19. Jahrhundert in die Alltagssprache, ist zuvor ein terminus technicus etwa im Kirchenrecht oder in der christlichen Mystik, wo er keineswegs negativ konnotiert ist, sondern im Wortfeld von »Gelassenheit« und »Verzicht« beheimatet ist. Resignare bedeutet lateinisch: Das Feldzeichen [signum] senken, kapitulieren, sein Amt niederlegen – man denke etwa an das Englische »to resign« –, aber auch entsiegeln, eröffnen. Wenn das Siegel gebrochen wird, ist die Stunde der Wahrheit, haben alle Illusionen ein Ende. Es geht um die Einsicht in die Notwendigkeit, darum, sich in sein Schicksal zu fügen, nicht am Unveränderlichen zu rütteln, in der militärischen Metapher: seine Armeen nicht in einem sinnlosen Kampf gegen eine Übermacht aufzureiben. Die Fähigkeit zur Kapitulation ist etwas, das narzisstischen Führern oder einer narzisstisch gekränkten Gruppe gerade nicht gegeben zu sein scheint.

In der antiken Philosophie, prominent etwa in der stoischen Ethik, zieht weniger eine resignative Haltung als vielmehr ihr Gegenteil, die Hoffnung, den skeptischen Blick auf sich. Hoffnung ist einerseits eine Kraft zum Leben – dum spiro spero, solange ich atme, hoffe ich. Zugleich ist Hoffnung trügerisch, die Schwester der Illusion oder gar der Hybris, etwas, das dem Menschlichen nicht zusteht, wie der Griff des Ikarus nach der Sonne oder der Versuch, von den Göttern das Unmäßige zu fordern. Eine gewisse resignative Haltung ist in diesem Verständnis ein Aspekt der Lebensweisheit. Wer immer im Amt bleiben will, nicht zu »resignieren« bereit ist, rebelliert gegen die Endlichkeit, verleugnet die Realität des Alterns und der notwendigen Generationenfolge. Ein alternder Würdenträger, der sein Amt aufgibt, tut dies aus einer Einsicht heraus; er verzichtet auf ein sinnloses Aufbegehren, das ihn entwürdigt, tritt zurück, um Platz für die Nachkommenden zu machen. Dies ist allerdings ein Prozess, der, wie wir von dem Aufeinandertreffen von Laois und seinem Sohn am Dreiweg wissen, nicht ohne Konflikt ausgeht. Die antike Schicksalsergebenheit ist nicht passiv, sondern tragisch: Es geht darum, seinem »fernbestimmten Du mußt« (Benn, 1956, S. 320, *Nur zwei Dinge*). zu folgen, und sei es sehenden Auges in das unausweichliche Scheitern. Die Figuren der antiken Mythologie wissen um ihr Schicksal, lehnen sich mitunter dagegen auf, und es geschieht trotzdem oder gerade deshalb. Der einzelne Mensch entkommt dem mythischen Verhängnis nicht – heroisch ist, wer diesen Weg ohne Auflehnung geht, sondern mit eigener Hand vollzieht, was ihm bestimmt ist. Achill geht nach Troja, obgleich ihm das Orakel sagt, dass er nicht zurückkehren wird. In dieser Schicksalsergebenheit verbirgt sich auch eine Welterfahrung, in der die Natur noch bedrohlich und übermächtig ist, die Räume menschlicher Weltbeherrschung noch eingeschränkt sind, an allen Stellen des Lebens die traumatische Überwältigung droht.

Die bedeutende Ausnahme, wie wir aus der *Dialektik der Aufklärung* von Max Horkheimer und Theodor W. Adorno wissen: Der listenreiche Odysseus, Prototyp des Menschen der Moderne, der niemals resigniert – und seine Not immer wieder zu wenden weiß.

Die christliche Tradition wertet den Begriff der Hoffnung auf, erhebt sie zu einer der drei theologischen Tugenden: Glaube, Liebe, Hoffnung. Hoffnung ist dabei eschatologisch aufgeladen, auf den göttlichen Heilsplan bezogen – der dem antiken Weltbild in dieser Form fremd ist. Eine resignative Haltung bleibt dabei ein Aspekt der Lebensweisheit: sich in den göttlichen Willen zu fügen, selbst wenn er Hartes und Unbegreifliches auferlegt, im Vertrauen darauf, einst der Erlösung teilhaftig zu werden. Man kann resignieren, gerade weil man voller Hoffnung sein darf.

Erst im Laufe des 19. Jahrhunderts gewinnt der Begriff der Resignation jene überwiegend negative Konnotation, die wir ihm bis heute zuschreiben. Es ist sinnlos, sich in sein Schicksal zu fügen, wo der Horizont eines göttlichen Heilsplans fraglich wird, man letztendlich selbst der Schmied seines Schicksals ist oder es zumindest zu sein glaubt. Weise ist nicht, wer sich dem Unvermeidlichen fügt, sondern wer erkennt, dass nur wir selber uns aus dem Elend erlösen können. Hoffnung und passives Erdulden sind nicht länger miteinander vereinbar, der Schicksalsheroismus wandert in den Bereich des Irrationalen. Es ist bemerkenswert, dass der Begriff der Resignation in seiner negativen Konnotation gerade im Zeitalter der industriellen Expansion erscheint, gewissermaßen als persönliche Untugend in einer Gesellschaft, die die Grenzen menschlicher Verfügungsgewalt über die Natur und die »facts of life« ins Unermessliche auszudehnen scheint: »Du sollst nicht resignieren.« Zugleich schwächt sich auch der Begriff der Hoffnung in dieser gesellschaftlichen Bewegung ab. Es heißt schließlich Fortschrittsoptimismus, nicht etwa Fortschrittshoffnung. Hoffnung impliziert ein gewisses Anerkennen der Unverfügbarkeit gegenüber der Zukunft; Hoffnung bedeutet immer, sein Schiff dem Strom zu überlassen – weshalb die Fähigkeit zur Hoffnung auch immer ein Moment von Unsicherheitstoleranz verlangt. Optimismus hingegen ist die Ableitung der Zukunft aus eigenen Fortschritts- oder Kontrollüberzeugungen. Schließlich gehen Fortschrittsoptimismus und Resignation vielleicht eine heimliche Liaison ein. Der Versuch einer Epoche, nach fernen Sternen zu greifen, wäre letztlich die verzweifelte Antwort auf den Umstand, dass der Himmel leer geworden ist.

Was das eigene persönliche Leben angeht, so differenzieren sich die Traditionslinien einer resignativen Haltung seit der Moderne in zwei Aspekte, die auch für unsere therapeutische Arbeit relevant sind: Einen eher aktiv-integrierenden Aspekt, den wir heute am ehesten unter *Akzeptanz* verstehen würden; und einen passiv-erduldenden Aspekt: *Resignation*.

Beide, Resignation und Akzeptanz, lassen im Angesicht einer unveränderlichen Wirklichkeit von Veränderungsversuchen ab – allerdings aus unterschiedlichen Motiven. Etwas zu akzeptieren bedeutet, eine Realität als einen Teil des eigenen Lebens anzuerkennen. Sich selbst so zu akzeptieren, wie man ist, zum Beispiel seinen Körper, bedeutet, in ein reifes Verhältnis zu sich zu treten. Es gibt Dinge, die man nicht ändern kann – und auch, wenn man es sich anders wünscht, so ist es doch etwas, mit dem man leben und seinen Frieden schließen kann, dem vielleicht sogar eine konstruktive Seite abzugewinnen möglich ist. Resignation im passiven Sinne bedeutet hingegen, sich dem Unveränderlichen zu fügen, *ohne* es wirklich zu akzeptieren und damit auch ohne es psychisch integrieren zu können: »Eigentlich nehme ich es nicht hin, aber ich gebe auf, dagegen aufzubegehren.«

Akzeptanz setzt, wie wir noch hören werden, einen gelungenen Trauerprozess voraus, ist, wenn man so will, dessen Resultat. Dies zeigt sich daran, dass in einer akzeptierenden Haltung negative Affekte nicht gehemmt oder abgewehrt werden müssen: »Es ist nicht gut, wie es ist, und ich sehe ein, dass meine Mittel, daran etwas zu ändern, begrenzt sind. Aber da ich nun einmal auf der Welt bin und mir dieses Gastspiel auf der Erde zugestanden ist, will ich schauen, was ich damit beginnen kann.« Veränderung ist vielleicht überhaupt nur dort möglich, wo es ein Moment der Akzeptanz gegenüber der Wirklichkeit gibt – von der verhassten Wirklichkeit geht ein Bann aus.

Es ist vielleicht auch jene Haltung, die am ehesten dem entspricht, was Sigmund Freud als Resultat eines gelungenen analytischen Prozesses ins Auge fasst. Eine Art lebensbejahenden oder zumindest lebensfreundlichen Pessimismus, der sich über die Wirklichkeit keine Illusionen macht, aber auch nicht in Resignation erstarrt. Kern der Freud'schen Therapeutik ist das reife Verhältnis zur Realität, daran bemisst sich Freuds Begriff von Ich-Stärke. Damit ist die Freud'sche Haltung zum Leben durchaus der antiken verwandt, gewissermaßen ihre aufgeklärte Variante: in der Einsicht darin, dass nicht nur für das Schicksal, sondern auch für das eigene psychische Leben jener Spruch des Mephisto mehr als einmal seine Wahrheit hat: »Du glaubst zu schieben, wirst geschoben« (Goethe, 2017, Vers 4116). Aber gerade dieses Moment der Desillusionierung über sich selbst, darin die Paradoxie von Veränderungsprozessen, eröffnet Handlungsspielräume. Wer die Macht des Unbewussten als einen Teil der Realität anerkennt, kann ein Stück Freiheit gegenüber sich selbst gewinnen, wer sie verleugnen muss, verwendet seine psychischen Kräfte auf die Erzeugung einer anhaltenden Selbsttäuschung. Da wir nicht alles verändern können, ist die Bewegung in einer gelingenden therapeutischen Arbeit häufig eine von der Resignation zu Akzeptanz.

Wie entstehen nun Resignationsgefühle, die, wie im Beispiel Frau M.s, die gesamte psychische Organisation affizieren? Bei Frau M. bezieht sich das Gefühl der Resignation vor allem darauf, nicht zu glauben, dass sie mit ihrem Eigenen den Glanz im Auge des anderen wecken, sein Interesse und seine Anerkennung finden kann. Diese Erwartung, die sie auf alle neuen Beziehungen generalisiert und in der therapeutischen Beziehung reinszeniert, hat ihren Ursprung in biografischen Erfahrungen. Frau M. wächst als zweites von drei Kindern auf, sie hat einen drei Jahre älteren und einen zwei Jahre jüngeren Bruder. Bis auf Frau M. arbeiten alle im Familienunternehmen, einem Zentrum für Coaching im Bereich Lebens- und Firmenberatung, das die Eltern selbst aufgebaut haben und in dem mehrere

Angestellte beschäftigt sind. Der Vater ist Geschäftsführer, die Mutter stellvertretende Geschäftsführerin. »Sekretärin würde es besser treffen«, sagt Frau M. Aber das auszusprechen sei »tabu«.

Warum Frau M. nicht wie ihre Brüder in das Zentrum eingestiegen, sondern in eine andere Stadt gezogen ist, um dort nach ihrem Abitur eine Ausbildung zu beginnen, bleibt lange unklar. Frau M. selbst fühlt sich einfach von dem Wunsch getrieben, »etwas zu erleben«, getragen von diffusen Fantasien, »entdeckt zu werden« und »groß rauszukommen« oder vom »Ritter auf dem weißen Ross« errettet und auf sein Schloss gebracht zu werden. Vordergründig scheinen die Eltern den Auszug von Frau M. zu unterstützen. Frau M. sagt, sie habe eigentlich den Wunsch gehabt, zu studieren, aber gleichzeitig sei da dieses Gefühl gewesen: Wohin soll das führen? Für eine Tätigkeit als Wissenschaftlerin sei sie nicht klug genug, dann könne sie auch gleich mit dem Arbeiten beginnen. Sie absolviert ihre Ausbildung, die ihr durchaus Freude macht, wenngleich nicht »ihr Lebenstraum« sei, setzt dann ihre Tätigkeit bei ihrem Ausbildungsbetrieb fort. Den Wunsch, doch ein Studium aufzunehmen, behält sie heimlich bei, verschiebt ihn aber immer wieder – »vielleicht in ein paar Jahren« –, irgendwann glaubt sie nicht mehr daran. In ihrem Beruf stagniert ihre Entwicklung. Obwohl längst für ihre Tätigkeit überqualifiziert, obwohl sie sich langweilt und obwohl sie von ihrem Arbeitgeber Angebote für höhere Positionen oder Fortbildungen bekommt, verändert sie nichts. Frau M. lässt jede Möglichkeit verstreichen.

Wenn Frau M. von ihrem Vater berichtet, wirkt es, als sei in seinem Erleben seine Tochter nicht wirklich von zu Hause ausgezogen, eher auf einer langen Reise. Er hält es für selbstverständlich, dass die Tochter die Arbeit der Mutter übernehmen wird, sobald diese einmal in den Ruhestand trete. Nach den Vorstellungen von Frau M. fragt der Vater nicht, er scheint sich nicht vorstellen zu können, dass seine Tochter ein eigenes Leben mit einem eigenen Beruf führen könnte. Die Mutter habe ihren Auszug mit einem: »Für mich verändert sich nichts« kommentiert, weniger aus einer Aggression als aus einem unausgesprochenen wie unbewussten Gefühl heraus, mit der Tochter symbiotisch verbunden zu sein. Von sich aus meldet sich die Mutter wenig bei ihrer Tochter, und wenn, dann spricht sie nur von eigenen Belangen, nach dem Leben der Tochter fragt sie kaum.

Beide Eltern sind auf ihre Weise selbst kindlich bedürftig, sehnen sich nach Anerkennung, Zuhörerschaft, Zuwendung und Unterstützung durch ihre Kinder. Die Kinder dienen konkret der Erfüllung der elterlichen Vorstellungen und Wünsche – wenn die Patientin diesen Wünschen nicht entspricht, wird dies entweder verleugnet oder die Patientin gerät ganz aus dem Blick, verschwindet für die Eltern. Dies wird besonders deutlich, wenn Frau M. versucht, sich abzugrenzen, einen eigenständigen Weg zu gehen. Sinnbildlich dafür ist Frau M.s Auszug: Sie wählt eine Ausbildung an einem anderen Ort, unbewusst wohl gerade aus dem Wunsch heraus, ihr Eigenes zu finden, sich abzulösen. Der Vater aber deutet diese Ablösungsbewegung in seinem Sinne um, behandelt ihre Ausbildung so, als wäre sie nur eine Art Trainingscamp für die Nachfolge im Office Management seines Beratungszentrums. Frau M. reagiert darauf aber nicht mit Widerspruch oder zumindest innerer Abgrenzung, sondern passiv. Sie lässt sich ihr Eigenes nehmen, kann ihre Tätigkeiten nicht mehr libidinös besetzen oder Energien mobilisieren, etwas anderes zu machen – ihr Lebensweg stagniert. Dies kann psychoanalytisch sicherlich als eine Form unbewussten Widerstands gegen Aneignungsversuche des Vaters gedeutet werden – das Nicht-mehr-Weitermachen als ein Sich-Verweigern. Der ganzen Konstellation wohnt schließlich ein ödipal-inzestuöses Moment inne: Die Tochter soll den Platz der Mutter neben dem Vater einnehmen, der anscheinend nicht altert. Seinerseits besteht ebenso eine Unfähigkeit, zurückzutreten und eine Tatsache des Lebens anzuerkennen: die eigene Endlichkeit sowie die Grenzen zwischen den Generationen.

In unserer psychoanalytischen Arbeit formt sich das Bild einer Beziehungswelt, in der sich schon früh Frau M.s resignative Haltung verfestigt hat. Es gibt einen familiären Jargon des »Empowerments«, des positiven Zuspruchs. Aber auf einer tieferen Ebene gibt es wenig wirklichen emotionalen Kontakt, bleiben Eltern und Kinder unverbunden. Dieser positive Jargon macht es schwer, diese Unverbundenheit zu erfassen, überdeckt die Beziehungslosigkeit mit Worten des Zusammenhalts. Dass Frau M. so lange keine Worte finden kann für das, was ihr den Raum nimmt, schneidet ihr den Weg in die Mitteilung ab, isoliert sie innerlich, macht sie stumm und unverständig auch sich selbst gegenüber. Resignation vollendet sich vielleicht gerade darin: nicht einmal sagen können, was man leidet, genauer: es nicht einmal denken können. In unserer analytischen Arbeit braucht es eine lange Zeit, um ein Gefühl dafür zu entwickeln, dass Wort und Bedeutung in der Familie mitunter dissoziiert sind. Jedes Familienmitglied scheint für sich zu leben, in seiner eigenen inneren Welt, und hat Schwierigkeiten, einen wachen Blick für den anderen zu entwickeln. Vor allem besteht die Schwierigkeit darin, den anderen als anderen, jenseits seiner eigenen Projektion, wahrzunehmen. Das Familiensystem beruht darauf, dass keine Getrenntheit zwischen den Familienmitgliedern entstehen darf. Dass Frau M. die Nachfolge der Mutter im Zentrum des Vaters antreten soll, hat eine ödipale Dimension; aber vor allem geht es um eine Gleichsetzung: Sie ist ihre Mutter, »du bist ich«. Schon die früheste Erfahrung ist, keine Möglichkeit zu haben, in ihrem Eigenen gesehen zu werden. Was sie auch tut, es gibt immer eine Wand, die sie nicht durchdringen kann, ein Gegenüber, das sie immer nur so sieht, wie es sie sehen will, nicht so, wie sie wirklich ist. Auch wenn Frau M. in einer späteren Phase der Analyse ihre Eltern stärker mit ihrem Selbst konfrontiert, offensiv Anerkennung einfordert, ihre Wünsche anspricht, erweisen sich die elterlichen Projektionen als unkorrigierbar – vermutlich selbst dann, wie Frau M. es einmal ausdrückt, »wenn ich zu meinen Eltern aus dem Fernseher sprechen würde«.

Wenn in der autoritären Familie Autonomiebestrebungen mit einem offensiven Verbot gewissermaßen negativ anerkannt werden: »Ich bin, weil du es mir verbietest«, laufen Frau M.s Versuche ins Leere oder in ein Hase-und-Igel-Spiel. Wohin sie auch geht, die Eltern sind schon da (ihre Ausbildung ist eigentlich die Ausbildung für den Vater). Abgrenzungsversuche werden ins Gegenteil umgedeutet oder ignoriert, von der Familie so behandelt, als gäbe es das gar nicht (Frau M.s Eltern verhalten sich so, als wäre sie nicht ausgezogen).

Das Dilemma für unsere psychoanalytische Arbeit besteht zunächst darin: Frau M.s bisherige Strategie beruht darauf, anderen den Raum zu überlassen, sich anzupassen. In der Analyse stelle ich ihr aber *meinen* Raum zur Verfügung, nehme *mich* zurück. Das psychoanalytische Ideal wäre ein Raum, den ich als Analytikerin weder besetze noch aus dem ich mich völlig zurückziehe. Der therapeutische Raum wird dadurch produktiv, dass er zugleich durch die Abstinenz sowie das Interesse des Analytikers offengehalten wird. Genau diese Erfahrung hat Frau M. aber kaum machen können. Sie erlebt mich entweder schnell als desinteressiert, wenn ich mich zurücknehme, oder als übermächtig besetzend, wenn ich mich äußere. Dies führt in nicht wenigen Stunden zu einem quälend langen Schweigen, in dem es auch für mich in der Gegenübertragung keinen Ausweg aus dem Dilemma zu geben scheint: Sprechen oder nicht sprechen.

Erst nach einer langen und kleinteiligen Arbeit, die von mir viel Geduld und Zurückhaltung und von Frau M. viel Leidenstoleranz und Schamschmerz verlangt, entstehen Inseln des Kontakts, versucht Frau M. in den Stunden, etwas von sich zu zeigen, den Raum mehr einzunehmen. In

Frau M. reift die Erkenntnis, dass ihre Eltern sie nie so sehen werden, wie sie es sich wünscht. Und dass das letztlich nichts mit ihren Leistungen oder Fähigkeiten zu tun hat, sondern mit den Themen ihrer Eltern. Diese Einsicht befreit Frau M. einerseits von Schuldgefühlen, nimmt ihr andererseits das gute Objekt, das sie, wenngleich in unerreichbaren Grandiositätsfantasien – die zugewandten Eltern nach dem Fernsehinterview –, als stumme Hoffnung bewahrt hatte. Frau M. gerät in eine tiefe depressive Krise, in der sie von ihrer Lebendigkeit sowie von der äußeren Welt beinahe abgeschnitten wirkt. Nun scheint es nichts mehr zu geben, worauf sie hoffen könnte. Die Hoffnung, und sei es in Form einer Illusion, war gleichsam ein Schutz vor dem Zusammenbruch. Die Krise spitzt sich zu, als abermals ein Versuch, eine Beziehung mit einem Mann einzugehen, in die Brüche geht. Frau M. hat das Gefühl, mit leeren Händen im Leben zu stehen, nichts Gutes für oder an sich zu haben oder wie sie es voll Bitterkeit und Groll einmal ausdrückt: »Ich bin von meinen Eltern mit leeren Koffern auf Reisen geschickt worden.« In masochistisch anmutenden Besuchen fährt Frau M. immer wieder zu ihren Eltern, als müsse sie sich ein ums andere Mal vergewissern, dass sie »wieder einmal leer« ausgehen wird.

Äußerlich hat sich Frau M. fast gänzlich zurückgezogen, es bleibt lange unklar, ob und was sie aus ihrem Leben machen wird. Die Analyse scheint ihr einziger Lebensinhalt zu sein, und tatsächlich gelingt es ihr auch, mir etwas von sich mitzuteilen: ihre Verzweiflung und Verbitterung, aber auch immer wieder ihren ohnmächtigen Groll. In dieser Phase bin ich vor allem die Hüterin der Hoffnung, während Frau M. völlig hoffnungslos scheint. Gleichzeitig bin ich mir überhaupt nicht sicher, ob die Analyse wirklich eine förderliche Entwicklung nehmen wird. Über Jahre scheint die Analyse gleichsam wie ein Rückzugsort, in dem sich Frau M. vor der Welt verstecken kann. Das löst in mir zeitweise quälend klaustrophobe Ängste aus, die Befürchtung, dass sie sich bei mir auf Dauer einrichten könnte, an einem Ort, in dem kein Vor und kein Zurück möglich ist, an dem wir nur unermüdlich auf der Stelle treten: »You can check out any time you like, but you can never leave« (wie es in dem Song *Hotel California* von den Eagles heißt). Gerade damit gelingt es Frau M. aber auch, mich projektiv-identifikatorisch mit ihren Ängsten zu affizieren, »niemals loszukommen«, gebunden zu sein an jemanden oder etwas, das einen nicht leben, aber auch nicht sterben lässt.

Heimlich füllt Frau M. in der Analyse schließlich doch ihre Koffer, und langsam, über viele krisenhafte Phasen in der Behandlung hinweg, ergibt sich daraus eine kritische Masse. Frau M. beginnt, zunächst in kleinen Trippelschritten, vorwärts zu gehen. Spürbar wird dies vor allem daran, dass ihre Eltern in unseren Gesprächen und auch in ihrem Denken immer weniger Raum einnehmen. Ihre Wut weicht einem Stück Verachtung, aber auch dem Wunsch, es ruhen zu lassen. Aus dieser Zeit stammt auch das Zitat vom Beginn unseres Vortrags. Frau M. lässt von ihren ersehnten fantasierten Eltern ab – sie erkennt, dass sie eine inzwischen über 30-jährige Frau und kein Kind mehr ist, dass die Verletzung, gegen die sie aufbegehrt, schon lange geschehen ist und dass, was geschehen ist, unwiederbringlich vergangen ist. Ihre Erzählungen und Berichte füllen sich allmählich mit Traurigkeit. Es entsteht aber auch so etwas wie ein Interesse und Verständnis für die Eltern, vor allem für deren eigene transgenerationale Verletzungen. Schließlich richtet sich ihr Blick aber auch auf andere Dinge. Für eine lange Zeit spielt sie mit dem alten Gedanken, doch noch einmal zu studieren. Tatsächlich schreibt sie sich schließlich für ein Studium ein, das ihren Interessen entspricht, jobbt nebenher. Aber schon bald bricht sie das Studium wieder ab. Einerseits ist es für sie sehr schmerzhaft, sich einzugestehen, dass es mit dem Studium nichts mehr wird, und damit auch von einem lebenslangen Wunsch abzulassen. Aber wie ich das Gefühl habe, geschieht dies aus einer wirklichen inneren Erkenntnis heraus: »Unter diesen ganzen jungen Leuten fühle ich mich irgendwie nicht wohl – das passt nicht mehr zu mir, das hätte vor zehn Jahren gepasst.« Zeitgleich macht Frau M. auch eine andere Erfahrung: Sie findet eine neue Stelle. Zwar hadert sie sehr, wagt dann aber doch den Sprung aus ihrer alten Firma, trägt nun mehr Verantwortung, verdient auch besser. Damit löst Frau M. sich auch erst endgültig aus der finanziellen Abhängigkeit von ihren Eltern, die immer etwas beisteuern mussten, damit Frau M. sich ein Auto oder Urlaube leisten konnte. Trotz großer Ängste, sich in dieser Position mit mehr Verantwortung schließlich doch als das hässliche Entlein unter den Schwänen zu entpuppen, macht sie die Erfahrung, dass ihr etwas gelingt, dass sie sich mit dem, was sie kann, nicht verstecken muss – es aber auch nicht in ein grandioses Wunder verwandeln muss, um die Anerkennung der anderen zu finden. Vielleicht lässt sich für die therapeutische Bewegung in der Arbeit mit Frau M. sagen: Resignation wandelt sich in Akzeptanz, indem die Verletzung nicht im Unbewussten ungeschehen gemacht werden muss, sondern betrauert werden kann. Letztlich gibt es aber auch eine Einsicht in die Realität: dass man an einer Stelle aufgeben, sich von einem Wunsch zurückziehen muss, um an einer anderen Stelle die Hände frei zu bekommen, das eigene Leben zu gestalten.

Die Pointe dieser Behandlung liegt darin: Frau M.s resignative Haltung zum Leben beruht gerade auf einer illusionären Hoffnung. Im Unbewussten wird einem wesentlichen Aspekt der Realität die Anerkennung verweigert: nämlich dass sie die Eltern nicht ändern wird und dass sie kein Kind mehr ist, dass das, wonach sie greift, unwiederbringlich ist. Stattdessen wird das Bild der ersehnten Eltern gerettet, indem Frau M. die Schuld auf sich nimmt und ein grandioses Phantasma entwirft, nach dem sie sich in ihren Fantasien immer wieder vergeblich streckt: »Würde ich es ins Fernsehen schaffen, dann würdet ihr mich sehen. Ich bin nicht gut genug, deshalb interessiert ihr euch nicht für mich.« Sie hat die ersehnten Eltern nicht aufgegeben, bleibt deshalb auch von dem Urteil ihrer realen Eltern abhängig. Unbewusst hat Frau M. nicht resigniert – und gerade deshalb hat sie keine Hoffnung für ihr Leben. Die Aufgabe der Aufgabe ist, sich von dieser Rebellion gegen die Wirklichkeit zu lösen, in der immer nur das Alte wiederholt wird. Dann wird etwas Neues möglich.

Zum Abschluss unserer Ausführungen möchten wir einen Aspekt hervorheben, den wir bislang nur angedeutet haben, dem aber gerade für die gesellschaftliche Dimension besondere Relevanz zukommt: der *Abwehr* von Gefühlen der Resignation. Diese verhindert schließlich – wie bei Frau M. etwa in Gestalt der Grandiositätsfantasien – die Auseinandersetzung mit Gefühlen der Resignation und damit auch jenen notwendigen Prozess der Auseinandersetzung mit der Realität.

Wir wollen hier zwei Konstellationen herausgreifen, die uns in unterschiedlicher Gestalt immer wieder begegnen:

1. Die Illusion der Veränderbarkeit – gewissermaßen als die Erbin des Fortschrittsoptimismus. Dies ist die manische Variante der Resignationsabwehr. An die Stelle des Gefühls des Unentrinnbaren oder Unveränderlichen tritt die scheinbare Handlungsfähigkeit bis hin zu Omnipotenzfantasien. Etwa in Gestalt technischer Kontrollfantasien, durch den richtigen Eingriff Kontrolle zu gewinnen und den Lauf der Dinge steuern zu können: »Glaubst zu schieben …« Diese Vorstellung gibt es auch auf dem Feld der Psychotherapie, nicht zuletzt auf dem Feld der Psychotherapieforschung, die sich seit Jahrzehnten an der Depressionsrate die Zähne ausbeißt, allen vermeintlichen Fortschritten zum Trotz. Eine Veränderungsillusion wäre die Suche nach der »golden bullet«, der goldenen Kugel, mit der man vermeintlich schnell und einfach psychisches Leiden ausschaltet, nach der Intervention, die endlich das Blatt wendet, dem psychischen

Antibiotikum, das endlich die große Wende bringt. Hier kann man, in allerdings mythischer Wiederholung, gewisse Déjà-vus erleben: die Lösung durch Elektroschock, Medikamente, Naturdrogen. Oder die Illusion, durch eine manualisierte Steuerung des Therapieverlaufes auch die psychische Entwicklung effizient lenken zu können oder durch einen steuernden Eingriff irrationale Gedanken zu rationalen zu formen. Aber auch, und hier nähern wir uns wohl wieder unserer eigenen Profession, der Psychoanalyse, an: Die ins Endlose verlängerte Therapie kann ebenso ein Versuch sein, Gefühle der Resignation abzuwehren. Wenn es die letzten 300 Stunden nicht gebracht haben, vielleicht tun es die nächsten? Die Abwehr könnte sich auch in Form von Rationalisierungen ereignen: immer wieder neue Begründungen oder Deutung zu finden, warum das, was geschieht, ein sinnvoller Abschnitt in einem therapeutischen Prozess ist.

2. Die Psychologie des Positiven oder: Verdrängung als Therapie. Das Bedrückende nicht ertragen, den Blick auf etwas richten, das Hoffnung zu geben scheint, an das Gute erinnert. In *integrierter Form* muss der Blick auf das Gute das Bedrückende nicht beiseite drängen – gerade das gibt ihm seine Würde und Größe: das »Trotz-alledem«. In *Abwehrgestalt* geht es um das Fernhalten von Gefühlen, die eigentlich da sind, aber nicht da sein sollen, meist einhergehend mit einem Fernhalten von allem, was an diese Gefühle erinnert. Dies etwa in Form der neuesten (oder doch wieder altbekannten?) Vorwürfe gegen die Psychoanalyse, durch ihre ständige Auseinandersetzung mit dem Negativen verstärke sie nur festgefahrene Hirnbahnen, weshalb aus Therapien alles emotional Bedrückende oder Negative herauszuhalten, ausschließlich über Positives zu sprechen sei. Die Biografie, gerade wenn sie Trauriges enthält, wird so geradewegs zur therapeutischen Tabuzone, da man sie ja nicht ändern kann. Man mag überlegen, ob hier ein Fall gegeben ist, in dem Ohnmachtsgefühle auch tatsächlich blind machen.

Aus psychoanalytischer Sicht ist es nicht immer so, dass derjenige, der den größten Optimismus und Tatendrang zu erkennen gibt, auch derjenige ist, der sich am weitesten von Resignation entfernt hat – ebenso wenig gilt, dass von einem Pessimisten am wenigsten konstruktive Veränderung zu erwarten ist. Eine übermäßig aktive und getriebene Gesellschaft ist vielleicht eine, die in Wahrheit ihre Kräfte darin verschleißt, Ängste vor dem

Zusammenbruch in Schach zu halten, ein existenzieller Versuch, eine tödliche Erstarrung abzuwehren, die von ihr Besitz zu ergreifen droht, sollte sie sich einmal umwenden und innehalten. Das Heilsame an einer Psychoanalyse besteht aber gerade in diesem Innehalten und darin, für eine innere Wahrheit Worte zu finden – und nicht darin, sie möglichst elegant zum Verschwinden zu bringen. In einer Psychoanalyse geht es um eine Auseinandersetzung mit der Realität, nicht als gnadenlose Abrechnung mit sich selbst oder den vermeintlich Schuldigen, sondern mittels der integrierenden Kraft des Verstehens, die ja, wie wir wissen, auf dem Verstandenwerden beruht – dem »Sich-Verstehen« in seiner doppelten Bedeutung.

Es bleibt vielleicht dieser Gedanke wahr, den wir zum Ende unseres Beitrags einem Text von Theodor W. Adorno (1969) entleihen möchten, der den Titel »Resignation« trägt: Nirgends vielleicht sind Gefühle der Resignation so stark wie dort, wo sie nicht ausgesprochen werden dürfen oder der Zensur eines Jargons des Positiven unterliegen. Vielleicht liegt in den Worten, die aussprechen, was ist, eine größere Kraft zur Veränderung als in allen Beschwörungen des Positiven, die in Wahrheit das Bestehende stabilisieren. Wer sich diese Worte nicht verkümmern lässt, der hat nicht resigniert.

Literatur

Adorno, T.W. (1969). *Resignation*. In ders., *Gesammelte Werke 10.2* (S. 794–799). Frankfurt a.M.: Suhrkamp.

Alighieri, D. (2015). *Die Göttliche Komödie*. Übersetzt von Kurt Flasch. Frankfurt a.M.: S. Fischer Verlag.

Benn, G. (1956). *Gesammelte Gedichte*. Wiesbaden: Limes Verlag.

Camus, A. (2000). *Der Mythos des Sisyphos*. Übersetzt von Vincent von Wroblewsky. Reinbek bei Hamburg: Rowohlt Verlag.

Goethe, J.W.v. (2017). *Faust. Der Tragödie erster Teil*. Herausgegeben von Albrecht Schöne. Frankfurt a.M.: Deutscher Klassiker Verlag.

Horkheimer, M. & Adorno, T.W. (2022). *Dialektik der Aufklärung: Philosophische Fragmente*. Frankfurt a.M.: S. Fischer Verlag.

Biografische Notizen

Cécile Loetz, Dr. hum. biol., ist Psychoanalytikerin und in eigener Praxis in Heidelberg tätig. Gemeinsam mit Jakob Müller hat sie den erfolgreichen Podcast »Rätsel des Unbewussten« gegründet, für den die beiden 2018 den Förderpreis der Deutschen Psychoanalytischen Vereinigung erhalten haben. Sie war über viele Jahre wissenschaftlich in der Bindungsforschung und Palliativmedizin tätig. Sie ist Buchautorin, gemeinsam mit Jakob Müller ist im Jahr 2023 das Buch *Mein größtes Rätsel bin ich selbst* erschienen.

Jakob Müller, Dr. hum. biol., ist Psychoanalytiker und Postdoc am Institut für Psychosoziale Prävention, Universitätsklinikum Heidelberg, und am Psychiatrischen Zentrum Nordbaden, Station für Mutter-Kind-Behandlungen. Er war Habilitationsstipendiat der Deutschen Psychoanalytischen Vereinigung und forscht über die Bedeutung der Väter in der Postpartalzeit. Er ist Podcast- und Buchautor. Zusammen mit Cécile Loetz, hat er den erfolgreichen Podcast »Rätsel des Unbewussten« gegründet.

Über die Gefahren einiger Arten omnipotenten Denkens

Sally Weintrobe

»Die Welt von heute [...] [ist] [...] ein chaotischer und betrügerischer Ort, an dem oft zweifelhafte oder kriminelle Mittel eingesetzt werden.«

Philippe Sands. BBC Radio 4.
Archive on 4, 3. April 2021

Einführung

Zunächst möchte ich betonen, dass es mir nicht darum geht, Omnipotenz *per se* in Verruf zu bringen. Allmachtsfantasien sind im Seelenleben allgegenwärtig und können entscheidend dazu beitragen, Momente der Verletzlichkeit und Verzweiflung zu überwinden. Die meisten von uns brauchen diese Art Zauberstab gelegentlich als Hilfsmittel, besonders wenn wir uns überwältigt fühlen, unter Schock stehen oder auch die schwere Arbeit des Trauerns leisten. Ob Omnipotenz unsere Denkfähigkeit fördert oder untergräbt, hängt ganz allgemein davon ab, ob die psychische Organisation, die Allmacht einsetzt, sich aus lebendigen oder narzisstischen Ansprüchen speist (Weintrobe, 2004). Das Streben lebendiger Ansprüche ist auf Realität gerichtet, dasjenige narzisstischer Ansprüche hingegen darauf, sich der Realität zu entziehen und davon »ausgenommen« zu sein, sich ihren Gesetzen und Grenzen stellen zu müssen. Beide Arten psychischer Organisation, erstere eher auf Wahrheit und Fürsorge bedacht, die zweite eher perverser und eigennütziger Natur, wetteifern auf allen seelischen Ebenen um Macht und Vorherrschaft: intrapsychisch ebenso wie innerhalb und zwischen sozialen Gruppen.

Mein Schwerpunkt wird sein, welche Rolle Omnipotenz dabei spielt, Betrugsblasen, und insbesondere die Klimablase, aufrechtzuerhalten (vgl. Weintrobe, 2021). Ich behaupte, dass die Klimablase der größte und in seiner Destruktivität folgenschwerste Finanzbetrug in der Geschichte der Menschheit ist. Sie hat bereits dazu geführt, dass viele der jetzt lebenden Menschen wie auch die nächsten Generationen ihrer Zukunft beraubt werden.

Die Klimablase erfordert – wie jede andere Betrugsblase auch – massenhafte Kollusion, um sie am Laufen zu halten. Das mag den Bezug zu meinem Thema schwierig machen, da man sich mit der eigenen Kollusion konfrontiert sieht, was moralisches Unbehagen hervorrufen kann. Als schneller Ausweg bietet sich an, jegliches Quantum an Selbstkritik auf böse externe Akteure, die üblichen Verdächtigen, abzuwälzen. Die mögen zwar schlimm sein, aber sehen Sie, wie dieses omnipotente mentale Manöver das Problem »verschwinden« lässt, nämlich dass das Wissen um unsere Mitschuld sowohl depressive als auch paranoid-schizoide Ängste schürt. »Ich nicht«, mögen wir uns einreden, aber diese illusorische *schnelle Lösung* treibt die Angst in den Untergrund, wo sie sich festsetzen und zu einem unterschwelligen Gefühl der Verzweiflung beitragen kann. John Steiner hat aus meiner Sicht eine nicht-verurteilende Unterstützung angeboten, um das Wissen um unsere Kollusion zu ertragen (er diskutierte die Verleugnung des Klimawandels), als er sagte: »Vielleicht ist das Beste, was wir tun können, aufmerksam zu werden für die Wahrscheinlichkeit, dass wir unter dem Einfluss perverser Behauptungen stehen, und uns unserer eigenen Neigung bewusst zu sein, uns an der Kollusion zu beteiligen« (Steiner, 2012, S. 82). Die Kultur, von der wir – als normale Menschen – derzeit umgeben sind, ist mit betrügerischen Aussagen überfrachtet, die uns in Versuchung führen und ablenken sollen, und es braucht harte seelische Arbeit und Willenskraft, um gegen diese steigende Flut anschwimmen zu können.

Ich vertrete den Standpunkt, dass ein besseres Verständnis von Allmachtsdenken uns hoffentlich helfen kann, besser zu erkennen, wann, wie und warum wir uns auf zweifelhafte und kriminelle Behauptungen einlassen. Ich kann hier nur ein paar derjenigen Aspekte hervorheben, die für die Klimabetrugsblase relevant sind. Ich werde mit der Omnipotenz beginnen, dann Betrugsblasen im Allgemeinen behandeln, anschließend die Klimablase, und ich werde am Ende anhand eines Beispiels veranschaulichen, wie diese in der heute gängigen Alltagskultur sozialer Gruppen im wohlhabenden Westen am Werk ist.

Omnipotenz und omnipotentes Denken

Omnipotenz und omnipotentes Denken werden meist nicht differenziert, ich betrachte sie jedoch in folgender Weise als getrennte und zu unterscheidende Phänomene: Omnipotenz ist psychisches Handeln, wohingegen omnipotentes Denken sämtliche Denkvorgänge umfasst, einschließlich rationaler und irrationaler Planung, die ein Akteur, der Omnipotenz ausübt, zum Erreichen eines bestimmten Ziels einsetzt. Hier ist ein Beispiel, das diesen Unterschied hoffentlich verdeutlicht und auch vermittelt, was ich mit psychischem Handeln meine.

Freunde von mir wollten von ihrem vierjährigen Sohn Adam wissen, ob er die Süßigkeiten seines zweijährigen Bruders geklaut habe. Nein, lautete die prompte Antwort. Auf weiteres Nachhaken bestand Adam ernsthaft darauf, Donald Trump habe sie genommen! Insgeheim waren die Eltern entzückt, einen Sohn mit so viel Köpfchen zu haben, forderten ihn aber dennoch auf, die fest geschlossene Faust zu öffnen und die Süßigkeiten zurückzugeben.

Wenn wir uns zunächst Omnipotenz als psychische Handlung anschauen, so ist diese ganz konkret in der Wirklichkeit angesiedelt. Es ist, als ob Adam einen Teil von sich, den kleinen Dieb, aus seinem Körper herausschneidet und diesen Teil in »Donald Trump« platziert. Dieser körperliche Aspekt von Projektion wird leicht übersehen; außerdem wird vielleicht unterschätzt, inwieweit eine solche psychische Handlung die Freiheit des Denkens einschränkt, indem sie einen an das Objekt, in oder auf das projiziert wurde, bindet, ja fesselt. Omnipotente »Lösungen« können den Anschein erwecken, man sei im Nu und ohne Mühe von einem drängenden Problem befreit, aber das ist illusorisch. Schlaue omnipotente Denker wählen Objekte, in denen sie Teile ihrer selbst unterbringen, in raffinierter Weise danach aus, dass es zur Realität gut passt.

Es ist nicht ganz klar, welche Absicht Adam hier verfolgt und inwieweit er sich seines allmächtigen Denkens bewusst ist, aber es riecht nach dem Versuch, auf die eine oder andere Weise eine Kollusion mit seinen Eltern herzustellen. Vielleicht denkt er, so der Schmach entgehen, der liebe Junge bleiben und die Süßigkeiten behalten zu können. Das wäre ein netter Versuch!

Omnipotenz als psychische Handlung erschafft nicht nur eine falsche Geschichte wie Adams kleine Lüge. Sie kreiert zugleich eine Scheinwelt, die Raum, Landschaft und Inhalte umfasst. Diese Fantasiewelten können mehr oder weniger ausgestaltet sein, manche so detailreich, dass sie einem Puppenhaus mit beweglichen Möbeln gleichen. Andere mögen eine spärlichere Ausstattung haben. Ich möchte betonen, wie wichtig es ist, dass es sich um eine Welt handelt, die durch omnipotentes gedankliches Handeln erschaffen wird, nicht allein durch wunscherfüllende Geschichten. In meinem Beispiel dehnt Adam das »Wohnzimmer der Familie« zur interkontinentalen Landschaft aus, die bis Mar-a-Lago reicht. Und im Gegensatz zum armen Allmächtigen, der sich sechs Tage lang abmühte, um die Welt zu erschaffen, und am siebten Tag ausruhen musste, gestaltet Omnipotenz alles im Handumdrehen. Henry Rey (1994) hat glänzend dargelegt, dass wir Raum im Wesentlichen nicht als nackte Leere erfahren, sondern vielmehr als unsere Nähe zu und Entfernung von bedeutsamen Objekten. Omnipotenz als psychische Handlung kann beziehungsmäßig erlebte Nähe und Distanz radikal verändern, allerdings auf virtuelle Weise.

Zum Beispiel kann sie die Größe und Bedeutung von Menschen verkleinern und vergrößern, indem manche idealisiert, andere abgewertet werden, vorzugsweise diejenigen, die der omnipotente Denker ausgenutzt und ungerecht behandelt hat; diesen eine Position »weit weg« und/oder »unter einem stehend« zuzuweisen verringert Gewissensbisse. Auf diese Weise entsteht ein Wunderland wie das von Alice, als sie in den Kaninchenbau hinabstieg. Meines Erachtens können wir bei Klein Adam die Version eines Wunderlands im kleinen Maßstab annehmen, wo er altersgemäß als »König« das Zepter schwingt, während für den kleinen Bruder die Rolle des »niederen, unwürdigen Schurken« vorgesehen ist. Vernünftigerweise holen seine Eltern ihn mittels Realitätsprüfung aus dem Wunderland zurück in die Welt seiner Familie, wo Fairness und Miteinanderteilen herrschen.

Bei der Erörterung von Allmacht als psychischer Handlung wollte ich vor allem hervorheben, dass es beträchtlicher seelischer Arbeit bedarf, um Omnipotenz aufrechtzuerhalten. Ich verlasse nun den jungen Adam, unseren kleinen ehemaligen Betrüger, und wende mich Betrugsblasen zu. Meine These ist moralisch zu belastend, um sie seinen unreifen Schultern aufzubürden. Ich habe ihn teils zur Veranschaulichung omnipotenter psychischer Handlung eingeführt, aber vor allem, um uns daran zu erinnern, dass wir alle etwas mit dem Charakter eines Betrügers gemein haben, es sei denn, wir sind Heilige.

Betrugsblasen

Bevor ich Betrugsblasen untersuchen werde, möchte ich auf psychische Blasen eingehen.

Psychische Blasen, im metaphorischen Sinne verstanden, sind wie echte materielle Blasen zerbrechlich und platzen, wenn ihre Haut zerreißt. Außerdem werden beide Arten von Blasen durch dynamische Kräfte stabilisiert. Bei psychischen Blasen verhindert eine seelische Organisation deren Platzen. Die Unversehrtheit der Haut wird gewahrt, indem störende Realitäten aus der Welt der Blase ausgeschlossen werden, und sie bleibt aufgebläht durch den Druck zur Kollusion.

John Steiner (1993) hat unser Verständnis psychischer Blasen mit seinem Konzept des seelischen Rückzugs erheblich gefördert, womit er den Rückzug von sowohl depressiven als auch paranoid-schizoiden Ängsten meinte, die durch Kontakt mit der Realität ausgelöst werden. Innerhalb des Rückzugsortes werden diese Ängste erstickt und/oder mit Macht ausgestoßen. Dies bewerkstelligt eine komplexe psychische Organisation. Die Blase als seelischer Rückzugort ist ein Mittel, um die Welt in omnipotenter Weise so zu gestalten, dass bedrohliche Aspekte der äußeren wie der inneren Realität ferngehalten werden.

Betrugsblasen sind groß angelegte komplexe psychische Organisationen, die Betrug ermöglichen sollen. Eine Betrugsblase stellt letztlich eine besondere Form des *kollektiven seelischen Rückzugs* von der Realität dar. Es liegt in ihrer Macht, die Mehrheit der Bevölkerung durch perverse, wahrheitsverzerrende Behauptungen zu beeinflussen. Innerhalb einer Betrugsblase leugnen die Menschen vehement ihr räuberisches und ungerechtes Handeln samt der schädlichen Folgen, wobei das Problem darin besteht, dass Schäden, die nicht beachtet werden und um die sich nicht gekümmert wird, zu eskalieren drohen.

Eine viel umfassendere Darstellung von Betrugsblasen findet sich in meinem Buch *Psychological Roots of the Climate Crisis* (Weintrobe, 2021), in dem ich im Detail die Art psychopathischer Organisation untersuche, die diese hervorbringt und unterhält. Ich gehe auch ausführlich auf das ein, was ich als *Kultur der Achtlosigkeit* bezeichne, die notwendig ist, um Betrugsblasen aufzublähen und dann aufrechtzuerhalten. Diese Kultur untergräbt den lebendigen Anspruch auf Fürsorge und stärkt gleichzeitig den narzisstischen Anspruch auf Allmacht, mit dem versucht wird, schädliches, rücksichtsloses Verhalten »moralisch zu rechtfertigen«. Um eine Betrugsblase zu erzeugen, ist harte Arbeit erforderlich; manche ist praktischer Natur (zum Beispiel Gesetzesänderungen zur Lockerung der Finanzregulierung), zum großen Teil handelt es sich aber auch um psychologische Manipulation, Überredungskünste und die Suche nach den richtigen Ködern, um die Leute an den Haken der Kollusion zu bekommen. Eine virtuelle, verklärte und idealisierte Welt wird geschaffen, eine Art Metaversum, das scheinbar frei von Realitätszwängen ist und in dem die negativen Folgen der Missachtung realer Grenzen ausgelöscht oder anderen zugeschustert werden, die darunter zu leiden haben; um das zu rechtfertigen, lokalisiert man diese anderen in omnipotenter Weise als »weit weg und ausreichend unter uns stehend, um bedeutungslos zu sein«. Banker, die die 2008 geplatzte Finanzbetrugsblase einfädelten, bezeichneten diejenigen, die sie geprellt hatten, in abschätziger Weise als »Muppets«.

Alan Greenspan, der Weltbankchef, sagte im Vorfeld des Finanzcrashs von 2008, dass die Leute bei Finanzblasen ein bisschen durchdrehen. Das war unaufrichtig, denn Betrugsblasen sind genau darauf angelegt, die Menschen so verrückt zu machen, dass sie ihren Realitätssinn und ihr moralisches Urteilsvermögen aufgeben. Sie lassen sich durch perverse Argumente dazu verleiten, das Unmögliche zu glauben und das Unentschuldbare zu verteidigen. Bei der Finanzblase von 2008 wurden ganz normale Menschen dazu gebracht, Hypotheken aufzunehmen, obwohl ihnen rational klar sein musste, dass sie diese unmöglich würden zurückzahlen können. Die große Lüge, das hartnäckige Mantra, das diese Blase aufrechterhielt, lautete, dass der Hypothekenmarkt nicht scheitern könne, er sei so sicher wie ein Haus – eine Lüge, die so massiv beworben und verherrlicht wurde, dass sogar diejenigen in der Regierung und im Bankwesen, die den Betrug planten, ihr zum Teil anheimfielen. Ich sage: zum Teil, denn auch sie haben die Realität nicht aus den Augen verloren und ihre Gewinne abgezogen, als die Blase platzte, wie das bei allen Blasen am Ende der Fall ist. Die Realität, die nicht lügt, wird sich immer zeigen. Nicht diejenigen, die den Betrug geplant hatten, trugen die Kosten, sondern die sechs Millionen Amerikaner, die ihr Zuhause verloren, sowie all die Millionen, die mit Sparmaßnahmen konfrontiert waren, deren zerstörerische Folgen bis heute andauern.

Die Aufrechterhaltung massenhafter Kollusion ist entscheidend dafür, dass die Betrugsblase nicht platzt. Es reicht nicht aus, zu erkennen, dass der Kaiser keine Kleider trägt. Allmacht muss dauerhaft stimuliert werden. Mein Interesse gilt der Arbeit, die Omnipotenz leistet. Ich meine »Arbeit« in dem Sinne, den ein Berater in der Regierung von Bush Junior vermittelte, als er sagte: »Wir sind ein Imperium. Wir machen jetzt die Realität.« Er fuhr fort: »Es bleibt der realitätsbezogenen Gemeinschaft überlassen zu studieren, was wir tun« (Suskind, 2004). Mit dieser Bemerkung kommentierte er den zunehmenden manischen Triumphalismus im Kontext der Invasion im Irak. Mein Fokus liegt auf der Art und Weise, wie Omnipotenz beim »Herstellen von Realität« wirksam ist.

Die Klimablase

Wir haben eine Klimakrise, weil die Machthabenden entschieden haben, eine Betrugsblase zu entstehen zu lassen, um finanziellen Gewinn zu erzielen, anstatt die realen Grenzen dessen anzuerkennen, was der Planet für jede Generation bereitstellen kann. Diese Grenzen waren seit den 1980er Jahren klar und man wusste, dass sie erreicht worden waren (Meadows et al., 1972). Die Abkehr von fossilen Brennstoffen war zwingend erforderlich, um die globale Erwärmung zu verhindern, und die umweltschädigenden Folgen, falls man das nicht täte, waren den Regierungen und der Ölindustrie damals sehr wohl bekannt (Lubben, 2019). Doch anstatt die planetaren Grenzen zu respektieren und innerhalb dieser Grenzen zu operieren, wählten diejenigen, die in den 1980ern an die Macht kamen, den Weg omnipotenten Denkens: Profit an erster Stelle, Missachtung realer Grenzen durch Erzeugen einer Betrugsblase. Ich denke, dass das Ergebnis gut von Philippe Sands beschrieben wurde, als er 2021 in einer BBC-Sendung kommentierte: »Die Welt von heute […] [ist] […] ein chaotischer und betrügerischer Ort, an dem oft zweifelhafte oder kriminelle Mittel eingesetzt werden.«

Ich habe die daraus hervorgehende fake Fantasiewelt, die ihre Förderer und Mitspieler hat, Planet La La genannt. Für diejenigen, die materiell von diesem Betrug profitieren, ist Planet La La ein Füllhorn, eine Mutter Erde der Fantasie, die grenzenlos liefert und auf wundersame Weise jede Menge Abfallprodukte absorbiert. Als ob. Das hartnäckigste Mantra, das die Klimablase aufrechterhält, lautet: »Wenn Profit mit umweltbezogenen (und tatsächlich sozialen) Schutzmaßnahmen in Konflikt gerät, muss Profit Vorrang haben. Das ist der richtige und einzig wirtschaftliche Weg.« Dieses Mantra des Neoliberalismus bringt eine negative Halluzination hervor, der die Wirklichkeit des Planeten Erde und alles auf ihr verschwinden lässt, sobald der Profit davon beeinträchtigt zu werden droht.

Das vorherrschende Wirtschaftssystem, das derzeit die Weltwirtschaft bestimmt, trifft keinerlei Vorsorge für künftige Generationen. Ich wiederhole diese erschütternde Aussage: Das vorherrschende Wirtschaftssystem, das derzeit die Weltwirtschaft bestimmt, trifft keinerlei Vorsorge für künftige Generationen.

Während diejenigen, die sich in der Blase befinden, sich weiterhin von falschen, perversen Behauptungen leiten lassen, können inzwischen sogar Kinder deren Auswirkungen erkennen. Ein kleines Kind sagte: »Ich möchte nicht in einer Welt leben, die sich nicht um Menschen und Tiere kümmert.« Es war in der Lage, die Rücksichtslosigkeit und mangelnde Fürsorge zu durchschauen, die den derzeitigen Wirtschaftsmodellen zugrunde liegen.

Diejenigen, die nicht unter dem Einfluss der Klimablase stehen, also auf dem Planeten Erde und nicht auf dem Planeten La La leben, haben mit gesellschaftlichen Gruppen zu kämpfen, die sie zum Schweigen bringen, sobald sie ihre Sorge um das Klima zum Ausdruck bringen. Der Kampf geht im Wesentlichen darum, ob realitätsbezogenes Denken oder Allmacht die Oberhand gewinnen wird.

Eine Fallstudie

Ich bringe nun Material aus einer von mir durchgeführten Studie an zwei Gruppen (Weintrobe, 2024), die in diesem Kampf involviert sind. Bei der einen handelt es sich um eine Gruppe älterer Menschen, die im Großen und Ganzen noch sehr in der Klimablase gefangen waren, und bei der anderen um eine Jugendgruppe, die sich weitgehend aus der Blase gelöst hat und mit der düsteren Klimarealität zu kämpfen hat. Ich brachte beide Gruppen zusammen, nachdem ich sie jeweils zu einem Gespräch übers Klima eingeladen hatte. Sie trafen sich im Winter 2022/23 in folgendem Setting: Eine Jugendgruppe (sechs Jugendliche im Alter von 17 bis 23 Jahren) traf sich zweimal allein, ebenso wie eine Gruppe Älterer (sechs Ältere im Alter von 60 bis 80 Jahren), und anschließend kamen die Jugendlichen und die Älteren zu zwei generationsübergreifenden Treffen zusammen. Ich nahm an allen Sitzungen teil, wobei ich wie bei psychoanalytischer Fallarbeit auf unbewusste Elemente, Muster der Gruppenabwehr und meine Gegenübertragung zu achten versuchte. Die Supervision durch zwei mit Gruppenarbeit vertraute Kolleginnen und Kollegen erwies sich als hilf- und aufschlussreich. Gemessen an den je eineinhalb Stunden Dauer jeder Gruppe ist mein Bericht hier stark gekürzt. Ich werde die Meetings der Jugendgruppe etwas ausführlicher beschreiben und dann die der Älteren sowie die gemeinsamen generationsübergreifenden Treffen zusammenfassen.

Erstes Treffen der Jugendlichen

Es stellte sich schnell heraus, dass die Jugendlichen sehr gut über die Klimakrise Bescheid wussten, eigentlich schon ihr ganzes Leben lang, nicht zuletzt durch den Schulunterricht. Sie sprachen über wichtige Momente, in denen ihnen der Ernst der Lage bewusst geworden war, und diskutierten ausgiebig darüber, wie sie ihre Gefühle angesichts des Klimas in den Griff bekommen könnten, um bei Verstand zu bleiben, da sie, wie sie sagten, sonst nicht in positiver Weise gegen die Klimakrise aktiv werden könnten. Sich mit der Klimaproblematik zu beschäftigen, erlebten sie oft als überwältigend und bedrohlich für ihre psychische Gesundheit. Ebenso ungut sei es jedoch, die eigenen Gefühle zu betäuben.

Sie sprachen auch über ihre Schuldgefühle wegen all derer im globalen Süden, die bereits unter den Auswirkungen des Klimawandels leiden und sterben, über ihre Privilegien als Angehörige der englischen Mittelschicht und inwiefern sie sich dadurch stärker in der Verantwortung fühlen, sich für Veränderungen einzusetzen. Fünf von ihnen sagten, sie hätten ihre Fächer an der Universität (Geografie, Politik, Klimawissenschaften) extra so gewählt, um den Zustand der Welt besser verstehen zu lernen.

Zwei Momente fand ich herausragend: Der erste war, als sie darüber sprachen, wie sie Kraft daraus schöpften, die zugrunde liegenden strukturellen geopolitischen Ursachen der steigenden Kohlenstoffemissionen und der daraus resultierenden globalen Erwärmung zu begreifen (einer meinte, dieser plötzliche »Klick« des Verstehens sei sehr empowernd), und der zweite, als es im Gespräch um ihre Verzweiflung darüber ging, wie wenig Macht sie hätten, um positive Veränderungen herbeizuführen. Alle sagten, es gehe ihnen besser dadurch, dass sie sich über ihre Gefühle hatten austauschen können.

Im Hinblick auf ihr bevorstehendes Treffen mit den Älteren war die allgemeine Haltung: »Es ist nicht ihre Schuld«, »Sie wussten es nicht«, und sie sahen die Älteren nur begrenzt dazu in der Lage, Dinge zu verändern, im Gegensatz zur Generation ihrer Eltern, die »eine gewisse Macht haben und […] nicht auf uns hören«.

Diskussion. Diese hochintelligenten, gebildeten und sozial verantwortungsbewussten jungen Menschen zeigten ein komplexes und differenziertes Verständnis derjenigen Herausforderungen, die der Umgang mit der Klimarealität mit sich bringt. Sie waren entschlossen, wachsam zu bleiben, was den Zustand des physischen Klimas, das soziale Klima und ihr inneres emotionales Klima angeht.

Die Gruppe arbeitete in der Weise, wie Bion Arbeit verstand. Ich vermute, dass ihre primäre – und nicht bewusste – Aufgabe darin bestand, psychisch gesund zu bleiben, das heißt rational und mitfühlend, um das eigene Seelenleben zu schützen. Es gab viel spontane Zuwendung, um einander zu helfen, das gefühlt Unerträgliche zu ertragen. Während sie nachspürten und miteinander teilten, wie es ihnen ging, bekam jeder Raum und wurde ernst genommen, jedem wurde genau zugehört, ohne andere Stimmen abzutun oder zum Schweigen zu bringen. Ihnen war klar, dass ihre psychische Gesundheit auf dem Spiel steht und wahrscheinlich bereits Schaden genommen hat durch ihr Bemühen, mit der belastenden Klimarealität in Kontakt zu bleiben. Dies zeigt ein Ausmaß an Weisheit und Reife, das mich sehr bewegt hat.

Zweites Treffen der Jugendlichen

Über die zweite Sitzung dieser Gruppe werde ich ausführlicher berichten. Bei diesem Meeting fragten sie sich, ob emotionale Distanz nicht besser sei als gefühlsmäßige Betroffenheit, um weiter voranzukommen. D. sagte:

> »Ich habe ganz klar den Eindruck, dass die meisten Menschen, die sich Sorgen machen, deswegen in ständiger Angst leben, aber das ist unterbewusst, es wirkt sich auf uns aus und bringt uns dazu, bestimmte Dinge zu fühlen. […] Anderen Menschen überall auf der Welt geht es so viel schlechter. […] Allein dadurch, dass ich in London lebe, trage ich mehr zum Klimawandel bei.«

Joe antwortete darauf, die treibende Kraft hinter sozialen Bewegungen sei reine Emotion, wie zum Beispiel blanke Wut auf das, was vor sich geht. Man müsse sich nicht sämtliche Gefühle verkneifen, um etwas zu erreichen, dafür seien *sowohl* Emotion *als auch* Distanziertheit wichtig. D. stimmte dem zu und sagte, sie wolle sich nicht distanzieren, denn das sei wie gleichgültig zu werden. Für sie gehe es darum, wie sie ihre Gefühle einsetzen, wie sie sie lenken könne, anstatt ihnen ausgeliefert zu sein.

John meinte: »Viele Menschen sind gleichgültig, aber es ist eine seltsame Art von Gleichgültigkeit. Es ist ihnen wirklich wichtig, gleichgültig zu sein!« Joe machte sich Gedanken über die Schule und wie eigenartig es sei, in politische Diskussionen zu geraten, weil eine Menge Leute »das nicht juckt«, aber sehr viel dagegen haben, dass man darüber spricht. D. fügte hinzu, dass man Leuten schon dadurch auf die Füße trete, dass man einfach nur sein Ding macht – eine Aktion anleiert, ein Produkt nicht mehr kauft. Joe führte als Beispiel an, wie Leute Anstoß daran genommen hätten, als er im Alter von elf oder zwölf Jahren anfing, kein Fleisch mehr essen zu wollen. Er musste sich vor ihnen rechtfertigen, vielleicht damit sie sich weniger verunsichert fühlten. Er sagte: »Man fängt an, nicht mehr darüber zu sprechen, weil man dann weniger Ärger hat.«

Lucinda fuhr fort:

> »Die Leute haben das Gefühl, dass du sie verurteilst, nur weil du tust, was du tust, als würdest du damit sagen, ich bin besser als ihr, weil ich keine Fast Fashion kaufe. [...] Die Leute strengen sich sehr an, gleichgültig zu sein, [...] vielleicht aus Schuldgefühlen.«

Joe sagte:

> »Es ist nicht so, dass sie sich gar nicht drum scheren. [...] Leute, die vor meinen Augen [Fleisch] essen, [sagen] ›sorry, sorry‹, aber das ist mir scheißegal. Wenn ich mich das nächste Mal entscheide, etwas zu tun, halte ich vielleicht den Mund.«

Auf die Frage, wie es ihnen damit ginge, wenn sie wegen ihres Engagements für die Umwelt ausgegrenzt werden, erwiderte Joe, er würde es eher abgestempelt nennen, nicht ausgegrenzt. V. meinte, sie fühle sich schuldig und sei hin und her gerissen, wenn Menschen, die ihr wichtig sind, Entscheidungen hinterfragen, die sie aus Umweltgründen treffe. Kein Weg sei perfekt – sie sei nicht vegan, und manchmal wähle sie auch nicht-umweltfreundliche Produkte, weil sie billiger sind. Wenn sie das Klima thematisiere, müsse sie sich eine Menge Fragen gefallen lassen: »Die Leute legen höhere Maßstäbe an dich an als du selbst«, sagte sie, und machten einem Vorhaltungen wie: »Du sagst, das sei dir wichtig, aber du hast dieses Spülmittel in einer Plastikflasche gekauft, also ist es dir doch egal!« Joe meinte: »Man muss kein perfekter Umweltschützer sein, um sich zur Umwelt zu äußern. Ich kann mein Footballteam kritisieren, auch wenn ich selbst nicht spiele.«

John sagte, dass man an der Universität, anders als in der Schule, in der Regel Leute finde, die mit den eigenen Ansichten übereinstimmen, aber seine Familie könne man sich nicht aussuchen. V. sagte, sie habe sich abgegrenzt von dem, was in ihrer Familie als bequem und als Allgemeinwissen gilt. Auch an der Universität fühle sie sich in manchen Situationen »ein bisschen wie eine radikale Verrückte«. D. meinte, sie könne von Glück sagen, dass ihre Eltern politisch aktiv und verständnisvoll sind, und das sporne sie an – es sei ein wechselseitiger Einfluss. Lucinda sagte, ihr Hintergrund sei ähnlich wie der von D., aber man werde nie zu 100 Prozent mit Gleichaltrigen oder der Familie übereinstimmen, und es sei zwar interessant, andere Sichtweisen zu hören, aber wenn man sich nicht unterstützt fühle, könne es schwer sein.

Laura fragte, ob jemand zwiespältige Gefühle gegenüber der älteren Generation hege, etwa: »Wir haben nicht damit angefangen, und nun schaut euch die Welt an, die wir erben!« Joe sagte, er verspüre eher Frustration als Ressentiment, und fügte hinzu, dass gut ausgebildete Menschen mittleren Alters Zugang zu Wissen über das Klima hätten. D. stimmte zu, auch sie mache es eher frustriert als wütend, dass sie trotz des Zugangs zu Informationen diese eben nicht verinnerlichten. V. meinte, sie teile diese Gefühle ebenso wie die Angst, in eine Schublade gesteckt zu werden – »Oh, die Kinder machen zu viel Aufhebens!«

Diskussion. Die Jugendlichen ließen tiefgehende Einsicht in die mächtigen äußeren und inneren Kräfte erkennen, die ihre Fähigkeit zu sorgfältigem Denken durchkreuzen. Sie tauschten ihre Erfahrungen aus, wie viele Probleme diese Kräfte im alltäglichen Leben bereiten, zum Beispiel wenn man wegen seines Engagements als moralisch überlegen verurteilt wird. Ein weiteres Thema war, wie schwer es zu ertragen ist, von Gleichaltrigen zum Sündenbock gemacht und isoliert zu werden. Das ist besonders schwierig für Teenager und junge Erwachsene, die dabei sind, sich von ihren Familien zu lösen, und die Akzeptanz ihrer Altersgenossen mehr denn je brauchen.

Ihre Debatte über Gleichgültigkeit fand ich sehr aufschlussreich. Die Gleichgültigkeit, mit der sie es zu tun bekommen, ist nicht nur ein zynischer Mangel an Fürsorge, sondern eine starke und aktive Gruppenabwehr, die darauf abzielt, fürsorgliches Handeln klein zu halten. Gleichgültigkeit ist hier wie eine nashorndicke Haut, die das Platzen der Klimablase verhindern soll. Sie stellt sich unerbittlich taub gegenüber jeder Stimme, die einen lebendigen Anspruch auf Fürsorge erhebt. Am meisten hat mich beeindruckt, wie sehr diese jungen Menschen sich abmühen, kämpfen und achtsam bleiben müssen, wenn sie sich der Klimarealität stellen. Sie sehen, wie die lebenserhaltenden Systeme der Erde aus dem Gleichgewicht geraten und wie die Mächtigen die Lage noch verschlimmern, indem sie Unternehmen unterstützen, die die Umweltzerstörung vorantreiben. Ihre politische Welt mag sich so anfühlen, als lebten sie in einem unsicheren Zuhause mit verrückten und gefährlichen Eltern. Es ist bitter für sie, so wenig politische Macht und Einfluss zu haben, um die für ihre Zukunftssicherung notwendigen Veränderungen herbeizuführen.

Wenn man der Klimarealität ins Auge sieht, wird man von einer Welle schockierender Nachrichten nach der anderen getroffen und ringt darum, jede zu verarbeiten und emotional zu überleben. Die Jugendlichen halten sich angestrengt über Wasser, was sowohl ein waches Gespür für eigenes Abstumpfen bedeutet als auch den Versuch, nicht der Verzweiflung zu erliegen. Sie erkennen die potenzielle Gefährdung ihrer psychischen Gesundheit und gehen dagegen an. Manche fanden es kontraproduktiv, sich zu lange mit Gefühlen aufzuhalten, aber alle waren froh über die Gelegenheit, auszutauschen, wie es ihnen ging.

Ich vermute, dass sie sich auf einer tieferen, vielleicht bewusst abgewehrten Ebene ungeliebt, vernachlässigt und tatsächlich verlassen fühlen – im Extremfall dem Tod überlassen. Sie wissen, dass die Machthabenden trotz aller schönen Worte ihr Leben derzeit als unwichtig und wertlos behandeln. Sie werden (zusammen mit weiten Teilen der Menschen im globalen Süden) in der erschreckenderweise so bezeichneten »Opferzone« platziert (Klein, 2014, S. 310ff.).

Die Jugendlichen in dieser Stichprobe kämpfen darum, sich aus der Klimablase herauszuhalten, und dazu brauchen sie die Unterstützung der Gruppe. Ihnen ist die unbedingte Notwendigkeit klar, dieser Blase Widerstand entgegenzusetzen, denn wenn sie platzt, wie es bei allen Blasen unvermeidlich ist, werden viele der Klimaschäden wahrscheinlich irreparabel sein. Dies stellt eine besondere Gefahr für die psychische Gesundheit dar, denn mit Schäden konfrontiert zu sein, die nicht mehr wiedergutzumachen sind *und* zu deren Verursachung man, wie geringfügig auch immer, beigetragen hat, ist kaum zu verkraften. Die Blase scheint die Illusion einer schuldfreien Zone zu bieten, während faktisch durch sie die Schuld immer unerträglichere Ausmaße annimmt.

Die Jugendlichen dieser Studie empfinden Schuldgefühle, sprechen gemeinsam darüber und nutzen sie in psychologisch gesunder Weise als Sprungbrett, um wiedergutzumachen, was geistig durch die Kultur der Achtlosigkeit (Weintrobe, 2021) angeknackst ist. Wir sehen, wie sehr sie sich abmühen, hierarchische Schranken aufzulösen, die sie von anderen entfremden; wie sie eigene Tendenzen der Selbstidealisierung hinterfragen, ebenso wie Abstumpfung und verringerte Empathie, wenn sie diese bei sich feststellen. Sie wollen Reparaturarbeit leisten, ihren Lebensstil ändern, die destruktiven

Hierarchien des *othering* in ihren Köpfen bekämpfen, sich für Veränderung einsetzen und an Klimaaktionen teilnehmen. Die Schuld, die sie fühlen, ist im Wesentlichen depressive Schuld, das heißt, sie verspüren herzzerreißenden Kummer und möchten Schaden wiedergutmachen. Sie sehen sich als Opfer als auch Täter innerhalb eines allumfassenden unmoralischen Systems. In der Tat ist ihre Erfahrung die moralischer Verletzung (Weintrobe, 2020).

Ebenso offenbarten sie ein genaues Verstehen der manchmal brutalen Art und Weise, wie soziale Gruppen sie zum Schweigen bringen, sobald sie über das Klima sprechen. Ich war beeindruckt von ihrer Fähigkeit, diese Prozesse zu artikulieren. Sie erörtern »Gleichgültigkeit« als defensive Waffe; sie stehen sich gegenseitig bei, wenn sie isoliert und zum Sündenbock gemacht werden, und sie verfügen über eine tiefreichende Einsicht, wie Gruppenabwehr mittels mobiler Projektionen funktioniert. Joe erkennt beispielsweise, wenn er *sowohl* wegen seines Fleischverzichts aus Sorge um das Klima belächelt *als auch* aus demselben Grund auf ein Podest gestellt wird (durch diejenigen, die »sorry, sorry« sagen, weil sie vor seinen Augen Fleisch essen). Hier können wir sehen, wie Gruppen sowohl Gutes als auch Schlechtes projizieren; auch dass, wenn Gutes projiziert wird, es dann durch Idealisierung verdorben werden kann, was eine Gelegenheit bietet, die Person, in/auf die projiziert wurde, lächerlich zu machen, weil sie scheinbar mit einer »Heiliger-als-du«-Haltung moralisch überlegen ist. Um sich gegen solche Angriffe wehren zu können, braucht es das Wissen um eigene Tendenzen zur Selbstidealisierung.

Besonders beeindruckt hat mich die Einsicht in der Gruppe der Jugendlichen, dass sie nicht gegen kulturelle Zwänge immun sind und seelisch nicht alles ertragen können. Ich halte dies für ein gesundes Zeichen ihres Realismus, ihrer Demut und ihres moralischen Engagements: Sie sind beunruhigt, weil sie wissen, dass sie einen funktionierenden Verstand brauchen, wenn sie für das Gute einstehen wollen.

Treffen der Älteren und generationsübergreifende Meetings

Ich wende mich nun der Gruppe der Älteren zu. Wie die Jugendlichen waren auch sie hochgebildet, liberal und linksorientiert. Im Gegensatz zu den Jugendlichen mit ihrem Standpunkt weitgehend außerhalb der Klimablase schienen die Älteren als Gruppe, mit individuellen Unterschieden, eher mittendrin zu sein, wollten sich aber davon lösen und wussten die

Hilfe zu schätzen, die ihnen dabei zuteilwurde. Dies ließ sich an ihrer Bereitschaft ablesen, an der Studie teilzunehmen, sowie an ihrem zähen Dranbleiben nach einem schwierigen ersten generationsübergreifenden Treffen.

Die Themen, die zur Sprache kamen, kann ich hier leider nur kurz zusammenfassen. Den Älteren schien es schwerer zu fallen, ein kohärentes, engagiertes Gespräch über das Klima zu führen. Sie schwankten zwischen glatter Verleugnung, dass die Klimakrise menschengemacht ist, und Besorgnis wegen deren Auswirkungen, wobei das Hin und Her sowohl zwischen als auch innerhalb der Einzelnen ablief. Leugnung schien eindeutig vorzuherrschen.

Es war mitunter schwierig, zwischen der Unkenntnis der Gruppe im Hinblick auf das Klima und ihrer Verleugnung zu unterscheiden (was nicht das Gleiche ist). Allerdings gaben die Älteren schließlich an, dass ihnen Informationen vorenthalten worden seien. Den meisten war die derzeitige rapide Klimaverschlechterung bewusst, und das verblüffte sie anscheinend, denn sie hatten, wie sie sagten, mit diesen Auswirkungen erst viel später in der Zukunft gerechnet. Zwei Teilnehmende ließen besonders große Sorgen erkennen wegen ihrer vor Kurzem geborenen Enkelkinder. Die Aussicht auf ein Treffen mit der Jugendgruppe löste offenbar eine gewisse Beklommenheit aus. Auf die Frage nach ihren Gefühlen dazu ging einer der Teilnehmer dazwischen – es war noch eine halbe Stunde übrig – und fragte, ob es nicht Zeit sei, für heute Schluss zu machen?

Beim ersten generationsübergreifenden Treffen schienen die Älteren den Jugendlichen nicht zuzuhören, sondern zeigten ihnen das Klimaproblem aus ihrer Sicht auf, obwohl die Jugendlichen darüber viel besser Bescheid wussten. Als sie schilderten, wie schlecht es ihnen damit ging, äußerte eine der Älteren offen und aggressiv Kritik, sie hätte mehr Energie von ihnen erwartet, nicht diesen Pessimismus; eine andere Teilnehmerin sagte, sie sei optimistischer im Hinblick auf das Klima als die Jugendlichen (das schien mir »aufmunternd« gemeint zu sein), während ein dritter meinte, sie könnten jetzt, gegen Ende des Lebens, nicht mehr viel tun. Die Atmosphäre wirkte irgendwie gelähmt, obwohl einer der Teilnehmer sich für Unterstützung und Mitgefühl mit den Jugendlichen stark machte.

Nach diesem ersten generationsübergreifenden Treffen brachten einige der Älteren mir gegenüber ihre Bestürzung darüber zum Ausdruck, dass sie die Jugendlichen nicht stärker unterstützt und negative Kommentare nicht gekontert hätten. Eine der jungen Teilnehmerinnen sagte hinterher zu mir, sie habe die Atmosphäre zeitweilig als »toxisch« erlebt.

Zum zweiten generationsübergreifenden Gruppentreffen kam die Hälfte der Jugendlichen nicht wieder, die Älteren zeigten jedoch mehr Mitgefühl und Unterstützung. Sie hatten ein offeneres Ohr und teilten die Ansicht, dass das Klimaproblem weitgehend politisch und strukturell bedingt ist. Es herrschte Einigkeit darin, dass es entscheidend sei, die derzeitige britische Regierung abzuwählen. Den Älteren war anscheinend klar, dass die Stimmabgabe eine Klimaaktion ist, während die Jugendlichen meinten, nicht alle von ihnen seien schon wahlberechtigt. Die Älteren wollten daraufhin sicherstellen, dass die Jugendlichen, die wahlberechtigt waren, die richtigen Ausweispapiere dafür erhielten.

Diskussion. Dieses reichhaltige Material enthält aus meiner Sicht entmutigende und schmerzhafte Auseinandersetzungen mit Schuld, sobald Ältere und Jugendliche versuchen, über die mundtot machende Haut der Klimablase hinweg miteinander zu sprechen, wobei die Älteren noch mehr in dieser Blase stecken. Die Klimarealität ist aus vielerlei Gründen extrem schwer zu ertragen, aber ich werde mich hier auf die Schuldthematik konzentrieren – die ich bereits angesprochen habe –, da ich glaube, dass sie nicht ausreichend als Hindernis bei der Auseinandersetzung mit der Klimarealität erkannt wird. Das betrifft ebenso das Ausmaß an Unterstützung, das Menschen benötigen, um ihre Schuld an den der nächsten Generation zugefügten Schäden durchzuarbeiten.

Beim ersten generationsübergreifenden Treffen hatte man den Eindruck, dass die Älteren eine omnipotente »Positionsverschiebung« vornahmen, sich von den Jugendlichen distanzierten, indem sie sie bevormundeten (auf sie herabblickten) und wenig Interesse an ihren Gedanken zeigten (sich als »distanzierte Andere« positionierten). Als die Jugendlichen ihren Kummer wegen des Klimas ansprachen, schien die Gruppe der Älteren sich davon nicht erweichen zu lassen, sondern stattdessen ihre Abgrenzung noch zu verhärten, die sie von den Jungen trennte und isolierte, indem sie diese angriffen und heruntermachten (Was stimmt nicht mit euch?). Obwohl nicht alle die Jugendlichen offen angriffen und abschätzig behandelten, traten diejenigen, die da nicht mitmachten, ihren Altersgenossen nicht entgegen, offenbar um nicht aus der Reihe zu tanzen und den Jugendlichen ihre Loyalität zu bekunden. Loyalität ist von äußerster Wichtigkeit, wenn es darum geht, Gruppenverleugnung aufrechtzuerhalten.

Abschließend ist meine Einschätzung, dass der tieferliegende Antrieb hinter der aufwallenden Omnipotenz der Älteren im Vermeiden von Schuld liegt. Es ist eine Sache, sich von denen zu distanzieren, deren Leben durch die

Klimaauswirkungen ruiniert wird, wenn sie am anderen Ende der Welt leben. Etwas ganz anderes ist es, wenn sie wie unsere Enkelkinder aussehen und vor Ort sind. Jedenfalls zeigt das Verhalten in der Gruppe der Älteren die schiere Macht der Omnipotenz, sich über die Realität hinwegzusetzen und einen seelischen Rückzugsort aufrechtzuerhalten, in dem Fall die Klimablase.

Übersetzung aus dem Englischen von Luise Bringmann

Literatur

Klein, N. (2014). *This changes everything. Capitalism versus Climate.* Simon & Schuster.

Lubben, A. (2019, 23. Oktober). Exxon's excellent scientists knew back in 1982 exactly how bad climate change would be now. *Vice news.* https://www.vice.com/en_us/article/7x5qkx/exxons-excellent-scientists-knew-exactly-how-bad-climate-change-would-be-back-in-1982 (20.03.2025).

Meadows, D.H., Meadows, D.L., Randers, J., Behrens III, W.W. (1972). *Limits to Growth.* Potomac Associates.

Rey, H. (1994). *Universals of psychoanalysis in the treatment of psychotic and borderline patients. Factors in space-time and language.* Free Association Books.

Sands, P. (2021, 3. April). *Archive on 4.* BBC Radio 4.

Steiner, J. (1993). *Psychic Retreats.* Routledge.

Steiner, J. (2012). Climate change in a perverse culture. In S. Weintrobe (Hrsg.), *Engaging with Climate Change. Psychoanalytic and Interdisciplinary Perspectives* (S. 82). Routledge.

Suskind, R. (2004, 17. Oktober). Faith, certainty and the presidency of George W. Bush. *New York Times.*

Weintrobe, S. (2004). Links between grievance, complaint and different forms of entitlement. *Int. J. Psychoanal., 85,* 83–96.

Weintrobe, S. (2020). Moral injury in neoliberalism's culture of uncare. *Journal of Social Work Practice, 34*(4), 351–362.

Weintrobe, S. (2021). *Psychological Roots of the Climate Crisis. Neoliberal Exceptionalism and the Culture of Uncare.* Bloomsbury.

Weintrobe, S. (2024). Silencing is the Real Crime. *Psychoanalytic Study of the Child, 77*(1), 341–355.

Biografische Notiz

Sally Weintrobe ist Psychoanalytikerin in London. Sie ist Mitglied der Britischen Psychoanalytischen Gesellschaft, der Climate Psychology Alliance und Vorsitzende des Klimaausschusses der Internationalen Psychoanalytischen Vereinigung. Sie spricht und publiziert umfassend über Klimawandel und Umwelt.

Luise Bringmann, Dr. med., ist Fachärztin für Psychosomatische Medizin und Psychotherapie und als Psychoanalytikerin in Berlin tätig. Sie ist Lehranalytikerin der DPG und IPV.

Unser Trip auf der Titanic

Gedanken zum emotionalen Klimawandel in der Gesellschaft

Luise Bringmann

Es nahm einfach kein Ende. Nie habe ich einen Text häufiger umgeschrieben, ergänzt, neu konzipiert. Das lag einerseits an der kaum überschaubaren, oft widersprüchlichen Gemengelage aus Fakten, Daten und Analysen, zusammengetragen aus unterschiedlichen Bereichen, die immer wieder neue, noch relevantere Brennpunkte ergaben. Auch im Weltgeschehen schien sich, gerade in letzter Zeit, der Fokus ständig zu ändern, Krisenherde und Kriege sich in immer kürzerer Folge zu überlagern, ohne dass der je vorhergehende befriedet worden wäre. Da ging leicht der Überblick verloren, ebenso das Gefühl eines Status quo, der eine Weile Bestand hat.

Dies spiegelte sich beim Verfassen des Textes in meiner eigenen Gemütsverfassung wider, zum Beispiel in Form von Verwirrung, Überforderung sowie dem Empfinden, inmitten all des (meist negativ) Erregenden um uns herum auf schwankendem Boden zu stehen – etwas, womit heutzutage vermutlich viele Menschen zu kämpfen haben. Das Schreiben half, dem einen Ort zu geben; es war auch ein Anschreiben gegen Verzweiflung und Resignation, um die Zuversicht nicht zu verlieren.

Denn die kam mir nicht selten abhanden. Immer wieder hatte ich damit zu kämpfen, die Fassung zu bewahren angesichts der zahllosen Varianten der Geringschätzung, mit der wir unsere Mutter Erde als auch uns Menschen gegenseitig mit Füßen treten. Mein innerer Gaul galoppierte sozusagen in wildem Zickzack wie magisch angezogen mal zu dieser, mal zu jener Ausbeutungs-, Leid- oder Ohnmachtssituation, die mich oft so in Wallung versetzten, dass ich im Geiste gleich loszog, um Mitstreiter zu gewinnen.

»Chicken Little running around wanting to tell the reader the sky is falling in« – so beschreibt Weintrobe (2021, S. 4) diesen gedanklichen Aktionismus, der in seinem Bestreben, die Mitmenschen wachzurütteln, womöglich die eigene ungehaltene Erregung in andere ablädt, um sich dieser zu entledigen. Das kam und kommt mir bekannt vor und beschäftigt mich als essenzielle Frage: Handelt es sich nur um eine uncontainte Verfassung oder braucht es ein gewisses Quantum an emotionaler Energie, um ein fatales »Weiter so« zu durchbrechen? Darauf komme ich später zurück.

Der britische Autor John Lanchester entwirft in dem Roman *The Wall* (2019) das verstörende Bild einer Zukunft, wie sie uns bevorstehen könnte: Die Mauer, die sich als monströse Befestigungsanlage um eine große Insel zieht, soll deren Bewohner vor Eindringlingen schützen. Man denkt zunächst an England nach dem Brexit; es geht jedoch um Existenzielleres. Ein apokalyptisches Geschehen hat offenbar weite Teile der Erde unbewohnbar gemacht; welches, bleibt unklar. Das Überleben der Inselbewohner hängt jedenfalls davon ab, all diejenigen abzuwehren, die draußen sind auf dem Meer und mit allen Mitteln an Land wollen – schlicht »die Anderen« genannt. Es geht barbarisch zu. Die jungen Leute müssen Jahre ihres Lebens dem Wehrdienst auf der Mauer opfern; wer dabei versagt, wird zur Strafe dem sicheren Tod auf dem Meer ausgesetzt. Das Verhältnis zu den Eltern ist von Ressentiment und Verachtung geprägt. Kein Wunder – schließlich sind sie diejenigen, die den Jungen das eingebrockt haben.

Bei der Lektüre ging mir besonders der berechtigte Groll der Jungen auf die Alten unter die Haut, zumal als Angehörige der Boomer-Generation, die viel zu lange die verfügbaren Fakten nicht ernst und damit das absehbare Desaster für unsere Kinder und Enkel in Kauf genommen hat. Ist es dieses beklemmende Szenario eines mörderischen »Wir-gegen-die«, auf das wir zusteuern? Oder sind wir schon mitten drin, wenn auch nicht in der konkretistisch-primitiven Form eines Kampfes auf Leben und Tod?

Vieles spricht dafür, dass sich in den Gesellschaften des globalen Westens ein schleichender Wandel vollzogen hat, der Züge einer zivilisatorischen Desintegration trägt. Es scheint, als sei das Menschsein selbst in die Krise geraten. Im Folgenden möchte ich einige Aspekte des emotionalen Klimawandels in der Gesellschaft skizzieren, mögliche Hintergründe sowie ungute Wechselwirkungen untersuchen und mich der Frage zuwenden, inwiefern dieser der Bekämpfung des physikalischen Klimawandels im Wege steht. Am Schluss wird es darum gehen, wie wir als AnalytikerInnen diesen menschheits- und menschlichkeitsbedrohenden Herausforderungen begegnen können.

Ungezügelte Wut- und Hassbereitschaft

ist vielleicht die prägnanteste der regressiven Tendenzen im gesellschaftlichen Maßstab, die unseren Alltag mittlerweile prägen. Es scheint ungeheuer dringlich geworden zu sein, geballte Aggressionen an den Mann zu bringen, die durch vielerlei Aufregerthemen getriggert werden. Ein falsches Wort und der andere wird zum fundamentalen Gegner, ein Fehltritt zum überdimensionalen Sündenfall, der alle Sicherungen durchbrennen lässt. Im Ausmaß kaum nachvollziehbare Attacken richten sich dann durchaus auch gegen bis dato geschätzte Personen beziehungsweise eigentlich Gleichgesinnte, ausgehend von einem Schwarz-Weiß-Denken ohne Nuancen und Differenzierungen.

Das Enthemmte der Wutaffekte ist in den sozialen Medien wohl wegen der Anonymität am ausgeprägtesten: Je aufpeitschender die eigene Entrüstung, umso mehr steigen Wert, Status und Bedeutung in Form der für alle sichtbar eingesammelten Likes und Shares für den schönsten Hass. Nicht nur im Netz scheint es vor allem um Zugehörigkeiten zu gehen – letztlich ein primitives Stammesdenken, das nur Freund oder Feind kennt und der gesellschaftlichen Polarisierung Vorschub leistet.

Auch in der politischen Arena ist inzwischen ein Ton der Verrohung eingekehrt, der eher Öl ins Feuer gießt, anstatt zu deeskalieren. Auf der Straße haben wir es spätestens seit den Coronademonstrationen mit unwahrscheinlichen, teils bizarren Allianzen zu tun, einig in glühender Wut auf »die da oben«. Das vergiftete emotionale Klima macht sich zudem immer häufiger in Taten Luft: Kommunalpolitiker müssen heutzutage wegen missliebiger Entscheidungen mit Kot im Briefkasten, Galgen im Vorgarten sowie Mord- und Gewaltandrohungen aller Art rechnen – kein Wunder, dass engagierte Leute nicht mehr kandidieren beziehungsweise von ihren Ämtern zurücktreten.

Insgesamt scheinen Affekt- und Impulskontrolle in einer Weise gelockert, dass man von einer ent-sicherten Gesellschaft sprechen könnte. Im Kontext der neuen Unversöhnlichkeit hat die Wut jedoch nicht nur etwas Entfesseltes, sondern zugleich Versteinertes – eine Art Schützengrabenmentalität, mit der sich bis aufs Blut bekämpft wird. In Abwandlung des berühmten Ulbricht-Satzes könnte man sagen, jeder habe die Absicht, eine Mauer zu bauen, um sich dahinter zu verschanzen und im Sinne der je eigenen Agenda loszuballern.

Der Verlust geteilter Realitäten

ist ein zweiter Aspekt, der ebenfalls zur Destabilisierung unserer Verhältnisse beiträgt. Wenn Wahrheit und »alternative« Fakten problemlos koexistieren – woran kann man sich dann überhaupt noch halten? Wohin das bei verstärktem Einsatz von künstlicher Intelligenz noch führen wird, mag man sich gar nicht vorstellen. Schon heute ist erkennbar, wie viel Vertrauen in das, was einmal als Common Sense galt, zum Beispiel im Hinblick auf allgemein akzeptierte wissenschaftliche Erkenntnisse, abhandengekommen ist.

Stattdessen wird eine je eigene Weltsicht propagiert und mit Inbrunst gegen störende Fakten verteidigt. Dieser Potenzgestus mag identitätsstiftende, seelisch stabilisierende Wirkung haben, speist sich jedoch wohl aus Gefühlen von Ohnmacht und Verunsicherung inmitten einer Welt, die immer mehr aus den Fugen gerät. Dazu würde auch passen, dass die Objektwahrnehmung mittels projektiver Zuschreibungen derart zurechtgeschustert wird, dass sie zur Rechtfertigung der eigenen Hassgefühle taugt.

Im Umgang mit Wahrheit erscheinen die Rechtspopulisten als ganz eigene Liga, allen voran Donald Trump mit stolzen über 30.000 Lügen während seiner ersten Amtszeit. Nicht nur im Trumplager werden Fakten so lange verdreht, bis eine ganz eigene Wirklichkeit entsteht. Die Straflosigkeit dessen hätte fatale Signalwirkung: Man kann alles behaupten, sich alles erlauben, ohne mit Konsequenzen rechnen zu müssen. Vielleicht ist es gerade das, was die Wähler so anturnt: eine Illusion von Freiheit, die sich über alles hinwegsetzt und der sich sogar die Wahrheit unterzuordnen hat.

Das könnte das Motiv sein, warum auch hierzulande die Radikalisierung der AfD keinen Sympathieverlust in der Bevölkerung bewirkt, im Gegenteil: Der Zulauf steigt, obwohl sie vor kaum einer Anfeindung in Wort und Tat, Verächtlichmachung, Diffamierung bis hin zu offener Bedrohung von Leib und Leben zurückschreckt. Auch hier ist die schon erwähnte Perversion von Realität am Werk, zum Beispiel in dem Versuch, von den Massendemonstrationen gegen rechts im Sinne der Täter-Opfer-Umkehr zu profitieren.

Jedoch gibt es kaum ein Feuer, nicht nur im rechtsextremen Repertoire, auf dem sich nicht das eigene Süppchen kochen, sprich: Themen für eigene Zwecke kapern, ließe. Das führt mich zu einer dritten regressiven Tendenz, die ich zuletzt aufgreifen möchte:

Übersteigerte Eigeninteressen

Auch diesbezüglich scheint im gesellschaftlichen Maßstab einiges an Steuerung beziehungsweise sichernder Begrenzung verloren gegangen zu sein. Heutigen Anspruchshaltungen fehlt der Sinn dafür, dass wir, vor allem im Vergleich zum globalen Süden, in Wohlstand, kommoden Verhältnissen und weitestgehender Freiheit leben; ebenso fehlt der Bezug zur Vergangenheit mühevollerer Zeiten, in denen es an Vielem mangelte und soziale Errungenschaften erst erstritten werden mussten.

Aus dieser selbstverständlichen Normalität speist sich wohl ein Gefühl des »entitlement« (Weintrobe, 2004), also des Anrechts auf etwas, das einem per se zusteht. Dies lässt an Freuds sprechende Formulierung »His majesty, the baby« denken: Die eigene Interessenlage soll absolute Priorität haben; werden die Anliegen anderer dadurch geschädigt, ist die Reaktion meist nicht Betroffenheit, sondern Schuldumkehr. Die Lizenz zum egoistischen Fordern scheint eng verknüpft mit der Lizenz zum Hassen: Wenn ein vermeintlich »gutes Recht« nicht erfüllt wird, darf man der Wut freien Lauf lassen.

Die Unduldsamkeit bringt es mit sich, dass das Du mit seiner prinzipiell gleichrangigen Bedürfnislage oder je anderen Sichtweise kaum ausgehalten werden kann. Im Furor heutiger identitätspolitischer Debatten fühlen sich manche in einer Weise persönlich bedroht, die ans Existenzielle rührt. Eigene Erfahrungen von Leid oder Marginalisierung werden dann oft mit einer Vehemenz zu allein gültigen erklärt, die dem Gegner genau das antut, was von den Protagonisten selbst angeprangert wird: die Aberkennung eigener Verletzbarkeit. Der Zeitgeist des Hyperindividualismus hat offenbar das Seine beigetragen, um den Weg für ausufernde Selbstbezogenheit zu ebnen.

Kurzer Zwischenstand: Vereinfachend und mit groben Strichen gezeichnet, zeigt der Steckbrief heutiger westlicher Gesellschaften narzisstische Züge. Kleinianisch gesprochen steht die depressive Position unter Druck – diese ist ja nie ein für alle Mal erreicht, sondern muss immer wieder neu erkämpft werden gegen die Sogwirkung regressiver Kräfte, die an der errungenen seelischen Integration rütteln. Dieses intrapsychische Tauziehen hat seine Entsprechung auf der ökonomisch-gesellschaftlichen Ebene, wobei der Trend in Richtung Eigennutz, mangelnde Rücksichtnahme auf das Wohlergehen anderer und der Umwelt sowie Abwehr dringend notwendigen Wandels weist.

So gesehen könnten die Rechtspopulisten als Außenvertretung der in uns allen wirksamen Mafiabande gelten, insofern ihr emotionales Angebot lautet: »Sei ruhig egoistisch! Du musst dich nicht ändern, die Welt muss sich an dich anpassen.« Im Stil mephistophelischer Verführung bieten sie Heimat im Gestern inklusive Sündenböcke und bestätigen als Anwälte der Zu-kurz-Gekommenen ebenso wie für Gutsituierte, die etwas zu verlieren haben, deren Zorn auf unerträgliche Zumutungen vermeintlich linker Eliten.

Das illusorische Versprechen, Kontrolle über unsere hochkomplexe Wirklichkeit herzustellen und die Welt mit harter Hand in Ordnung zu bringen, übertüncht die in vieler Hinsicht prekärer werdenden Lebensbedingungen, die mittels Nationalismus geheilt werden sollen. Der Mix aus Frustration, Abstiegsangst und Verunsicherung im gesellschaftlichen Klima stellt den Brennstoff dar, an den Rechtspopulisten nur noch das Streichholz halten müssen.

Geht es uns zu schlecht oder zu gut – oder beides zugleich?

Dazu ein paar Fakten: Als Vorstandsmitglied eines DAX-Unternehmens braucht man 5,4 Tage, um das Jahresgehalt eines mittleren Angestellten zu erzielen. Die Rente von über acht Millionen Deutschen liegt bei unter 1.500 Euro monatlich. Die obere Hälfte der Bevölkerung besitzt 99,5 % der Vermögenswerte; für die untere Hälfte bleibt fast nichts, nämlich 0,5 %. Man könnte sagen: Wenige bekommen einen Großteil der Torte, die allermeisten nur Krümel. Und was passiert mit der Torte? Der globale Umsatz an Luxusgütern ist astronomisch, während das Welternährungsprogramm der UN mit einem winzigen Bruchteil dessen auskommen muss. Ließe der Staat den Superreichen hierzulande keine Steuerschlupflöcher, hätte er im Jahr ca. 50 Milliarden mehr zur Verfügung; stattdessen wird derzeit wieder über Kürzung von Sozialleistungen nachgedacht.

Ähnlich aufwühlend sind die Zahlen, die belegen, dass die Großverdiener auch die größten Klimasünder sind: Das reichste Prozent der Welt verursacht so viel wie die ärmsten zwei Drittel, ohne dafür zur Kasse gebeten zu werden; die Liste ließe sich endlos verlängern. Das Erstaunliche ist, dass sich dagegen, also gegen die eklatante Ungleichverteilung von Nutzen und Lasten, kaum nennenswerter Unmut regt – als sei die Essenz unserer kapitalistischen Wirtschaftweise Teil unserer mentalen DNA geworden.

Gemäß der ihr eigenen Profitlogik dreht sich alles darum, maximalen Gewinn aus den Ressourcen Mensch und Materie herauszuholen; Pflege, Fürsorge und Rücksichtnahme auf Schwächere sind da eher Störfaktoren. Es gilt das Gesetz des Laufbands: Man darf beim Rennen nicht nachlassen, immer mehr muss expandiert und in immer kürzerer Abfolge reinvestiert werden, sonst fällt man, besonders im Vergleich zu den anderen Konkurrenten auf dem Laufband, zurück. Die Auswüchse von Globalisierung und Neoliberalismus tragen das Ihre dazu bei, dass eine »culture of uncare« (Weintrobe, 2021) sich in den vergangenen Jahrzehnten zunehmend etabliert hat.

Dass Menschen dabei immer mehr selbst zur disponiblen Ware werden, geht auf Kosten von Anerkennung und Erfüllung durch befriedigende Arbeit; vertraute Verbindungen am Arbeitsplatz und in der Nachbarschaft bleiben auf der Strecke. Wenn Zusammengehörigkeit und Gemeinschaftssinn rar werden, ziehen Menschen sich immer mehr in sich selbst zurück und befördern damit umgekehrt ein Klima der Isolation und Vereinzelung – Anzeichen einer seelisch-mitmenschlichen Deprivation, deren Ursachen nicht nur in frühkindlichen Einzelschicksalen zu suchen sind.

»Aber uns geht es doch gut!«, könnte auch hier der Zwischenruf lauten. Wir können jederzeit überall hin, alles sofort haben und uns jegliches Wissen mit einem Klick zugänglich machen. Das hat, nicht nur gemessen an früheren Lebensverhältnissen, etwas Schwindelerregendes, aber auch seinen Preis: Die ständige Verfügbarkeit sämtlicher Ressourcen lässt Gefühlsbindungen zu Menschen, Dingen und Tätigkeiten verkümmern, insofern allem etwas Flüchtiges anhaftet, und es austauschbarer und beliebiger wird.

Die Schattenseite unserer überbordenden Lebensweise ist Verarmung an fürsorglichen, belastbaren Verbindungen, letztlich eine emotionale Heimatlosigkeit. Wir sind überversorgt und unterversorgt zugleich – etwa wie jemand, der sich mit Junkfood vollstopft und sich wundert, wieso die Leere im Inneren nicht weggeht. Dieses Unbehagen wird jedoch in der Hitze der Gefechte sowie dem Hype ständiger leistungs- und konsummäßiger Steigerung kaum gefühlt beziehungsweise an anderen (falschen) Orten bekämpft.

Das Fazit im Hinblick auf den emotionalen Klimawandel in den Gesellschaften des globalen Westens könnte daher lauten: Das Verbindliche, Haltgebende früherer Zeiten hat gelitten; Instabilität ist zu einem prägenden Lebensgefühl geworden. Wir leben in vieler Hinsicht in einer »ent-sicherten« Gesellschaft. Wer sich ungehalten fühlt, wird ungehalten, pflegt Groll und Ressentiment oder zieht sich in sein Schneckenhaus zurück. Die Kombination aus Überhitzung und Abschottung der Gemüter führt dazu, dass die Klimakrise nicht so angepackt wird, wie es dringend notwendig wäre.

Kurzer Exkurs zum Begriff der Krise: Das klingt immer ein wenig nach Krankheit, die einen wie von außen ereilt; im medizinischen Sinne ein Zustand auf Leben und Tod, dessen weiterer Verlauf kaum noch beeinflussbar ist. Strukturelle, selbst zu verantwortende Umstände klingen darin eher nicht an. Und: In der schieren Vielheit heutiger Krisen erscheint die sich anbahnende Klimakatastrophe als eine unter etlichen gleichrangigen, sodass unser aller existenzielle Gefährdung aus dem Blick gerät. Die Erderwärmung lag zuletzt erstmals in einer Periode von zwölf Monaten konstant über 1,5 Grad (und nicht wie prognostiziert erst 2040); sie wird sich aufgrund gegenseitig verstärkender Rückkopplungseffekte absehbar noch rasant beschleunigen. Die Widerstandskraft der Erde, ihre Mechanismen der Selbstregulation, kommt an ihr Ende, so der Erdsystemforscher J. Rockström (2024, S. 30): »Die Erde tut alles, um uns zu helfen; ähnlich wie eine Mutter, die ihre Kinder beschützen will. Allerdings ist diese Mutter jetzt selbst schwer krank.« Dennoch rücken Staaten von ihren Klimazielen ab und Konzerne stecken wieder Milliarden Dollar in die Förderung von Öl und Gas.

Unser Trip auf der Titanic

Es ist, als steuerten wir wie damals dem Untergang entgegen, allerdings mit dem Unterschied, dass die Passagiere der Titanic nicht mit der Präzision wie wir heute die Katastrophe vorhersehen konnten. Trunken vor Begeisterung über dieses grandiose Projekt, den titanischen Triumph des Menschenmöglichen, das bisherige Grenzen zu sprengen versprach – wer wollte sich da die Feierlaune durch lästige Vorsichtsmaßnahmen verderben?

Auch wir sind, so scheint mir, »out of our minds«, allerdings aus teils anderen Gründen. Zwar kennen wir die Faktenlage im Detail, zum Beispiel wann welche klimamäßigen Kipppunkte erreicht sein werden und welche Konsequenzen dann drohen, ebenso wie das Jahr für Jahr vorrückende Datum des Earth Overshoot Day. In voller Kenntnis der Tatsache also, dass wir dabei sind, unsere Mutter Erde zu Tode zu vereinnahmen und nachfolgenden Generationen ein Desaster zu hinterlassen, schaffen wir es nicht, den Kurs ausreichend zu ändern; frustrane Grabenkämpfe und das Fetischhafte der Einzelinteressen stehen im Weg als Luxus der anderen Art, den wir uns nicht leisten können.

Um im Bild zu bleiben: Seit einiger Zeit werden die Mahnungen aus dem Ausguck immer verzweifelter, jedoch schallt es aus dem Ballsaal unter Deck: »Wir wollen weitertanzen!« Dringen sie doch einmal durch, bringen die daraufhin einberufenen Großversammlungen nicht wirklich weiter; zu fragmentiert ist die Reisegesellschaft. Nur in einem herrscht neuerdings Einigkeit: Hauptfeind Nr. 1 ist die Partei, die auf Kurswechsel besteht und unter anderem wegen ihrer »Moralpolitik« diskreditiert wird. Die sich aus Verzweiflung an Deck festkleben, werden zur kriminellen Vereinigung erklärt. Eine gemütliche Lounge für Analytikerinnen und Analytiker gibt es auch; die sind jedoch mit Wichtigerem beschäftigt.

Derweil können die Konstrukteure und Kapitäne der tollen Titanic sich ins Fäustchen lachen: Wir sind alle so sehr in Anspruch genommen in der Komfortzone unserer Abgelenktheiten und deswegen zu wenig aktiv, um Sand ins Getriebe zu streuen. Wäre ich Verschwörungstheoretikerin, würde ich glauben, die vermeintlichen Strippenzieher hätten all die nicht enden wollenden Fehden extra erfunden, damit uns der Empörungsstoff nicht ausgeht.

Das Prinzip Titanic kann als Chiffre gelten für alles, das einem zu Kopf steigt und schwer erträgliche innere wie äußere Realitäten ausblenden hilft. Das damit einhergehende »Weiter so« ist letztlich selbst ein Mechanismus der Betäubung: Es sind schon so viele Schäden verursacht worden, dass der Preis an Schmerz, den man durch Innehalten und Gewissensbefragung zu entrichten hätte, zu vernichtend wäre. Deswegen: Lieber fiedeln, während Rom brennt!

Können wir noch eine Mannschaft werden?

Ob wir wollen oder nicht: Wir sitzen alle im selben Boot. Und egal, wie man die Erfolgsaussichten beurteilt: Sprach- und tatenloses Zusehen ist auch eine Form von Tun – zugespitzt in der berühmten Formulierung von Hannah Segal: »Silence is the real crime«. Sollen/Können wir als Analytikerinnen und Analytiker aktiv werden? Es gibt ja Beispiele, in denen unsere Expertise erfolgreich Einfluss nehmen konnte, wie bei der Abschaffung der

Wochenkrippen mit ihren desaströsen Folgen für die frühkindliche Entwicklung; das war allerdings auch unser originäres Fachgebiet.

Bei den gesellschaftlichen Problemen unserer Zeit wird es schnell kompliziert und widersprüchlich: Den einen geht »es« (Maßnahmen für den Klimaschutz etc.) zu weit, den anderen nicht weit genug – wo soll man da überhaupt ansetzen? Ist das nicht eigentlich zu groß für uns? Schließlich kann man auch nicht eine ganze Gesellschaft auf die Couch legen. Und was ist mit unserer Verpflichtung zur Abstinenz, also nicht außerhalb des Behandlungszimmers öffentlich in Aktion zu treten?

Ruth Cohn plädierte dafür, andere Wege zu beschreiten: »Wenn die Menschheit sich zu Tode leidet, ist die Couch [...] zu klein« (2018, S. 7). Dies setzt die Anerkenntnis der Realität voraus, dass die jahrzehntelange geruhsame Normalität unseres Lebensstils mit seiner ständigen Aufstiegs- und Wachstumsgeschichte vorbei ist. Uns rennt die Zeit davon, was die Bedrohung unserer Lebensgrundlagen durch den physikalischen wie auch den emotionalen Klimawandel angeht. Dazu hätten wir durchaus einiges an relevantem Wissen beizutragen – in den Worten unserer IPA-Präsidentin Harriet Wolfe (2021): »Psychoanalytic thinking has never been more needed inside and outside the consulting room. We have so much to offer – why don't we share it with the world?«

Aber können wir angesichts der enormen gesellschaftlichen Widerstände überhaupt etwas ausrichten? Allein wenn man an machtvolle Lobbygruppen wie die führenden fossilen Unternehmen denkt, die schon in den 1980er Jahren durch interne Studien genau über die katastrophalen Konsequenzen Bescheid wussten, jedoch gezielt Falschinformationen verbreiteten, um ihr Geschäftsmodell zu retten. Wie zu Zeiten der Finanzkrise wird auch heute wieder darauf gewettet, wer das Rennen machen wird.

Mit zählebigen Abwehrstrategien bekommen wir es auch in uns selbst zu tun. Die Realität unserer destruktiven Handlungen ist oft genug emotional unzugänglich, verleugnet oder pervertiert – als hätten wir alle einen kleinen Putin in uns oder zumindest eine gewisse Persönlichkeitsspaltung, durch die das Wissen um die sich anbahnende Klimakatastrophe wie abgeschnitten bleibt von der emotionalen Tragweite. Der Modus Vivendi überflussgewohnter Gesellschaften wirkt wie ein kollektiver Identitätswiderstand, der den Kurs beibehält, auch wenn er suizidal ist – als wollten wir wie Ikarus nicht wahrhaben, dass wir mit unseren bewundernswerten Flügeln nicht mehr so hoch steigen dürfen.

Hier liegt eine echte Herkulesaufgabe vor uns: Niemand gibt freiwillig eine libidinöse Position auf, also das, was einmal an Vorrechten, Besitz, Macht etc. errungen wurde. Verzicht hat daher nicht nur eine schlechte Presse, sondern rührt an tiefsitzenden Widerwillen im Menschen. Gewohnheiten, wie die der rücksichtslosen Ressourcenausnutzung, sind neuronal gesehen wie eine Autobahn, von der man nur schwer herunterkommt. Dem »V-Wort« haftet fast etwas Dämonisiertes an; Politiker wagen kaum, es auszusprechen aus Angst, es könnte sie Wählerstimmen kosten.

Ein Blick in die Geschichte zeigt, wie frühere Staatenlenker es geschafft haben, ihr Volk für einen guten Zweck hinter sich zu bringen, selbst wenn dies einen hohen Preis verlangte wie die von Roosevelt durchgesetzten 94% Spitzensteuersatz, um den Kampf gegen Nazi-Deutschland zu finanzieren; ich denke auch an Churchills berühmte Blut-Schweiß-und-Tränen-Rede. Offenbar braucht es die positive Erzählung einer großen Aufgabe, bei der Verantwortung und Mithilfe jedes Einzelnen gefordert sind, sodass sich das Gefühl vermittelt, bedeutsamer Teil von etwas zu sein.

Darin könnte der Zugewinn stecken, der emotionale Mehrwert, auf den unsere Gehirne nun mal ausgelegt sind. Wie das bekannte Robbers-Cave-Experiment bereits in den 1950er Jahren zeigte, hilft die gemeinsame Bewältigung eines Problems, bestehende Feindschaften zu überwinden. Und nicht nur die Zusammenarbeit für übergeordnete Ziele, sondern »alles, was Gefühlsbindungen unter den Menschen herstellt«, arbeitet nicht nur gegen den Krieg, wie Freud (1933b, S. 23) schreibt, sondern ist laut heutiger Umfragen genau das, was für die meisten Menschen Glück bedeutet.

Könnten wir nicht gerade in dieser Hinsicht als Experten gefragt sein? Wer, wenn nicht wir, weiß darum, dass es auch etwas mit uns macht, das heißt auf unsere inneren Objektbeziehungen zurückwirkt, wenn wir anderen mit wutversteinerten Herzen begegnen – dass wir einsam und innerlich ärmer werden durch emotionale Erblindung gegenüber dem Du. Wer, wenn nicht wir, könnte als kompetenter Fürsprecher einstehen für das, was es (wieder-) zu gewinnen gilt: das Erfüllende anteilnehmender mitmenschlicher Beziehungen; Befriedigung und Lebensqualität, die sich aus Maßhalten, Geben und Nehmen speisen, ohne den anderen beziehungsweise die Umwelt zu überstrapazieren.

Da moralische Appelle und Fakten kaum ausreichen, um die Trägheit der Herzen zu überwinden, müsste diese emotionale Ebene angesprochen werden: das Liebe-und-Verbindung-Suchende in uns, das Beschützenwollen dessen, was wir lieben, unser aller Geschwisterlichkeit. Es ginge um Formate eines beseelten Sprechens von einem inneren Ort aus, der nicht anklagt, sondern getragen ist von einem Für-den-anderen-und-uns-alle-Sein; der die notwendige Trauerarbeit wegen der Folgen unseres destruktiven Tuns nicht ausspart, worauf Weintrobe (2021) immer wieder hinweist; in einer gemischten, also in der Sache schonungslosen und zugleich verständnisvoll-haltenden Tonlage, wie etwa Irma Brenman Pick (vgl. 2018) sie in ihrem Lebenswerk verkörpert hat.

Ich halte es nicht für unmöglich, dass wir, weil und obwohl wir Analytiker und Analytikerinnen sind, Formen finden können, um im übertragenen Sinne auf die Straße zu gehen, also medial sicht- und hörbarer zu werden, ohne deswegen gleich zu wutschnaubenden Politaktivisten zu mutieren. Es wäre den Versuch wert, sich in die gängigen Debatten der Schlagwörter und Wortschläge einzumischen, um unter anderem den pervertierenden Gebrauch heutiger Kampfbegriffe (etwa »Gutmensch«) kenntlich zu machen. Könnten wir auf dem Feld der Politik beratend tätig werden? Womöglich stammt daher das erfolgreiche Motiv zum Beispiel der No-Covid-Strategie der neuseeländischen Regierung, die Bevölkerung zu »Fünf Millionen Mitspielern« zu erklären und so alle Beteiligten in positiver Weise einzubinden.

Besonders was die Veränderungsaversion angeht, mit der wir alle zu kämpfen haben, eröffnen Forschungsergebnisse anderer psychologischer Fachrichtungen und Nachbardisziplinen inspirierende Perspektiven (vgl. Hickel, 2022; Falk, 2022). Demnach bräuchte es neben der Benennung von Kosten und Verboten, die emotional eher schwierig sind, ganz konkret ausgemalte Zukunftsvisionen von gemeinsamer friedlicher Veränderung, die verlockend ist, weil uns guttut, was dem Planeten guttut; dies könnte selbstverstärkende Effekte im Sinne einer Positivspirale haben. Es bedarf gar keiner so großen engagierten Minderheit, die entschieden genug auftritt und nach und nach immer mehr Menschen mit ihrem Verhalten ansteckt, bis es die Mehrheit mitreißt – Rosa-Parks-Momente, die gesellschaftliche Stimmungen zum Kippen bringen können.

Stoisch durchgehaltene Neutralität beziehungsweise Abstinenz sind wenig hilfreich. Soll das wirklich das Argument sein für unser Stillbleiben, wenn unsere Enkel fragen: »Wie konntet ihr es so weit kommen lassen?« Hier wären wir wieder beim anfangs erwähnten »Chicken Little«, eine kopflos-aufgescheucht umherrennende Kindercomicfigur, die andere mit ihrer ängstlichen Erregung ansteckt. Aber das ist ja nicht die einzige Alternative – sondern eine Haltung zu entwickeln, die weder überhitzt noch unemotional ist, im Sinne von: So viel wie nötig, so wenig wie möglich.

Abschließende Gedanken

Der menschliche Grundkonflikt, den wir alle teilen, also das nie endende Ringen zwischen der Macht der inneren Mafiabande und dem libidinösen Ich, lautet in der Version einer vom Stamm der Cherokee überlieferten Geschichte, dass in jedem von uns zwei Wölfe leben, die miteinander kämpfen: der eine gütig und großzügig, der andere gierig und hasserfüllt. Auf die Frage des Enkels, wer von den beiden Wölfen denn den Kampf gewinne, lautet die Antwort des Großvaters: »Der, den du fütterst.«

Alle erdenkliche Unterstützung ist gefordert in Zeiten wie diesen, wo eine Krise die nächste jagt und das Bellen des inneren Schweinehunds lauter wird. Es braucht genug »Fütterer«, und da ist alles willkommen: von ganz klein bis ganz groß und alles dazwischen. Ich denke zum Beispiel an die wärmende Wirkung eines zugewandt-aufmunternden Blicks in der U-Bahn über das Meer derer hinweg, die auf ihre Endgeräte starren.

Ich denke an den älteren französischen Herrn im letzten Sommer, der in einer atmosphärisch komplett unpassenden Situation plötzlich auf mich zukam und ohne großes Vorgeplänkel sagte: »Nous sommes tous sur le même chemin. Il faut se reconcilier.« (Übersetzt: Wir sind alle auf demselben Weg. Man muss sich versöhnen.) Ebenso denke ich an die großen, bewegenden Reden, die die Herzen der Menschen erreichen.

Als Motto gemeinsamen Handelns, um gegen Gleichgültigkeit, Überhitzung und Abschottung der Gemüter aktiv zu werden, könnte ein Wort aus den Bantusprachen Südafrikas stehen: Ubuntu (wörtlich: »Ich bin, weil du bist«) bedeutet, »gemeinsam zu Menschen werden, einander wechselseitig menschlich machen«. Es erinnert uns daran, dass wir alle Teil eines Ganzen, einer Welt-Geschwister-Gemeinschaft sind, angewiesen auf Mitgefühl, gegenseitige Wertschätzung und darauf, dass uns jemand die Hand reicht.

Das gilt auch für uns Analytikerinnen und Analytiker. Viel steht auf dem Spiel und es ist an der Zeit, aus der Geschlossenheit unserer professionellen Zirkel herauszutreten, in denen gewöhnlich gut unterrichtete Kollegen sich mit ihresgleichen verständigen, und unser Wissen möglichst öffentlichkeitswirksam zu teilen. Dazu wäre vonnöten, eine Sprache zu entwickeln, die komplexe psychische Sachverhalte im Kontext des emotionalen wie auch des physikalischen Klimawandels für alle zugänglich macht.

Ob wir wohl eine Mannschaft werden können, die dazu in der Lage und bereit ist, sich aus der Komfortzone zu wagen, um für das Prinzip Ubuntu statt Titanic einzutreten? Liebe in Zeiten des Hasses und der Gleichgültigkeit ist eine Lektion, die nie endet. Im besten Fall würde die Motivation zur Veränderung sich dann nicht allein aus Einsicht oder Angst speisen, sondern aus Freude am Miteinander für eine bessere Zukunft. In dieser Weise, so hoffe ich, kann unser Aktivwerden als Analytikerinnen und Analytiker lohnend sein, selbst wenn die Erfolgschancen mehr als ungewiss scheinen.

Literatur

Brenman Pick, I. (2018). *Authenticity in the psychoanalytic encounter. The work of Irma Brenman Pick*. Routledge.

Cohn, R.C. (2018). *Von der Psychoanalyse zur themenzentrierten Interaktion. Von der Behandlung einzelner zu einer Pädagogik für alle* (19. Auflage). Klett-Cotta.

Falk, A. (2022). *Warum es so schwer ist, ein guter Mensch zu sein und wie wir das ändern können. Antworten eines Verhaltensökonomen*. Siedler.

Freud, S. (1933b). Warum Krieg? Brief an Albert Einstein (Sept. 1932). *GW XVI*, 12–27.

Hickel, J. (2022). *Weniger ist mehr. Warum der Kapitalismus den Planeten zerstört und wir ohne Wachstum glücklicher sind*. Oekom.

Lanchester, J. (2019). *The Wall*. W.W. Norton & Company.

Rockström, J. (2024, 21. März). Da kippt was. *Die Zeit*, (13), 30.

Segal, H. (1987). Silence is the real crime. *International Review of Psycho-Analysis, 14*, 3–12.

Weintrobe, S. (2004). Links between grievance, complaint and different forms of entitlement. *International Journal of Psychoanalysis, 85*, 83–96.

Weintrobe, S. (2021). *Psychological roots of the climate crisis. Neoliberal Exceptionalism and the culture of uncare*. Bloomsbury

Wolfe, H. (2021, 14. November). Meet the IPA's new president: Harriet Wolfe. Podcast IPA off the couch, Episode 98. https://ipaoffthecouch.org/2021/11/14/episode-98-meet-the-ipas-new-president-harriet-wolfe-md/

Biografische Notiz

Luise Bringmann, Dr. med., ist Fachärztin für Psychosomatische Medizin und Psychotherapie und als Psychoanalytikerin in Berlin tätig. Sie ist Lehranalytikerin der DPG und IPV. Sie hielt Vorträge (DPG, UCL London) u.a. zur Gewalt narzisstischer Abwehr, zu destruktiven inneren Objekten, Thinking under fire, zur Problematik analytischer Komfortzonen sowie zum stummen Trauma.

Vulnerabilitäten für Bedeutung und die Wechselfälle von Hoffnung und Dankbarkeit

Jonathan Lear

Wir sind Lebewesen, deren Leben von Bedeutungen durchdrungen ist. Unser Leben besteht aus Handlungen und Gedanken, aus Interaktionen mit anderen und aus den Lebensformen, die uns in unserer historischen Epoche und in der Gesellschaft zur Verfügung stehen – und all das ist bedeutungs-*voll*. Aber Bedeutungen an sich sind vulnerabel, und diese Vulnerabilität ererben wir unweigerlich. Die Vulnerabilität für Bedeutungen betrifft den Kern dessen, wer wir sind. Daraus ergibt sich eine Frage, die im Grunde ethischer Natur ist: Gibt es bessere und schlechtere Wege, mit unserer gemeinsamen Vulnerabilität zu leben?

Diese Frage hat die Psychoanalyse seit ihren Anfängen begleitet, aber die Schwerpunkte haben sich im Laufe der Zeit und in verschiedenen historischen Epochen verändert. Unsere Zeit ist eine Zeit der Gefahr. Wir müssen mit sehr realen Bedrohungen durch politische Katastrophen und Kriege, Klimakatastrophen, überwältigende Migrationen, Pandemien und nukleare Zerstörung leben. Das macht keinen Spaß. Es ist beängstigend und verwirrend. Und als Psychoanalytiker wissen wir, dass sehr reale Bedrohungen einen enormen Druck auf unsere Vorstellungswelt ausüben können. Wir müssen verstehen, wie unsere kollektiven Fantasien unter Druck nachgeben, egal wie real die Bedrohungen sind. Gefährliche Zeiten bieten aber auch Chancen. Sie können eine Gelegenheit sein, von unserer alltäglichen Beschäftigung mit der psychoanalytischen Arbeit »aufzuschauen« und einen Blick auf die Bandbreite menschlicher Sinnhaftigkeit zu werfen, in die die Psychoanalyse eingebettet ist. Wir bekommen eine Gelegenheit zum Nachdenken. Wie kommt es, dass wir Menschen für Sinn so anfällig sind? Und wie könnten wir unsere Rolle als Psychoanalytiker überdenken? In diesem Text möchte ich mich der Frage der Vulnerabilität aus drei Blickwinkeln nähern: der Vulnerabilität *»von außen«*, der Vulnerabilität *von »innen«* und der Vulnerabilität für *die Aporie absoluter Werte.*

Keine dieser Bezeichnungen ist besonders gut, aber sie sind für den Anfang brauchbar. Zunächst möchte ich betonen, dass ich keinen alles umfassenden Anspruch erhebe. Es gibt nicht *den einen* richtigen Weg, über Psychoanalyse nachzudenken, aber es gibt *einen* Weg, über unsere Vulnerabilität für Bedeutung nachzudenken, der für unsere wiederkehrenden Bemühungen, unsere psychoanalytische Sichtweise wiederzubeleben und vielleicht zu erweitern, fruchtbar sein könnte. Psychoanalytiker sind Experten für die zweite Vulnerabilität für Bedeutung, die »von innen« kommende. Aber es lassen sich Verbindungen ziehen zu den anderen Arten von Vulnerabilität, die bei der Untersuchung hilfreich sein könnten.[1]

Vulnerabilität *»von außen«*

In meinem Buch *Radikale Hoffnung* habe ich versucht, eine außergewöhnliche Möglichkeit zu durchdenken: eine, bei der die kulturelle Zerstörung von »außen« kommt, aber die Zerstörung ist auf die Bedeutung konzentriert. Darin gehe ich der Frage nach, was Plenty Coups, der letzte Oberhäuptling des Volkes der Crow, gemeint haben *könnte*, als er sagte, »Als die Büffel verschwanden, fielen die Herzen meiner Leute zu Boden und sie konnten sie nicht mehr aufheben. Danach ist nichts mehr geschehen.«

Das Buch erforscht eine *imaginative* Möglichkeit: Was *wäre, wenn* Plenty Coups Zeuge der Wahrheit wäre? Gab es ein *solches Ereignis*, nach dem die Dinge aufhörten zu geschehen? Beachten Sie, dass es sich hierbei nicht um eine psychologische, sondern um eine ontologische Behauptung handelt. Plenty Coups sagte nicht, dass es so war, *als ob* die Dinge aufhörten zu geschehen, sondern *dass die Dinge aufhörten zu geschehen*. Können wir uns vorstellen, dass für ein Volk die Dinge aufhören können zu geschehen, obwohl es weiter lebt und agiert? Das Buch war ein Essay über philosophische Vorstellungskraft, aber es war auch ein Versuch, Respekt zu zollen.

1 Zum Thema »Dankbarkeit und ihre Verweigerung« habe ich im Juni 2023 die Karl-Abraham-Vorlesung gehalten, eine Veranstaltung des Berliner Psychoanalytischen Instituts (Karl-Abraham-Institut) in Kooperation mit dem ICI Berlin (Institut for Cultural Inquiry). Ich sprach vor allem über die infantilen Wurzeln der Dankbarkeit und ihre Wechselfälle im Leben. Dabei habe ich mich auf Melanie Kleins Einfluss konzentriert. In diesem Text möchte ich mein Denken über Dankbarkeit in eine andere Richtung lenken.

So wie ich ihn verstanden habe, war Plenty Coups Zeuge der Zerstörung der Lebensform der Crow. Als Verbündete der Vereinigten Staaten mussten die Crow zwar nicht die üblichen physischen Schrecken und psychologischen Traumata einer militärischen Niederlage erleiden. Aber sie waren Nomaden und Jäger, die von den USA in ein Reservat eingesperrt wurden, wodurch die Gebräuche der Jagd und ihre Kriegskunst unmöglich wurden, was den Sinn des Lebens der Crow zerstörte. Die Gesamtheit des Lebens der Crow hatte darin bestanden, dass *alles* in einem größeren Zusammenhang mit dem *Nomadenleben*, dem auf die Jagd gehen und dem den *kriegerischen Traditionen folgend in die Schlacht ziehen* verstanden wurde. Selbst alltägliche Abläufe wie das Kochen einer Mahlzeit oder das Flicken eines Tipis wurden als *Vorbereitung auf* und *Beitrag zu* dieser Lebensform verstanden. Aber dann war ein Leben innerhalb dieser größeren, sinnstiftenden Vorstellungen keine Option mehr. Ungeachtet dessen, was einzelne Crow-Personen gedacht oder gewollt haben mögen, *waren diese »traditionellen Lebensformen nicht mehr möglich*.

Man denke beispielsweise an die traditionellen Tapferkeitsübungen, die als »Counting Coups« *(etwa: gelandete Coups sammeln)* bekannt sind: das Anbringen eines Coup-Sticks in der Schlacht, einen Gegner damit schlagen oder das Stehlen von Pferden aus einem feindlichen Lager. Mit der Zerstörung der Kriegsführung wurde auch die Möglichkeit, Coups zu zählen, zunichte gemacht. Doch das Sammeln von Coups war für Ehre und Anerkennung von zentraler Bedeutung.

Laut Aristoteles sind Ereignisse im Sinne von »jetzt, da …« zu verstehen, zum Beispiel: »Jetzt, da wir bei dieser Tagung der Deutschen Psychoanalytischen Gesellschaft zusammen sind«. Dabei geht es nicht um die subjektive Interpretation – welche Interpretation Sie oder ich geben –, sondern *um Lebensformen, die das prägen, was die Tätigkeit tatsächlich ist*. Diese Jahrestagung ist, neben dem Hauptredner, Teil der Institution und der Kultur der Psychoanalyse in Deutschland. Wir sind hier und jetzt Teilnehmer dieser Kultur. Aber was wäre, wenn es die Psychoanalyse nicht mehr gäbe? Vielleicht wird sie vom Staat verboten. Vielleicht wird die gesamte Gesellschaft der Idee, dass Menschen ihre innere Welt erforschen, gegenüber gleichgültig oder sogar feindselig. (Und Sie wissen besser als ich, was in Deutschland im Nationalsozialismus geschehen ist.) Vielleicht versklavt die KI uns alle und sperrt uns in »psychische Reservate«. Dies sind historisch gesehen Möglichkeiten. Es gibt einen großen Unterschied zwischen »Es gab keinen Eröffnungsvortrag, weil Jonathan

Lear erkrankte« und »Es gab keinen Eröffnungsvortrag, weil es keine Deutsche Psychoanalytische Gesellschaft mehr gibt«. In letzterem Fall gäbe es die Lebensform nicht mehr, die dem Eröffnungsvortrag einen Sinn gibt. Wenn die Psychoanalyse als Behandlungsmethode und als Institution einfach stillgelegt würde, würde es für viele von uns in diesem Raum problematisch werden, was wir dann tun würden, selbst wenn wir noch am Leben wären, mit Nahrung und Obdach versorgt, sowie der Möglichkeit zur Fortpflanzung. Wenn es für die Crow nichts mehr gäbe, was als Vorbereitung auf eine Schlacht, auf eine Jagd, auf eine nomadische Reise zählen würde, dann gäbe es in der Lebensweise der Crow keine »Wenns« mehr. Dies würde Plenty Coups Aussage verständlich machen, dass es ein *Etwas* gab, sodass »danach nichts mehr geschah«. Das ist es, was es bedeutet, eine Welt zu zerstören, aber die Bewohner am Leben zu lassen. Mit meiner Arbeit habe ich versucht, diese besondere Art von Schädigung – Schädigung *der Form* – ans Licht zu bringen, die übersehen werden kann, wenn wir uns auf die offensichtlicheren Beschädigungen für den Einzelnen konzentrieren: zum Beispiel psychologische Traumata, körperliche Verletzungen oder Armut. (Und wenn wir versuchen, uns über unsere eigenen Ängste klarer zu werden – sei es in Bezug auf die Welt im Allgemeinen oder die Zukunft der Psychoanalyse –, ist es hilfreich, die Idee der *Schädigung der Form* im Hinterkopf zu haben. Dies ist eine Schädigung, die wir übersehen können, selbst wenn wir versuchen, unsere eigene Situation zu verstehen.)

Plenty Coups hat sein Volk durch diese schwierigen Zeiten geführt, und ich stelle mir vor, dass sein Handeln Ausdruck einer *radikalen Hoffnung* war. Was die Hoffnung radikal macht, ist nicht, dass sie extrem ist, sondern dass einem die Begriffe fehlen, mit denen man sie spezifizieren kann. Man könnte sagen, dass Plenty Coups auf eine »Rückkehr des Crow-Lebens« hoffte – aber seine Hoffnung war nicht auf eine magische Rückkehr in eine frühere historische Ära gerichtet, in der es die Büffel wieder gab und der »weiße Mann« nie aufgetaucht war. Vielmehr erhoffte er sich eine Art Wiederbelebung des Lebens, die gleichzeitig neu und doch erkennbar Crow sein sollte. Aber diese neue Lebensform gab es noch nicht, sodass die Idee einer neuen »Crow-Lebensweise« im Grunde unbestimmt war. Radikale Hoffnung ist kein Optimismus. Sie ist nicht die Erwartung, dass die Dinge gut laufen werden. Es ist die Aufrechterhaltung der Hoffnung, dass die Dinge gut laufen werden, in einer Zeit, in der man nicht mehr sagen kann, was das bedeutet.

Es ist ein qualitativer Unterschied, ob man nicht weiß, worauf man hoffen soll, oder ob man keine Konzepte hat, mit denen man eine Hoffnung formulieren kann. Als Psychoanalytiker haben wir Erfahrung mit Patienten mit dem ersten Problem, viel weniger mit solchen, die das zweite Problem haben. Und doch vermute ich, dass wir zunehmend mit antizipatorischen Ängsten konfrontiert werden, die den Verlust der Form betreffen. Dies zeigt sich explizit in der Angst vor bestimmten Arten von Weltkatastrophen – dem Klimawandel oder dem Ausbruch eines Krieges –, aber ich frage mich, ob die spezielle Definition der Angst eine eher unausgesprochene Angst vor einem allgemeinen Bedeutungsverlust überdeckt, der auf uns zukommt – nicht vor dem eigenen Zusammenbruch, sondern vor einem Zusammenbruch des Fortbestands der Welt.

Aber lassen Sie mich einen Moment der Wiedergutmachung mit Ihnen teilen. Etwa 90 Jahre nach den denkwürdigen Worten von Plenty Coups kamen 70 Gäste der Crow zu uns an die Universität von Chicago. Es war kurz bevor uns alle die Pandemie traf. Anlass war die Eröffnung einer neuen Ausstellung – *Apsáalooke*[2] *Women and Warriors (Apsáalooke-Frauen und -Kriegerinnen)* –, die gemeinsam von der University of Chicago und dem Field Museum of Natural History veranstaltet wurde. Dies war die erste Ausstellung in der Geschichte des Field Museums, bei der die Kuratorin selbst eine amerikanische Ureinwohnerin war. Es war auch die erste Ausstellung, die nicht nur nostalgisch und retrospektiv war und die Crow-Kultur nicht so darstellte, als sei sie ein Phänomen der Vergangenheit. Nina Sanders, die Kuratorin, bestand darauf, dass die Ausstellung zeitgenössische Kunstwerke vieler junger Crow-Künstler zeigt. Das Field Museum ist eines der großen Naturkundemuseen der Welt und verfügt über die beste Sammlung von Crow-Artefakten überhaupt. Aber dies war das erste Mal, dass das Volk der Crow seine eigene Geschichte erzählen konnte. Die Leute der Crow entschieden selbst, eine Parade an der Universität von Chicago abzuhalten. Es war ein äußerst bewegendes Ereignis. Am Ende der anschließenden Zeremonie – einer Crow-Zeremonie auf dem Universitätscampus – pries einer der Stammesältesten, Sean Real Bird, die Kuratorin und sagte, sie, Nina Sanders, habe *einen Coup gelandet*. Er nannte sie eine *Kriegerin*. Und er hatte Recht.[3]

2 Anm. d. Übers.: Apsáalooke ist in ihrer Sprache der Name der Crow.

3 Hier der Link zum Video der Parade und der Zeremonie: https://www.youtube.com/watch?v=Y4eMuVQIMBA (10.02.2025).

Es hatte im Vorfeld viele Kämpfe bei der Konzeption dieser Ausstellung gegeben. Die Kulturen der Museumswelt und der Crow prallten aufeinander in der Frage, wie man *gut* mit den Artefakten umzugehen hat. Die Kuratoren des Museums fühlten sich in der Pflicht, die Objekte in tadellosem Zustand zu erhalten, damit sie auch künftigen Generationen zur Verfügung stehen würden. Die Crows fühlten sich dafür verantwortlich, die Artefakte ehrfürchtig und nach den heiligen Riten zu verwenden. Es gäbe noch so viel zu sagen, aber für uns heute geht es darum, dass Plenty Coups zu seiner Zeit nicht auf die Idee gekommen wäre, dass es sich bei einer Kunstausstellung um das Landen eines Coups handeln könnte; wäre er jedoch bei dieser Veranstaltung in Chicago gewesen, hätte er sie ohne Schwierigkeiten als genau das erkannt. Alle Teilnehmer der Crow haben das sofort verstanden. Und ich auch. So sieht es aus, denke ich, wenn die Hoffnung ihren »radikalen« Charakter *verliert*, aber Entschlossenheit und Kontur gewinnt. Wir sehen hier sowohl unsere Vulnerabilität für die Zerstörung von Bedeutung »von außen« als auch Möglichkeiten der Wiederherstellung und Erneuerung.

Vulnerabilität »von innen«

Psychoanalytiker sind Experten, wenn es um Vulnerabilität »von innen« geht. Menschen ringen mit Bedeutungen, derer sie sich nicht bewusst sind. Es ist ihnen auch nicht bewusst, wie aktiv sie bei der Herstellung und Aufrechterhaltung dieser Bedeutungen sind, die auf unheimliche Weise über sie herrschen. Die Aktivitäten der menschlichen Seele sind vielfältig und Psychoanalytiker haben darauf auf vielfältige und kreative Weise geantwortet. Auch wenn ich mich wiederhole: Ich möchte keine alles umfassende Theorie präsentieren. Aber ich möchte eine Struktur aufzeigen, die deutlich macht, wie diese »innere« Vulnerabilität mit den beiden anderen Vulnerabilitäten zusammenhängt. Ich werde dies tun, indem ich eine Verwandtschaft von Psychoanalyse und Philosophie annehme.

Witzigerweise ist die psychoanalytische Technik eine Erweiterung der sokratischen Methode. Das Paradigma der sokratischen Methode ist ein Gespräch zwischen zwei Personen, in dem jede Person aufgefordert wird, ihre Überzeugungen darzulegen. Dies ist der Bereich der Begründung. Im Gegensatz dazu besteht Freuds sogenannte »Grundregel« darin, laut auszusprechen, *was einem in den Sinn kommt*, ob man es glaubt oder nicht.

Letztlich hat uns die Psychoanalyse eine andere Bedeutung von Redefreiheit, freier Meinungsäußerung und freier Forschung gegeben, als wir sie an Universitäten, Forschungsinstituten und in markigen öffentlichen Debatten kennen. Machen Sie für 50 Minuten eine Pause von dem, was wir normalerweise in Klassenzimmern, auf Konferenzen und in der Forschung tun: Sagen Sie, was Ihnen in den Sinn kommt, und wenn es keinen Sinn macht, umso besser. Wenn Sie denken, dass es albern oder dumm ist oder überhaupt nicht stimmt, was Sie denken, umso besser! Sprechen Sie einfach aus, was Sie denken, in welcher Richtung auch immer. Es ist eine bemerkenswerte empirische Entdeckung, dass sich niemand an die Grundregel halten kann: Man unterbricht sich ständig, wechselt die Richtung, verstummt und hemmt sich selbst. Die Psychoanalyse geht aus der Arbeit mit diesem Scheitern hervor.

Ich möchte weder dogmatisch sein noch allzu sehr auf der Grundregel bestehen. Aber es hat mich in meiner klinischen Arbeit fasziniert, was dabei herauskommt, wenn ich versuche, mit ihr zu leben. Obwohl Freud die »Grundregel« formulierte, befolgte er sie nicht. Er war zu sehr davon fasziniert, die verborgenen Inhalte im Inneren eines anderen Menschen zu entdecken. Was er fand, waren unbewusste Wünsche. Wenn ich mich dagegen an eine Methode halte, die es den Analysanden ermöglicht, ihre eigenen Gedanken zu äußern, kann man das, was zum Vorschein kommt, am ehesten nicht als verborgene *Inhalte* verstehen, sondern eher als *Formen des Denkens und Handelns*, die uns überall umgeben, aber nicht als solche erkannt werden. Diese Formen verschließen uns Möglichkeiten des Lebens, während sie uns glauben lassen, wir seien offen für die Welt.

Um ein Beispiel zu nennen: Frau A. lebte in einer Welt, die ich als eine *enttäuschende Welt* erkannte. Sie betonte die Enttäuschungen des wirklichen Lebens. Aber selbst bei Erfolgen – einer Beförderung bei der Arbeit, einer Einladung zum Essen von jemandem, der sich für sie interessierte – gab es eine enttäuschende Wendung. Meist in Form eines Dreiecks. »Mein Chef musste mich befördern, weil er unbedingt X befördern wollte, und das konnte er nicht tun, ohne mich auch zu befördern.« Oder: »Wahrscheinlich hat er mich nur eingeladen, weil Y nicht da ist.« Enttäuschung wurde als Schicksal erlebt. Frau A. setzt also ein *imaginatives Apriori* voraus, dessen sie sich nicht bewusst ist, in dem die Enttäuschung ihrer Erfahrung *Form* gibt. Jede Enttäuschung war ein winziges Dreieck, aber zusammengenommen bildeten sie eine *geodätische Kuppel der Enttäuschung*, die sie als Realität erlebte.

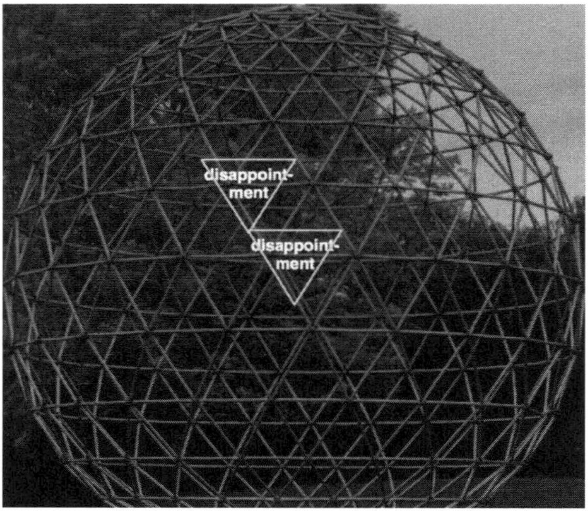

Abbildung 1: Geodesic Dome of Disappointment
(Quelle: https://commons.wikimedia.org/wiki/File:
Geodesic_Dome.jpg; bearbeitet durch den Autor)

Das Dreieck ist die Form der ödipalen Situation. In diesem Fall wird Frau A. immer von zwei anderen bezwungen, die sich gegenseitig mehr mögen, als sie Frau A. mögen. Das Unbewusste zeigte sich als *Form* ihres Denkens, und das ist einer der Gründe, warum es so schwer zu erkennen war. Es ist so viel einfacher, den *Inhalt* eines Gedankens zu begreifen, als eine *Form* des Denkens zu erkennen.[4]

Auf den ersten Blick sieht es so aus, als würde niemand eine Enttäuschung nach der anderen erleiden wollen. Aber der verborgene »Erfolg« von Frau A.s Strategie besteht darin, dass sie in der Fantasie von niemandem enttäuscht werden kann, weil sie als Erste ankommt und sich selbst enttäuscht. Sie triumphiert über die Wahrnehmung ihrer Vulnerabilität, im Voraus ahnend, dass *alle Möglichkeiten* enttäuschend sein werden. In diesem Sinne ist die Neurose die Antithese zur radikalen Hoffnung.

4 Und obwohl sich Philosophie und Psychoanalyse unterscheiden, haben sie gemeinsam, dass sie beide versuchen, Formen zu erfassen, und Formen sind schwieriger zu begreifen als Inhalte. Das ist auch einer der Gründe, warum es so schwierig ist, Übertragung und Gegenübertragung zu erkennen: Es ist viel schwieriger, die Formen des Lebens zu erkennen, in die man verstrickt ist, als die Inhalte.

Erst in letzter Zeit habe ich erkannt, dass bei Neurosen oft die Fähigkeit zur Dankbarkeit fehlt. In meiner klinischen Praxis habe ich für sehr niedrige Honorare gearbeitet und Patienten behandelt, die es sich anders nicht leisten können. Es ist nicht ungewöhnlich, dass Analysanden irgendwann Schuldgefühle oder Ängste äußern, weil sie es sich nicht leisten können, mehr zu bezahlen. Erst kürzlich habe ich mich gefragt, ob Schuldgefühle und Angst ein *Ersatz* für Dankbarkeit sind – dass es irgendwie einfacher ist, sich schuldig oder ängstlich zu fühlen, als dankbar zu sein. Das hat mich neugierig gemacht auf den Stellenwert der Dankbarkeit in unserem Leben.

Ich bin auch neugierig geworden, welcher Stellenwert der Dankbarkeit in einem größeren kulturellen Kontext zukommt. Wir alle teilen heute die Angst, dass eine Katastrophe auf uns zukommt; sei es durch eine Klimakatastrophe, politische Unruhen, Krieg, eine nukleare Katastrophe oder eine Pandemie. Diese Bedrohungen sind alle sehr real. Es gibt gute Gründe, besorgt zu sein. Und doch üben diese realen Bedrohungen gleichzeitig einen enormen Druck auf unsere Vorstellungswelt aus. Es handelt sich zwar nur um Anekdoten, aber ich habe immer wieder Bemerkungen gehört, dass wir das, was auf uns zukommt, *verdient haben*. Wir sind so gierige, egoistische und zerstörerische Tiere. Es klingt, als ob sich der Urheber dieser Äußerung an der Aussicht erfreuen kann, dass endlich Gerechtigkeit herrscht. Zweifellos sind wir problematische Tiere. Aber auch hier glaube ich den *Reiz der Vorstellung einer enttäuschenden Welt* zu erkennen. Die Genugtuung über die Vorstellung, dass die Menschheit endlich ihre gerechte Strafe erhält, setzt voraus, dass wir all die schönen, großzügigen und kreativen Beiträge vergessen, die Menschen geleistet haben. Es ist wie eine Weigerung, ein Gefühl des Verlustes zu empfinden, wenn wir die Aussicht haben, all das Gute zu verlieren, das die Menschen je geschaffen haben. In der Vergangenheit habe ich dies als eine Weigerung zu trauern bezeichnet, aber jetzt betrachte ich es als eine Stilllegung (shutdown) der Fähigkeit zur Dankbarkeit.

Hier also eine vorsichtige Hypothese und ein Rätsel: Wenn unsere Vorstellungswelt unter umfänglichem Druck steht, gibt es die Tendenz, unsere Fähigkeit zur Dankbarkeit zu verlieren. Wir haben bereits einen strategischen Vorteil betrachtet: den Wunsch, sich in der Fantasie unverwundbar zu machen, um die Anerkennung der Abhängigkeit von anderen zu vermeiden. Doch heute Abend möchte ich einen anderen Weg einschlagen und fragen: *Was verlieren wir, wenn wir die Fähigkeit zur Dankbarkeit verlieren?* Damit kommen wir zu unserem dritten und letzten Bereich der Vulnerabilität. Meine Antwort ist gleichzeitig ironisch und ernst. Wir verlieren die

Möglichkeit, einen grundlegenden Konflikt des menschlichen Daseins zu erleben.

Vulnerabilität für *Aporien* des absoluten Wertes

Unsere dritte Vulnerabilität ist das Feststecken, wenn es um das Gute geht. Sokrates nannte es *Aporie*, keinen Ausweg zu sehen. Es gibt zwei Stufen. Zunächst verleitet uns die Dankbarkeit zu der Annahme, dass wir mit unseren Urteilen über das Gute *recht haben*. Doch dann überzeugt uns die philosophische Reflexion davon, dass wir uns keinen Reim auf das machen können, was wir denken. Auf den ersten Blick mag es so aussehen, als sei diese Vulnerabilität eine besondere Gefahr bei der Beschäftigung mit Philosophie. Aber ich denke, dass dieses Problem zum Kern der menschlichen Existenz gehört. Wir wären offen für dieses Problem, wenn unsere Fähigkeit zur Dankbarkeit nicht durch Neurosen, Neid, Ängste oder eine andere Quelle blockiert wäre. Ich stehe noch ganz am Anfang der Auseinandersetzung mit den Gedanken, die ich mit Ihnen teilen möchte.

Zunächst also die Behauptung, dass Dankbarkeit dazu führt, dass wir denken, wir hätten mit unserer Einschätzung über das Gute recht. Hier lasse ich mich von Aristoteles inspirieren. Und lassen Sie uns mit einem einfachen Fall beginnen. Er war der Meinung, dass Emotionen paradigmatisch den Übergang von einer weniger guten Situation zu einer besseren Situation erleichtern (vgl. Konstan, 2006).

Vorheriges Ereignis	Emotionen	Antwort	(erhofftes) Ergebnis
Bedrohung	Furcht	Flucht/Vermeidung	Sicherheit (wiederhergestellt)
Beleidigung oder Verletzung	Wut	Rache, Bestrafung, Richtigstellung	Gerechtigkeit (wiederhergestellt)

Tabelle 1: Funktion der Emotion nach Aristoteles

Man mag Emotionen durch ihre typischen subjektiven Gefühle oder durch typische körperliche Manifestationen wie erhöhter Herzschlag, schnelles Atmen, Schwitzen usw. charakterisieren, aber für Aristoteles war das, was wirklich zählte, die Art und Weise, wie Emotionen einen Übergang zu einem besseren Zustand motivierten. Mehr als das: Emotionen erheben beim Menschen auch *einen Anspruch auf ihre eigene Legitimität.* Wütende Menschen fühlen sich in ihrem Zorn im Recht; ängstliche Menschen erleben ihre Angst als gerechtfertigt. Mehr noch, und das ist wichtig, *Emotionen funktionieren als eine Form des Denkens*, eher wie eine Regel des Schlussfolgerns (vgl. Mueller, 2019). Das ist eine Quelle des Gefühls des Im-Recht-Seins. Betrachten wir ein Beispiel für das, was Aristoteles einen praktischen Syllogismus nannte.

Angst-Syllogismus:

- Da kommt ein Bär auf mich zu.
- Es wäre furchtbar, angegriffen zu werden.
- Es gibt ein Auto.
- Es gibt eine Hütte.
- Das Auto ist näher.
- Ich springe ins Auto.

Für Aristoteles ist der *Sprung ins Auto* die Schlussfolgerung eines Gedankengangs (den er einen praktischen Syllogismus nannte). Beachten Sie, dass die Angst *überall* präsent ist, aber *nirgends* erwähnt wird. Die Angst prägt das Denken bei jedem Schritt. Sie bestimmt, wie ich die hervorstechenden Punkte auswähle, und sie verleiht dem, was daraus folgt, ein Gefühl der Legitimität. Aber die Angst ist keine Prämisse im Syllogismus. Sie wird nicht explizit genannt, weil die Angst selbst kein Motiv ist. Die Angst ist als *Form* eines ganzen Gedankenganges vorhanden. Das ist es, was ich unter *ängstlich denken* verstehe.

Natürlich verzerren Emotionen oft unser Urteilsvermögen, und darüber sind wir zu Recht besorgt. So fürchten wir uns vielleicht vor etwas, das in Wirklichkeit keine Bedrohung darstellt, oder wir ärgern uns über eine imaginäre Beleidigung, und unser Denken wird durch Gedanken an Flucht oder Rache verzerrt. Das ist es, was Aristoteles »ein Lineal krümmen« nennt.[5] Stellen Sie sich vor, wenn das Gefühlsleben gut läuft, wenn der Charakter und das Urteilsvermögen eines Menschen in guter Verfassung sind. Denken Sie an Menschen, die Aristoteles als »praktisch klug« *(phronimos)* bezeichnete. Emotionen fehlen nicht, sondern sind in angemessener Weise vorhanden. Bei solchen Menschen ist das Lineal ihres Urteils wirklich gerade. Und wenn sie in eine gefährliche Situation geraten, verleiht die Angst, in der richtigen Dosierung, ihrem Denken eine Form.

5 Aristoteles, Rhetorik I.1, 1354a 23–26.

Und welche Form des Denkens wird durch Dankbarkeit gefördert? Auch hier ist es hilfreich, mit Aristoteles anzufangen, der die Voraussetzungen für das Rätsel formuliert hat. Hier ist seine Definition des Zusammenspiels von wohltätiger Gefälligkeit und der Dankbarkeit des Bedürftigen (Wohltun/Wohltäter in der deutschen Ausgabe):

> »Wem man wofür und in welcher Verfassung Wohlwollen entgegenbringt, wird klar werden, wenn wir den Begriff ›Wohlwollen‹ definiert haben. ›Wohlwollen‹ in dem Sinne, in dem man von einem Wohltäter sagt, er hege Wohl wollen, soll definiert sein als eine Gefälligkeit (χάρις cháris) einem Bedürftigen gegenüber ohne Gegenleistung [6]und nicht zu dem Zwecke, daß der Wohltäter selbst einen Vorteil daraus hat, sondern der Bedürftige.«[7]

Dankbarkeit ist die *angemessene Reaktion* auf eine besondere Art von Gefälligkeit: eine Gefälligkeit, die *um des Empfängers willen* gewährt wird, *ohne dass dieser eine Gegenleistung erwartet.* Dankbarkeit muss in gewisser Weise anerkennen, dass die »Gefälligkeit« über die gewöhnlichen Ökonomien von Fairness, Gerechtigkeit und Gegenseitigkeit *hinausgeht.*

Die gewöhnliche Ökonomie von Geschenk und Gegenseitigkeit

ursprüngliches Bedürfnis	Antwort	Emotion	Antwort	(erhofftes) Ergebnis
Anerkennung zum Geburtstag	»Gefälligkeit« oder Geschenk: Party, Geschenk, Karte usw.	Dankbarkeit	Reziprozität: Erinnerung an den Geburtstag des Wohltäters	Soziale Harmonie, (anerkannte) Gerechtigkeit
Hunger, Geselligkeit	»Gefälligkeit«: Abendessen	Dankbarkeit	Wein mitbringen, Gegeneinladung	Soziale Harmonie (anerkannte) Gerechtigkeit

Tabelle 2: Die gewöhnliche Ökonomie von Geschenk und Gegenseitigkeit

6 Anm. d. Übers.: Dankbarkeit (chárin ekhein) taucht in der deutschen Übersetzung, anders als in der englischen von Lear zitierten, an dieser Stelle nicht auf.

7 Aristoteles, Rhetorik II.7, 1385a17–19 (Reclam S. 99).

Wir sind Lebewesen, die in der Lage sind, ausgeklügelte Formen sozialer Gegenseitigkeit zu praktizieren, von denen viele angenehm und für uns alle von Nutzen sein können. Wir verwenden die Sprache der »Dankbarkeit« und sagen »Danke«, und diese Formeln können aufrichtig sein. Das Wort »Dankbarkeit« kann auf vielfältige Weise verwendet werden. Das sind für sich genommen großartige und nützliche soziale Systeme. Aber wir haben noch keine soziale Welt, in der eine Leistung *um des anderen willen, ohne Erwartung einer Gegenleistung*, klar und nur um ihrer selbst willen hervortritt. Aber in der Erfahrung der Dankbarkeit im von Aristoteles isolierten Paradigma, spüren wir hier mehr – *im Geben und im Nehmen* –, das erfasst werden muss. Bei *echter Dankbarkeit* verstehen, erkennen an *und begrüßen* beide Parteien, dass sie sich in einer anderen Art menschlicher Beziehung befinden: einer, die die Anforderungen von Gerechtigkeit, Fairness oder Gegenseitigkeit *transzendiert*. Die Frage ist nun, wohin diese Anerkennung der Transzendenz führt.

Das Rätsel der Dankbarkeit

ursprüngliches Bedürfnis	**Antwort**	**Emotionen**	**Antwort**	**(erhofftes) Ergebnis**
Hunger Obdach Fürsorge Bedeutung Verständnis usw.	*Gefälligkeit/kháris*: Bedürfnisbefriedigung zum Wohle des Empfängers + keine Erwartung einer Gegenleistung	Dankbarkeit/ *kháris ekhein*	?	?

Tabelle 3: Das Rätsel der Dankbarkeit

Dieses Bild zu vervollständigen ist eine außerordentlich komplexe und reichhaltige Aufgabe, und ich kann hier nur ein Fragment vorstellen: den Stellenwert der Dankbarkeit in der Erinnerung. Dankbarkeit ist eine Art, Zeugnis abzulegen. Zu einem typisch menschlichen Leben gehört es, von Zeit zu Zeit Bilanz zu ziehen: Wie ist es gelaufen, was ist wichtig, was war wichtig und was sollte weiterhin wichtig sein? Dies ist eine typisch menschliche Aktivität. Wir ziehen *mitten im Leben* eine Bilanz des Lebens. Und mitten im Leben erkennen wir, dass wir versuchen, den Sinn eines unbestimmten und noch unvollendeten Ganzen zu erfassen: Wir wissen nicht, wann oder wie wir sterben werden oder welche späteren Ereignisse, insbesondere Katastrophen und Rückschläge, im Rückblick Anlass für eine Neubewertung sein könnten. Dankbarkeit, so möchte ich sagen, ist eine Möglichkeit, sich zur Sinnhaftigkeit zu *verpflichten* – dass *dieses Geschenk* von Bedeutung war *und weiterhin von Bedeutung sein wird* (inmitten eines Lebens, das wir nicht vollständig verstehen können).

Für den nächsten Schritt meiner Argumentation bitte ich Sie eindringlich, im weiteren Verlauf Ihre eigenen Erfahrungen und Erinnerungen zu Rate zu ziehen. Die Argumentation ist nur dann wirklich überzeugend, wenn Sie es selbst aus erster Hand erleben können. Lassen Sie mich das Beispiel der Lehrer nehmen, denn ich vermute, dass viele von uns einem oder zwei oder drei besonderen Lehrern aus ihrer Vergangenheit dankbar sind. Das sind die Lehrer, die das liebten, was sie unterrichteten. Sie wollten die Freude am Lernen an ihre Schüler weitergeben. Vielleicht hatten sie ein persönliches Interesse an ihren Schülern, vielleicht an Ihnen, vielleicht aber auch nicht. Was sie weitergaben, war die Liebe zum Lernen, die Wertschätzung der Schönheit und Bedeutung eines Themas oder einer Untersuchungsmethode, die Eröffnung einer neuen Welt von Möglichkeiten. Witzigerweise war ihre Gefälligkeit oder ihre Gabe oder *Kharis* sie selbst: sie selbst in der Tätigkeit, sie selbst zu sein, das zu tun, was sie am meisten liebten, und darin, uns zu erlauben, sie als beispielhaft zu erleben und daraus zu machen, was wir wollten.

Sich dankbar an solche Lehrer zu erinnern, gehört zu einer Bestandsaufnahme des eigenen Lebens. Nur *rückblickend*, aus der Perspektive der gelebten Zeit, kann man verstehen, wie viel das ursprüngliche Geschenk inzwischen bedeutet. Kein »Dankeschön« von damals könnte all das umfassen, was dieser ursprüngliche Akt der Großzügigkeit heute bedeutet. Indem wir uns dankbar erinnern, erfahren wir, dass *es angemessen ist*, diese dankbare Erinnerung lebendig zu halten. Dies ist etwas, das über persönliche Gefühle hinausgeht. Es scheint wichtig – *eine Verpflichtung* – zu sein, eine Erinnerung an echte Güte wachzuhalten.

Hier ist ein Beispiel aus meinem Leben. (Bitte nehmen Sie ein Beispiel aus Ihrem.) Zu Beginn meiner analytischen Ausbildung am Western New England Institute for Psychoanalysis schlug mir mein Fakultäts-Tutor vor, Hans Loewald zu lesen. Ich hatte noch nie von ihm gehört. Als ich seine Aufsätze las, war ich erstaunt und erfreut über ihre Schönheit, über die Tiefe und Originalität seines Denkens über Freud, über die Leichtigkeit, mit der er die Psychoanalyse mit dem philosophischen Denken verband, über die außergewöhnliche *Menschlichkeit und Menschenliebe*, die aus seinen Schriften sprach. Ich wollte bei ihm studieren, aber wie sollte das gehen. Er stand kurz vor seiner Pensionierung, und sein letztes Seminar war bestimmt für die Kandidaten des sechsten Studienjahres. Ich war in der ungewöhnlichen Lage, gleichzeitig Studienanfänger und Professor für Philosophie in Yale zu sein. Ich schrieb ihm und fragte ihn, ob er eine Ausnahme machen könnte und mich an dem Seminar teilnehmen lassen würde. Er schrieb mir den freundlichsten Brief, den man sich vorstellen kann, zurück und sagte »nein«. Ich kannte den Ausdruck »Grenzen setzen« noch nicht, aber ich erfreute mich an der Frustration. Ich schrieb zurück und fragte ihn, ob ich ihn als Tutor engagieren könnte, um seine Werke zusammen zu lesen und zu diskutieren. Er nahm mein Angebot an, und so begann ein wöchentlicher Austausch, der sechs Jahre andauerte. Wir lasen all diese Werke, dann Freud und Klein und Winnicott und Lacan, dann Kierkegaard. Ich wusste, dass ich mich in der Gesellschaft eines außergewöhnlichen Menschen befand. Damals war ich hocherfreut und dankbar; dennoch konnte ich nicht ahnen, was für ein lebenslanges Geschenk dieser Austausch sein würde. Und nicht nur der Austausch. Loewald ragt heraus als *Vorbild* dafür, was ein psychoanalytisches Leben sein kann. Ich möchte sagen: *Er war so ein guter Mensch!* Dies ist nicht nur eine Beschreibung meines Begehrens. Es erscheint mir *richtig*, *angemessen*, und sogar *geboten*. Voll Dankbarkeit komme ich zu einem Schluss. Natürlich meine ich als Psychoanalytiker nicht, dass er durch und durch gut war. Ich glaube nicht, dass das irgendjemand von uns denkt. Ich gehe davon aus, dass er widersprüchlich war, seine Schwächen hatte und so weiter. Der Sinn der Aussage: »Er ist ein guter Mensch« ist es, zu bezeugen, dass das Gute real war, und dass es wichtig genug war, um ihn so zu charakterisieren.

Doch wohin führt dieser Gedanke? Ich möchte sagen, dass *tiefe* Dankbarkeit durch die inhärente Kraft zu einem Zustand führt, den ich *radikale* Dankbarkeit nennen möchte; das heißt, ein Zustand, in dem uns notwendigerweise die Begriffe fehlen, um das, was wir meinen, auszudrücken. Hier stehe ich in der Schuld des Philosophen Ludwig Wittgenstein in seiner »Vorlesung über Ethik« (er war beeinflusst von G. E. Moore), obwohl ich versuchen werde, einen anderen Weg einzuschlagen (Wittgenstein, 1965). Wenn ich sage, dass jemand ein *guter Mensch* oder ein *gutes mensch-*

liches Wesen ist – zumindest dann, wenn diese Aussage ein Ausdruck tiefer Dankbarkeit ist –, dann versuche ich damit etwas zu sagen, das mehr ist, als durch eine Liste empirischer Bedingungen erklärt werden kann. Das ist etwas anderes als Aussagen, die auf den ersten Blick ähnlich erscheinen mögen, wie »ein guter Geiger«, »ein guter Schwimmer« oder »ein guter Pokerspieler«: In jedem dieser Fälle können wir empirische Bewertungskriterien aufstellen, nach denen diese Menschen an die Spitze kommen. Aber wenn wir dankbar zu dem Schluss kommen, dass »sie ein so guter Mensch ist«, wollen wir noch etwas anderes sagen. Wir können empirische Bedingungen aufstellen, die uns Gründe liefern – sagen wir, ihre Freundlichkeit, Großzügigkeit und Inspiration. Und wir können die Liste fortsetzen, indem wir sagen, dass freundliche und großzügige Menschen die soziale Harmonie fördern, und so weiter. Aber mir scheint, dass wir mit dem Ausdruck von *tiefer Dankbarkeit* versuchen, etwas zu erreichen, das die relativen Kriterien des Guten transzendiert. Wir wollen sagen, dass *es gut ist*, ein guter Mensch zu sein, dass *es gut ist*, freundlich und großzügig zu sein, dass *es gut ist*, die soziale Harmonie zu fördern, und in jeder dieser betonten Verwendungen von »gut« wollen wir etwas erreichen, das über den relativen Wert hinausgeht. Das ist es, was Wittgenstein einen Ausdruck des *absoluten* Wertes nannte. Es zeigt sich für mich, wenn ich Dinge wie »Gut, Punkt!« oder »Die Welt ist ein besserer Ort!« sagen möchte. Aber wenn wir versuchen, uns mehr zu erklären, bewegen wir uns in einem engen Kreis von Wendungen: ein *wirklich sinnvolles Leben*, ein *wirklich gutes Leben, ein wirklich wertvolles Leben*, wobei jede dieser Wendungen im Wesentlichen unbestimmt ist.

Wittgenstein nannte das Unsinn. Er glaubte aber auch, dass die Behauptung eines absoluten Wertes Ausdruck einer *grundlegenden »Tendenz«* des Menschen sei. Tatsächlich sagt er, *dass seine ganze »Tendenz«* darin bestehe, sich in diese Richtung zu bewegen. Dies sei auch die »Tendenz« eines jeden, der jemals über Ethik und Religion sprechen wolle. Es sei eine Tendenz, von der er sagt, dass er »nicht anders könne, als sie zutiefst zu respektieren«.

Dankbarkeit zeigt uns, denke ich, dass hinter dieser grundlegenden Tendenz mehr steckt als nur eine Tendenz. Motten haben die Tendenz, zur Flamme zu fliegen. Aber die menschliche Tendenz, wenn sie von Dankbarkeit geprägt ist, manifestiert sich in einer Denkweise, die ein Gefühl für ihre eigene rationale Legitimität vermittelt. Es ist wichtig, dass wir uns nicht nur als Subjekt einer Tendenz verstehen – wie zum Beispiel beim Fressanfall –, sondern dass wir aufmerksam auf Erfahrung reagieren. Unsere »Tendenz« drückt sich unter anderem im Denken aus.

Es ist auch wichtig, die allgemeine Schlussfolgerung, zu der Wittgenstein über unsere Fähigkeit, den absoluten Wert auszudrücken, gelangt, vom Pathos der von ihm verwendeten Bilder zu unterscheiden. Er nennt es »gegen die Wände unseres Käfigs rennen«. Und er sagt, es sei »vollkommen, absolut hoffnungslos«. Aber woher kommt der Käfig? Woher kommen die Mauern? Warum unsere Aktivität als ein Anrennen gegen sie beschreiben? Diese Bilder sind beliebig. Er wiederholt auch die Formulierung, dass wir *gegen sie laufen*, das zweite Mal gegen die »Grenzen unserer Sprache«. Die Wiederholung dieser Phrase ist rhetorisch aufrüttelnd, einer Beschwörung nicht unähnlich.

In meinen Augen und Ohren als Psychoanalytiker scheint hier in der Vorstellung ein Apriori am Werk zu sein: eine Interpretationsstruktur, in der der Autor für den Leser eine Aura der *Frustration, des Eingeschlossenseins, der Unfähigkeit zu entkommen, der Hoffnungslosigkeit* erschafft. Und es gibt einen Ton der *Strenge*, der suggeriert, dass man, wenn man das Pathos nicht akzeptiert, auch die Schlussfolgerung nicht akzeptiert. Ich denke, das ist ein falsches Bild von Notwendigkeit: eine geodätische Kuppel der Frustration. Man kann die Gesamtbewegung von Wittgensteins Argumentation akzeptieren, und sich trotzdem die Freiheit nehmen, mit den Bildern zu spielen. Rigoroses Denken führt uns in widersprüchliche Richtungen. Dankbarkeit führt uns zu dem Schluss, dass wir den absoluten Wert anerkennen *sollten*. Die philosophische Kritik führt uns zu der Erkenntnis, dass wir dem, was wir denken, keinen eindeutigen Sinn geben können. Warum dies nicht in einem komödiantischen Modus übernehmen?

Das erinnert mich an einen in der Mitte des letzten Jahrhunderts berühmten amerikanischen Baseballspieler, der für seinen Humor bekannt war. Yogi Berra, Catcher für die New York Yankees, sagte einmal: »Wenn du an eine Weggabelung kommst, nimm sie.« Warum nicht eine Weggabelung statt eines Käfigs, gegen den wir anrennen – ein Weg, der dem relativen Wert folgt, der andere, der den absoluten Wert sucht? Irgendwie müssen wir uns für die Weggabelung entscheiden. Mir scheint, dass das Ausschalten der Dankbarkeit ein wirksames Mittel ist, um diese Erfahrung der Weggabelung auszuschalten, die meiner Meinung nach für die Erfahrung des menschlichen Lebens so wichtig ist.

Abschließend noch ein paar Worte zur Psychoanalyse: Die Psychoanalyse erhebt den Anspruch, im Wesentlichen eine Therapie zu sein: eine Methode, die in das Leben eines Menschen eingreift, um es zu verbessern. Aber auf welche Weise wird es besser? Hier können wir eine Liste menschlicher Güter aufstellen: psychische Integration, Selbsterkenntnis, Selbstbewusstsein, Offenheit für andere und sogar für die Welt, weniger von einschränkenden Fantasien beherrscht zu werden usw. (Sie können die Liste ergänzen oder kürzen.) Die Liste ist in zweierlei Hinsicht hilfreich. Erstens legt sie Kriterien fest, anhand derer wir eine Bestandsaufnahme machen können, wie gut die Psychoanalyse diese Güter fördert. Zweitens verleiht sie dem Anspruch der Psychoanalyse, menschliches Gedeihen zu fördern, Gehalt.

Aber wir missverstehen uns als Psychoanalytiker, wenn wir annehmen, dass dies das Ende der Geschichte ist. Warum verbringen wir schließlich unser Leben damit, das menschliche Gedeihen zu fördern? Ist es nur ein Gefühl der Solidarität mit der Spezies? Wir streben nicht nach Wahrhaftigkeit und Verständnis, Ehrlichkeit, Einsicht, Gedächtnis, Kreativität und der Wertschätzung von Schönheit, *weil* sie das menschliche Gedeihen fördern, sondern ganz im Gegenteil: Dies sind die Aktivitäten, die den Gedanken unterstreichen, dass *es gut ist*, das menschliche Gedeihen zu fördern. Gut, Punkt. Es erscheint mir *absolut* wunderbar, dass das Universum diese Aktivitäten überhaupt enthält, und unheimlich, dass sie genau hier inmitten des menschlichen Lebens zu finden sind – mit all seinen anderen Verwirrungen, Konflikten, Egoismus, Betrug und Zerstörung. Dies sind nicht nur Aktivitäten, die die Psychoanalyse fördert, sondern es sind Aktivitäten, die die Psychoanalyse *ausmachen*.

Hier kommt die Psychoanalyse an ihre eigene Weggabelung. Es war nicht leicht, diese Weggabelung in den Blick zu bekommen, aber auf eine seltsame Art und Weise hat sie uns von Anfang an begleitet. Zum Beispiel sagte Freud in seiner Kritik am traditionellen religiösen Glauben bekanntlich:

> »Wir erhoffen dasselbe, aber Sie sind ungeduldiger, anspruchsvoller und – warum soll ich es nicht sagen? – selbstsüchtiger als ich und die Meinigen. [...] Unser Gott λόγος [Logos] wird von diesen Wünschen verwirklichen, was die Natur außer uns gestattet, aber sehr allmählich, erst in unabsehbarer Zukunft und für neue Menschenkinder. Eine Entschädigung für uns, die wir schwer am Leben leiden, verspricht er nicht« (Freud, 1927c, S. 377f.).

Freud, so wie ich ihn verstehe, schlägt hier nicht wörtlich die Einführung eines neuen Gottes vor. Aber er *versucht*, den *absoluten* Wert der rationalen Untersuchung auszuführen, der er sich in seiner psychoanalytischen Arbeit verschrieben hat. Es gibt eine Güte, die er zu erreichen versucht, die er aber nicht wirklich erklären kann. Er erkennt noch nicht, dass er inmitten eines Konflikts lebt – zwischen seinem Bekenntnis zum Guten in seiner psychoanalytischen Tätigkeit und seiner Unfähigkeit zu erklären, was er damit meint.

Es ist eine Aufgabe für unsere Generation, psychoanalytisch angemessene Wege zu finden, um diese Weggabelung der menschlichen Werte zu umarmen, wenn wir sie erreichen. Diese Aufgabe erscheint mir wie ein Erbe, ein Geschenk, für das wir, so rätselhaft es auch sein mag, durchaus dankbar sein können.

Übersetzung aus dem amerikanischen Englisch von Stefanie Sedlacek

Literatur

Aristoteles(1831a). *Rhetorik I.1*, 1354a 23–26. Reclam.
Aristoteles (1831b). *Rhetorik II.7*, 1385a 17–19. Reclam.
Freud, S. (1927c). Die Zukunft einer Illusion. *GW XIV*, 71–100.
Konstan, D. (2006). *The Emotions of the Ancient Greeks*, University of Toronto Press.
Lear, J. (2020 [2008]). *Radikale Hoffnung. Ethik im Angesicht kultureller Zerstörung*. Suhrkamp.
Mueller, A. (2019). Virtuous Feelings? Three Grades of Emotional Rationality. *Philosophical Inquiry, 7*(2).
Wittgenstein, L. (1965). Vorlesung über Ethik. *The Philosophical Review, 74*(1), 3–12.

Biografische Notizen

Jonathan Lear ist Professor für Geisteswissenschaften und Psychoanalytiker. Er lehrte er an der Universität Cambridge, wo er Fellow des Clare College war, sowie in Yale, wo er zum Professor ernannt wurde. Neben seiner Forschungs- und Lehrtätigkeit ist er auch in der klinischen Arbeit tätig. Im Rahmen seiner Arbeit an der Universität von Chicago unterstützte Lear gemeinsam mit vielen Crow-Völkern die große Ausstellung im Field Museum of Natural History, »Apsáalooke Women and Warriors« – die erste Ausstellung in der Geschichte des Museums, die von einer amerikanischen Ureinwohnerin kuratiert wurde. Jonathan Lear wurde mit dem Andrew W. Mellon Foundation Distinguished Achievement Award in the Humanities ausgezeichnet, er ist Fellow der American Academy of Arts and Sciences und Mitglied der American Philosophical Society.

Stefanie Sedlacek, MA, Dr. phil., Dipl.-Psych., ist Psychoanalytikerin, Dozentin sowie Lehr- und Kontrollanalytikerin (DPG, DGPT, IPA) am Psychoanalytische Institut Berlin (PaIB), niedergelassen in eigener Praxis in Berlin. Sie war langjähriges Beiratsmitglied des German Annuals und ist aktuell Mitglied des Boards des *International Journals of Psychoanalysis*, auch war sie Mitherausgeberin der *PSYCHE* und ist Gutachterin des *Psychoanalytic Quartely*. Sie veröffentlicht und hält Vorträge zu klinischen und Ausbildungsfragen.

Hoffen heißt, sich verzaubern lassen

Ein psychoanalytisches Prozessmodell der Hoffnung

Herbert Will

Mit dem Titel dieser Arbeit möchte ich hervorheben, dass Hoffen ein kognitiver, aber auch ein emotionaler, primärprozesshafter Vorgang ist. Ich werde das an einem klinischen Beispiel erläutern. Den emotionalen Anteil von Hoffnung möchte ich Verzauberung nennen. Meine These lautet: Es kann dann gehofft werden, wenn die Bereitschaft und Möglichkeit besteht, sich verzaubern zu lassen. Erfahrungsgemäß ist Hoffnung kein stabiler Zustand; sie kann auch vergehen. Die Frage stellt sich, wie es möglich wird, immer neu Hoffnung zu schöpfen. Offenbar gibt es Hoffnung nicht als reine Vorstellung; sie bedarf eines emotionalen Trägers, der sie gewissermaßen nährt. Aus meiner Sicht ist der Zustand der Verzauberung ein guter Kandidat für eine solche Hoffnungs-Nahrung. Ich möchte mit einem kleinen Beispiel beginnen.

Katja Westlund-Morgenstern berichtet von einer Supervisionssitzung mit John Steiner. Dieser erläutert ihr in einer bestimmten Situation: »Wenn Mütter ihre Babys hoch in die Luft recken und rufen: ›Du bist mein Aller-Größter!‹, dann lachen Babys, weil sie sich geliebt fühlen. Aber sie lachen auch aus einer Ahnung heraus, dass das stimmt und gleichzeitig nicht stimmt« (Westlund-Morgenstern, 2023, S. 923). Damit wollte Steiner ihr die englische Auffassung von Ironie erläutern, die von einer gutartigen Freude an der Gleichzeitigkeit von Widersprüchlichem lebt. Das Baby dürfte – in meiner Terminologie – in diesem Moment verzaubert sein, die Mutter vermutlich auch, weil sie für ihr Baby gerade auch die Aller-Größte ist. Beide verzaubern sich in der Begegnung wechselseitig. Vielleicht schwingt bei ihr und bei ihrem sensibel wahrnehmenden Baby auch die Ahnung mit, dass in einem anderen Moment ein anderer der Aller-Größte, eine andere die Aller-Größte sein dürfte. Doch vermutlich gehen die Ansichten darüber auseinander, ob das Baby selbst die Ent-Täuschung mitdenken kann, oder ob dies nicht eher die Idee eines Erwachsenen ist.

So oder so trägt Verzauberung tendenziell den Keim der Entzauberung in sich, was ihre momentane Wirkung jedoch nicht stört.

Verzauberung, Hoffnung, Illusion

Das Wort Verzauberung verbindet auf eine überraschende Weise die Hoffnung mit der Illusion. Bei meiner Recherche zu Hoffnungskonzepten in der Psychoanalyse bin ich zu allererst darauf gestoßen, dass Freud keinen positiven Begriff von Hoffnung kennt (Freud, 1968; Laplanche & Pontalis, 1972). Wenn er überhaupt von einer hoffnungsvollen Einstellung schreibt, dann betrachtet er diese als Illusion, die der Wunscherfüllung dient. Die Kritik der Hoffnung als Illusion und die Kritik der Religion gehen bei ihm Hand in Hand (1927c; 1933a, 35. Vorlesung).

Wenn wir die Begriffsgeschichte betrachten, dann wird Freuds Position verständlich: Hoffnung ist ein Begriff, der vor allem durch die jüdisch-christliche Religionsgeschichte geprägt ist (Link, 1974). Er findet sich gehäuft bei Hiob, in den Psalmen, bei den jüdischen Propheten und in den Briefen des Apostels Paulus – überall dort, wo ein direktes Gegenüber fehlt, das Zuversicht gibt, und stattdessen die göttliche Zusage von Hoffnung angerufen wird. In der christlichen Tradition gilt *spes*, die Hoffnung, als eine der göttlichen Tugenden. Und *desperatio*, die Hoffnungslosigkeit, steht ihr als komplementäres Laster zur Seite.

Das ist nicht die Tradition, in der Freud sich positionieren will. Ganz im Gegenteil betrachtet er Hoffnung als illusionäres Mittel der Realitätsverleugnung (Will, 2014). Diese Einstellung wird in der europäischen Psychoanalyse tradiert und ausgeweitet; auch hier wird kaum über Hoffnung, umso lieber aber über Illusionen und die Abwehr der Realitätswahrnehmung gesprochen (EPF Bulletin, 2023). Bis heute wird Hoffnung hier überwiegend als eine pathologische Formation eingeschätzt, wogegen Waddell (2019) sich in einer wunderbaren Arbeit ausdrücklich stellt. In der nordamerikanischen Psychoanalyse hingegen findet sich eine andere Einstellung. Hier gibt es viele psychoanalytische Arbeiten zur Hoffnung, die die Nähe zu einem religiös fundierten Optimismus nicht scheuen. Zuletzt wurde Jonathan Lear mit seiner großangelegten Studie zu einer radikalen Hoffnung bekannt, die auf spiritueller Praxis beruht (Lear, 2006). Es scheint, als würde hier die europäische Tradition der Religionskritik als Hoffnungskritik weniger greifen.

Doch zurück zum Begriff der Verzauberung, den ich einer Anregung Hans Loewalds (1988) verdanke. Loewald setzt sich mit der Auffassung Freuds von der Illusion als einer Realitätsverleugnung auseinander, die er für einseitig hält (ebd., S. 504–506). Loewald hebt demgegenüber den Ansatz Winnicotts hervor, der in seinem Konzept vom Übergangsraum dem Kleinkind Illusionen einräumt, die nicht primär der Abwehr dienen, sondern der Kreativität (Winnicott, 1983). Doch auch für Winnicott stellt Loewald infrage, ob der Begriff der Illusion überhaupt angemessen ist, um den Bereich der *primären kindlichen Kreativität* zu erfassen (Loewald, 1988, S. 507–512). Illusionäre Verkennung setzt die psychische Fähigkeit voraus, zwischen innerer und äußerer Realität, zwischen Subjektivität und Objektivität unterscheiden zu können. Aus Loewalds Sicht gehört der Begriff der Illusion zu einem späteren, differenzierteren und sekundärprozesshaft organisierten Bereich des mentalen Funktionierens, der die Eigenart der primären kindlichen Kreativität gerade nicht erfassen kann.

Zum Begriff der Illusion möchte ich noch anmerken, dass er auf Nachträglichkeit beruht. Befindet sich eine Person oder Gruppe im Zustand der Illusion, dann weiß sie es nicht oder will es nicht wissen. Erst in einem zweiten Schritt kann sie sich sagen: »Oh, ich habe mir etwas vorgemacht!«; oder eine außenstehende Person, die meint, es besser zu wissen, sagt zu ihr: »Da machst Du Dir etwas vor!« Von Illusion zu reden, setzt eine Perspektive des Besserwissers voraus. Eine Illusion kann erst nachträglich von einer Dritte-Person-Perspektive aus festgestellt werden. Verzauberung hingegen beschreibt einen gegenwärtigen Zustand und nimmt eine Erste-Person- und Zweite-Person-Perspektive in Anspruch.

Im Weiteren überlegt Loewald, welche Worte er anstelle von Winnicotts Begriffspaar von Illusion und Desillusionierung bevorzugen würde, und schlägt vor: *enchantment* und *disentchantment*, das wären Verzauberung und Entzauberung, Entzücken und Ernüchterung (1988, S. 512). Inwiefern er dabei Max Weber und dessen These von der Entzauberung der modernen Welt durch Rationalität und Bürokratisierung im Sinn hat, wissen wir nicht (Will, 2014). Jedenfalls sind wir damit wieder bei der Hoffnung angelangt und bei unserer Eingangsfrage, was es ermöglicht, immer neu Hoffnung zu schöpfen. Sie ist nun angereichert durch die Einsicht, dass Hoffnung früher oder später eine Kritik erfährt und dass sie immer in Gefahr steht, sich als Illusion zu entpuppen.

Ich übernehme den terminologischen Vorschlag Loewalds und komme zu einer Konkretisierung meiner These: Hoffnung bedarf einer emotionalen Begründung; sie ist Ausdruck der Aktivierung primärer kindlicher Kreativität. Diese wiederum lebt von der unbewussten Überzeugung, dass das Gute überleben und mich tragen wird (Klauber, 1976; Sell, 2022). Doch selbst wenn ein Mensch das Glück hatte, in seiner Kindheit ein solches Vertrauen zu gewinnen, dann muss es dennoch aktiviert werden, um als Hoffnung zur Verfügung zu stehen. Hoffnung ist nicht einfach da oder nicht da, sie muss immer neu geweckt werden. Das Wecken von Hoffnung geschieht durch die Verzauberung unserer Erfahrungs- und Vorstellungswelt, und das bedeutet die somatopsychische Erfahrung wechselseitiger Verlebendigung. Hoffnung braucht libidinöse Zufuhr, sonst versiegt sie. Ihr Medium ist ein Beziehungserleben, das präobjektal, präverbal und szenisch geprägt ist, eben so, wie ein Kleinkind erlebt. So wird klar, dass Hoffnung ein zutiefst interpersonaler Vorgang ist (Sell, 2022).

Als Grundmuster einer Hoffnungserfahrung könnte der frühkindliche Freudezirkel dienen. In gut verlaufenden Mutter-Kind-Interaktionen sind Freudezirkel zwischen Kind und Mutter bis zu 30.000 Mal in den ersten sechs Monaten zu beobachten, wie Rainer Krause anmerkt (2017, S. 455). Lässt sich annehmen, dass, wenn eine Mutter ihr Kind hochhält und anlacht, während das Kind sie ebenfalls anlacht, beide in diesem Moment verzaubert sind?

Derart positiv erlebte Emotionen, die verbunden sind mit einer somatopsychischen Aktivierung und Erregung, werden in der Psychoanalyse wenig beachtet (Emde, 1991), obwohl sie die primäre kindliche Kreativität aktivieren. Kreativ sind solche Zustände in zwei Hinsichten: Sie schaffen die Überzeugung von einer emotionalen Realität, die in der Begegnung wurzelt. Und sie triggern – das ist für psychoanalytische Behandlungen ein wichtiger Gesichtspunkt – die Symbolisierungsfähigkeit (Waddell, 2019).

Doch wenn Unstimmigkeiten zwischen Kind und Mutter auftreten, schlägt dann die Verzauberung in Entzauberung um? Das ist unvermeidlich. So wie zur Illusion die Desillusionierung gehört, so zur Hoffnung die zumindest partielle Enttäuschung. Hier können wir nun doch wieder auf Freud zurückgreifen, denn die Entzauberung oder Desillusionierung führt, wenn es gut geht, zur Realitätsprüfung und zu einem Trauerprozess. Die Anerkennung der Realität ist traurig – zunächst einmal –, dann aber erleichternd, weil sie neue Möglichkeiten öffnet und die Kraft der Verzauberung noch nachwirkt. Wenn sich die Entzauberung allerdings mit Enttäuschungswut auflädt, dann entsteht kein kreativer Trauerprozess, sondern Hass. Er setzt sich wie eine statische, festgehaltene Illusion über die Realität hinweg.

Um diese Vorgänge zusammenzufassen, schlage ich vor, von einem *Zyklus von Verzauberung und Entzauberung* zu sprechen, von einem *Hoffnungs-Enttäuschungs-Zyklus* oder abstrakter von einem *Hoffnungs-Desillusionierungs-Zyklus*. Im Anfang steht die Bereitschaft, sich verzaubern zu lassen; es folgt die Verzauberung, die zur emotionalen Trägerin der Hoffnung wird. Früher oder später kommt es zur Ernüchterung, Entzauberung und Desillusionierung. Wenn keine überschießende Hassreaktion erfolgt, dann entstehen Realitätsprüfung und Trauerarbeit und daraus wieder neue Orientierungsmöglichkeit und Hoffnung.

Diese Dynamik ist eine allgemeinmenschliche, die sich in allen Lebenssituationen entwickeln kann. In der analytischen Behandlung lässt sie sich als großflächiges Phänomen über die Monate und Jahre hinweg als Veränderung der Übertragungsbeziehung verfolgen. Doch auch im Prozess der einzelnen Sitzung treten Phasen der Begeisterung, Hoffnung, Enttäuschung, Trauerarbeit (wenn es gut geht) und neuen Hoffnung auf. Eine solche Mikroentwicklung des Verzauberungs-Entzauberungs-Zyklus meine ich in der im Folgenden beschriebenen Sitzung entdecken zu können.

Der Hoffnungs-Desillusionierungs-Zyklus in einer Analysesitzung

Ich berichte eine Vignette aus meiner Praxis.[1] Dabei nehme ich die Perspektive der psychoanalytischen Feldtheorie in Anspruch und fasse die analytische Situation als ein dynamisches Feld auf (Baranger & Baranger, 2018; Potthoff, 2022): In der Sitzung treten Figuren, Erzählungen und Bilder auf, in denen die unbewusste Kommunikation des analytischen Paares Gestalt annimmt. Damit wird gearbeitet.

Lena befindet sich in einer Phase ihrer Analyse, in der sie sich intensiv und kritisch mit ihren Eltern auseinandersetzt. In einer Sitzung erzählt sie von dem Laserschwert, das sie für ihren kleinen Sohn als Geschenk besorgt hat.

1 In variierter Form wurde diese Behandlungsvignette verwendet in Will (2021a). Zur Anonymisierung vgl. Will (2021b).

»Am Ende habe ich mich wiedergefunden, wie ich selbst mit dem Schwert herumspringe und kämpfe. Das hat riesen Spaß gemacht. – Von meinen Eltern wurde ich so oft beschämt, da gab es keine konstruktive Kritik. Gute Aggression tut so gut!«

In der nächsten Sitzung erzählt sie:

»Heute Nacht habe ich etwas geträumt. Es ist eine vage Erinnerung, ist überlagert. Die Kinder nehmen mich so in Anspruch. Manchmal wünsche ich mir, sie wären weg. Und würde sie am liebsten an die Wand klatschen (lacht). Aber dann ist der Jakob wieder so süß.

Ich habe geträumt, ich habe eine Wunde am Ellenbogen, die ist wie ein Lego-Loch – so wie beim Lego, wo dann ein Stein reinpasst. Die Wunde ist von einer jungen Türkin, die ist irgendwie mit mir vermischt. Die ist geflüchtet wegen einem Ehrenmord: Die soll umgebracht werden, weil sie singen will, und das gehört sich nicht. Ihr Vater heißt Johannes, der war umgebracht worden, weil er Sänger war. Dann treffe ich meinen Vater in der U-Bahn und zeige ihm die Wunde. Er merkt es gar nicht richtig, er ist so mit sich beschäftigt.«

Lena spricht weiter:

»Gestern Abend habe ich eine Sendung gesehen. Das war ein Wettbewerb von Sängern, aber nicht so blöd. Also was die gesungen haben, war nicht so toll, aber die wurden nicht so fertig gemacht und öffentlich blamiert. Sondern das war sehr liebevoll und unterstützend und die haben sich andauernd umarmt und gesagt, wie gut sie das machen. Da war auch eine junge Türkin, die hat auch gesungen und hat mir gut gefallen. Aber leider ist sie nicht weitergekommen. Irgendwie habe ich dann von ihr geträumt.«

Sie wechselt das Thema.

»Gestern war meine Mutter bei uns. Es war furchtbar. Schon in der Tür hat sie ganz unvermittelt angefangen zu erzählen von ihrer einen Freundin. Die hat Brustkrebs und jetzt noch einen Gehirntumor bekommen, wie schrecklich das ist! Und gleich noch von einer anderen Freundin, die hat auch Brustkrebs. Das ist eine ganz bösartige Form bei ihr, und die hat noch kleine Kinder. Ich wollte das überhaupt nicht hören, die überfällt mich damit und es passte so überhaupt nicht! Da ist mein Vater schon besser, er nimmt so etwas mehr mit Gleichmut.«

Beim Zuhören lässt mich die Wunde im Traum nicht los. Sie wirkt auf mich emotional ebenso fremdartig und unvermittelt wie die Mutter mit ihren eindringenden und überfordernden Geschichten. Mich mutet das geradezu psychotisch an. Verbunden damit spüre ich eine tiefe Bedrohungsangst.

Lena erzählt dann von ihrer Abschlussarbeit, an der sie schreibt. Trotz allem ist sie gut weitergekommen damit. Sie kommt auf ihren Betreuer zu sprechen, dem sie geschrieben hat, wie gut und unterstützend sie ihn erlebt hat und wie sehr er ihr weitergeholfen hat. Er hat zurückgeschrieben, sehr nett und konkret, und gemeint, sie könne sich auch in Zukunft jederzeit wieder an ihn wenden.

Ich sage zu ihr:

> »Der Betreuer war da schon ganz anders als Ihr Vater im Traum. Der ist ja insofern schon gut, als er Sie nicht so überfällt wie Ihre Mutter mit solchen katastrophischen Geschichten. Aber er ist dann doch innerlich abwesend und nicht ganz da für Sie. Sie haben ja auch geträumt, dass er Ihre Wunde gar nicht richtig wahrnimmt.«

Lena sagt: »Ja, das stimmt.« Und es fallen ihr ein paar Geschichten ein, wo ihr Vater nicht gekommen ist, wenn ihr was wichtig war.

> »Er ist auch nicht zum Brahms-Requiem gekommen. Dabei war das so eine tolle Aufführung! Mit einem super guten Chor, wo ich mitgesungen habe. Er sagt, Brahms ist so kitschig. Aber das finde ich nicht. Jeder, der ein Herz hat, muss das Requiem doch mögen. Mir geht das so nah! Ein Vater, der das nicht mag, kann doch gar nicht mein Vater sein!«

Sie beginnt zu weinen und sagt: »Ich weiß gar nicht, warum ich weinen muss.«

Mir fällt die Passage aus dem Requiem ein, in der das Sopran-Solo den Chor überwölbt. »Ich will euch trösten, wie einen seine Mutter tröstet« singt der Chor und die Solistin schwebt darüber, ihre Stimme transportiert den Trost gewissermaßen in der Art ihres Gesanges. Ich werde selbst ganz gerührt. Wahrscheinlich spielt eine Rolle, dass ich diese Passage besonders mag.

Ich sage zu ihr:

> »Vielleicht drückt das Singen selbst und das Brahms-Requiem für Sie ein ganz intensives Lebensgefühl aus. Da sind Sie so lebendig. Und ganz im Gegensatz zu dieser merkwürdigen Wunde am Arm, von der Sie geträumt haben. Und die Sie mit der jungen Türkin verbindet, die so bedroht war, weil sie singen wollte. Und deren Vater sogar ermordet wurde, weil er so gerne sang.«

Patientin: »Ja, die Wunde war so komisch.« Sie spricht weiter darüber, beginnt wieder zu weinen. »Ich habe solche Angst vor dem Tod. Ich habe solche Angst, hier aufzuhören. Das dauert ja noch bis dahin. Aber den Schluss hier, das kann ich mir gar nicht vorstellen.« Sie weint wieder. »Ich muss so viel weinen. Ich schäme mich so, verweint hier aufzustehen.« Die Stunde endet.

In die nächsten Sitzungen bringt sie einige Träume, die von Unfällen, Krankheiten und Zerstörung geprägt sind. Ich sage ihr: »Es geht wohl um Ihre eigene Art zu leben; das gegen Ihren Vater und Ihre Mutter zu entwickeln. Das weckt wohl die Idee, Sie bringen sie damit um. Und werden selbst auch noch schwer verletzt.« Lena antwortet: »Ja, ich finde beide wirklich furchtbar. Die hören nicht zu. Die kreisen nur um sich selbst.« Sie wird von einer riesigen Wut gepackt. Über Stunden geht die innere Auseinandersetzung mit ihren Eltern weiter. Die reale Beziehung zu ihnen allerdings entspannt sich im weiteren Verlauf deutlich.

Schicksale der Hoffnung

Versuchen wir nun, die Schicksale der Hoffnung in dieser Vignette nachzuvollziehen. Lenas Hoffnung meint – so würde ich sie zusammenfassen –, dass Separation möglich ist, ohne dass alle sich gegenseitig zerstören. Sie erzählt, wie sie mit dem Laserschwert ihres kleinen Sohnes herumspringt. Und wie süß der andere Sohn ist, obwohl sie manchmal beide an die Wand klatschen könnte. Im Erzählen entsteht zwischen uns eine Atmosphäre der Lust an der körperlichen Bewegung, der kindlichen Triebhaftigkeit und einer Aggression, die in Beziehungen konstruktiv eingesetzt wird, kurz: eine emotionale, primärprozesshafte Verzauberung als Trägerin von Hoffnung, dass alles gut werden könnte.

Das ermöglicht es Lena, ihren Traum zu erzählen. Er ist voller Desillusionierung, Bedrohung und potenziellem Schmerz: die rätselhafte Wunde am Ellenbogen (wie die Wunde von Amfortas in Parsifal), die junge Türkin, die mit Mord bedroht wird, weil sie singen will, und Lenas Vater, der ihre Wunde gar nicht wahrnimmt, weil er so sehr mit sich selbst beschäftigt ist.

Nach der tiefen Entzauberung durch den Traum folgt eine erneute Verzauberung durch die nächste Assoziation: die Erzählung von dem Gesangswettbewerb im Fernsehen. Hier sind alle so nett und bezogen aufeinander, und die junge Türkin kommt zwar nicht weiter, aber das ist nicht so schlimm, weil sie nicht beschämt, sondern getröstet wird. Hoffnung lebt im Feld der Sitzung auf. Das macht es wieder möglich, von dem Besuch der Mutter zu erzählen, die ohne emotionalen Kontakt zu ihrer Tochter diese mit katastrophischen Geschichten überwältigt. Wieder eine tiefe Desillusionierung. Beim Zuhören erfasst mich elementare Bedrohungsangst.

Darauf entsteht wieder Hoffnung im Feld, denn Lena erzählt von dem freundlichen und unterstützenden Betreuer ihrer Abschlussarbeit. Im vorbewussten Subtext schwingt mit, dass sie auf einen gleichermaßen zugewandten Analytiker hofft. Ich nehme das in meiner Intervention auf und verbinde es mit der Zwiespältigkeit ihrer Vaterbeziehung. Nun fließt das Material; Lena fallen Geschichten ein, die von Enttäuschungen am Vater handeln. Ich habe den Eindruck, hier wird Trauerarbeit geleistet. Zugleich manifestieren sich im Verlauf der Stunde die widersprüchlichsten, hilfreichen und bedrohlichen Aspekte ihrer Beziehungserfahrungen. Auch die Übertragungsbeziehung zeigt sich – so meine Vermutung – als sicherheitsgebend und gefährdet zugleich. Wie kann das alles überhaupt zusammengehalten werden? Kann sich im Feld der Sitzung ein analytisches Drittes konstellieren, das dies alles trägt?

Nun nimmt das Requiem von Brahms Gestalt an. Die präverbale und präobjektale Kraft der Musik ergreift die Patientin und mich. Ich werde davon angerührt, Lena beginnt zu weinen. In unserer unbewussten Kommunikation entsteht eine neue Qualität von Kontakt. Das Requiem generiert neue Hoffnung, und zwar durch eine Triangulierung, welche die Übertragungsbeziehung transzendiert. Ich nenne das eine transzendierende Triangulierung (Will, 2019), die hier auch die hoch ambivalente Übertragungsbeziehung zu halten vermag. Nun droht bald das Ende der

Sitzung – eine Zumutung durch den Analytiker, die Wut bei Lena auslöst. Diese ist schon öfter in spontanen Vorwürfen mir gegenüber explodiert. Heute wird es möglich, an das Analysenende zu denken, das in weiter Zukunft bevorsteht, und Verlustangst zu spüren. Die Verzauberung durch die Musik wird abgelöst von erneuter Trauerarbeit.

Derartige Mikroprozesse in analytischen Stunden habe ich oft erlebt. Das brachte mich auf die Idee, dass hier geradezu eine Dynamik von Verzauberung und Entzauberung am Werk ist, die – wenn es gut geht – ein Motor des analytischen Prozesses wird. Dieser Zyklus von Hoffnung, Desillusionierung, Realitätsanerkennung, Trauerarbeit und neuer Hoffnung findet sich nicht nur aufseiten analytischer Patient:innen, sondern betrifft auch ihre Analytiker:innen, wie Sell (2022) eindrucksvoll zeigt. Hoffnung ist hier weit mehr als eine illusionäre Wunscherfüllung; sie wird zur emotionalen Basis von Entwicklungsprozessen.

Schlusswort

Ich habe versucht, einen solchen Prozess als Mikroentwicklung in einer Behandlungsstunde darzustellen. Das sollte nicht davon ablenken, dass vergleichbare Zyklen der Hoffnung, Desillusionierung, Trauerarbeit und Regeneration in vielen anderen Lebensbereichen genauso wichtig sind. Gerade in der gegenwärtigen Zeit, in der es nicht leichtfällt, nach politischen Ernüchterungen immer neu Hoffnung und Handlungsaktivierung zu gewinnen, ist das vielleicht sogar tröstlich. Ent-Täuschung ist zunächst mit Hoffnungsverlust und Niedergeschlagenheit verbunden. Doch ist erneute Verzauberung möglich, mit deren Hilfe die Realität auf frische Weise betrachtet und angegangen werden kann.

Literatur

Baranger, M. & Baranger, W. (2018). Die analytische Situation als dynamisches Feld. *Psyche – Z Psychoanal, 72*(9/10), 739–784.

Emde, R. N. (1991). Positive emotions for psychoanalytic theory: Surprises from infancy research and new directions. *JAPA, 39*, 5–44.

EPF Bulletin (2023). Illusionen – Illusions – Illusions. *Psychoanalyse in Europa, 77*. Eigenverlag.

Freud, S. (1927c). Die Zukunft einer Illusion. *GW 14*, 325–380.

Freud, S. (1933a). Neue Folge der Vorlesungen zur Einführung in die Psychoanalyse. *GW 15*.

Freud, S. (1968). Gesamtregister. *GW 18*.

Klauber, J. (1976). Über die psychischen Wurzeln der Religion. *Psyche – Z Psychoanal, 30*, 146–158.

Krause, R. (2017). Affektpsychologische Überlegungen zu Seinsformen des Menschen. *Psyche – Z Psychoanal, 71*, 453–478.

Laplanche, J. & Pontalis, J.-B. (1972). *Das Vokabular der Psychoanalyse*. 2 Bde. Suhrkamp.

Lear, J. (2006). *Radical hope: Ethics in the face of cultural devastation*. Harvard University Press.

Link, H.-G. (1974). Art. Hoffnung. *Historisches Wörterbuch der Philosophie Bd 3* (S. 1157–1166). Schwabe & Co.

Loewald, H. (1988). Sublimation. Studies into theoretical psychoanalysis. In ders., *The essential Loewald. Collected papers and monographs* (S. 435–527). University Publishing Group 2000.

Potthoff, P. (2022). *Psychoanalytische Feldtheorien. Auf dem Weg zu einem schulenübergreifenden Paradigma*. Psychosozial-Verlag.

Sell, C. (2022). Medio-passive agency in psychoanalysis: Responding to hopelessness and despair in the therapeutic relationship. *Psychoanal Dialogues, 32*, 353–368.

Waddell, M. (2019). »All the light we cannot see«: Psychoanalytic and poetic reflections on the nature of hope. *Int J Psychoanal, 100*, 1405–1421.

Westlund-Morgenstern, K. (2023). »Fool on the Hill?« Überlegungen zur Spielfähigkeit im Analytiker. *Psyche – Z Psychoanal, 77* (9/10), 922–945.

Will, H. (2014). *Freuds Atheismus im Widerspruch. Freud, Weber und Wittgenstein im Konflikt zwischen säkularem Denken und Religion*. Kohlhammer.

Will, H. (2019). Transzendierende Triangulierung. Ein schizophrener Mensch beteiligt Gott an seiner Psychotherapie. In U. Ertel & A. Münch (Hrsg.), *Religion und Psychose* (S. 245–268). Vandenhoeck & Ruprecht.

Will, H. (2021a). Musik als Medium der Resonanz und der emotionalen Lebendigkeit. Eine psychoanalytische Fallstudie. In I. Erhardt (Hrsg.), *Jahrbuch für Psychoanalyse und Musik Bd. 5* (S. 177–187). Psychosozial-Verlag.

Will, H. (2021b). Zur Handhabung der Vertraulichkeit bei der Veröffentlichung von Behandlungsberichten. *Psyche – Z Psychoanal, 75*, 1011–1022.

Winnicott, D.W. (1983). Übergangsobjekte und Übergangsphänomene (1951). In ders., *Von der Kinderheilkunde zur Psychoanalyse* (S. 300–319). Fischer Taschenbuch Verlag.

Biografische Notiz

Herbert Will, Dr. med., ist Psychoanalytiker, Gruppenanalytiker, Lehranalytiker a. D. und Supervisor (DGPT, DPG, DPV, IPA) sowie ehemaliger Herausgeber der Zeitschrift *PSYCHE*. Seine wissenschaftlichen Schwerpunkte sind: Klinische Psychoanalyse und die Entwicklung ihrer Konzepte, Psychoanalytische Feldtheorie, Spiritualität und Religion. Es liegen zahlreiche Veröffentlichungen von ihm vor, zuletzt über ungesättigte Deutungen, Mikroregression, Reverie, psychoanalytische Kompetenz.

Zwischen Regression und Progression

Dialektik und Dynamik der Hoffnung in der Psychoanalyse

Nils F. Töpfer

Im Titel der DPG-Jahrestagung 2024 »Angst, Regression, Desintegration – und Hoffnung?« ist die Hoffnung mit einem Fragezeichen versehen und durch einen Gedankenstrich von Angst, Regression und Desintegration abgetrennt. Könnte diese visuelle und syntaktische Isolation bereits die prekäre und ambivalente Position von Hoffnung im psychoanalytischen Diskurs ausdrücken? In meinem Beitrag werde ich herausarbeiten, dass die psychoanalytische Literatur zur Hoffnung nahelegt, dass Angst, Regression und Desintegration integral mit der Entstehung und Funktion von transformativer Hoffnung verbunden sind. Diese Hoffnung manifestiert sich in einer dialektischen Spannung, in der das Potenzial für Leid und Heilung einander bedingen und transformieren. Durch die Konfrontation und Integration negativer Erfahrungen kann diese Form der Hoffnung als Katalysator für persönliche Entwicklung und Selbstentdeckung wirken.

Für den Beitrag möchte ich weiterhin die folgende Formulierung aus dem Call for Papers aufgreifen, die im Zusammenhang mit dem gemeinsamen Ringen um Hoffnung auf Veränderung verwendet wurde: »[…] – oder liegt das Hoffnungsvolle schon im Verstanden-Werden?« Mir scheint diese Formulierung eine gewisse Unsicherheit oder Zurückhaltung in Bezug auf die Rolle der Hoffnung zum Ausdruck zu bringen. Ich werde jedoch argumentieren, dass es sich insofern tatsächlich um eine realistische Auffassung handelt, als transformative Hoffnung sich oftmals nicht in bedeutenden Durchbrüchen, sondern in dynamischen, subtilen, zwischenmenschlichen Prozessen manifestiert. Ich versuche aufzuzeigen, wie wir die scheinbar bescheidene und doch transformative Kraft in unserer psychoanalytischen Arbeit anerkennen und nutzen können.

Stephen Mitchell (1993) hat in seinem Beitrag zur Dialektik der Hoffnung zwei grundlegend unterschiedliche psychoanalytische Perspektiven auf Hoffnung identifiziert. Die erste Perspektive betrachtet Hoffnung als im Wesentlichen *regressiv*, indem sie den Weg zu einer reifen und erfüllenden Erfahrung behindert. Hier wird Hoffnung oft mit Fantasie und Illusion verknüpft und als eine Tendenz gesehen, die aus der Sehnsucht nach Befriedigung infantiler Impulse entsteht. Diese Hoffnungen sind oft weit entfernt von der Realität und eher in einem primärprozesshaften Denken und in der Wunscherfüllung verankert. Die zweite Perspektive sieht Hoffnung als im Wesentlichen *progressiv*, als einen Mechanismus, der das Individuum zu einer reicheren Erfahrung führt und den Raum für echtes Begehren und Wachstum schafft.

Regressive Hoffnung

Ein Beispiel für die regressive Perspektive stellen die Überlegungen von Harold Boris (1976) dar. Boris betont die Bedeutung, Wunsch und Hoffnung zu unterscheiden. Er fasst den *Wunsch* als sinnlich und von körperlichen Bedürfnissen getrieben auf. Er strebt auf dem Weg des geringsten Widerstandes nach sofortiger Befriedigung im Hier und Jetzt. *Hoffnung* dagegen ist »potenziell«, das heißt, sie besteht nur fort, wenn sie eine Hoffnung bleibt, sodass sie nicht nur die Frustration, sondern auch die Erfüllung fürchtet. Sie gedeiht in dem Noch-Nicht und in der Ambiguität.

Als besonders zentral erachtet Boris in seiner Auffassung von Hoffnung, dass sie auf *Präkonzeptionen* basiert, wie die Welt sein sollte. Wenn die Präkonzeptionen durch tatsächliche Erfahrungen bestätigt werden, sind Hoffnung und Wunsch deckungsgleich, das heißt, dass der Wunsch (etwas zu wollen) und die Hoffnung (etwas zu erwarten) miteinander im Einklang stehen. Eine Krise der Hoffnung entsteht ihm zufolge, wenn Präkonzeptionen und Realität kollidieren. Dann entsteht ein fundamentaler Antagonismus zwischen Hoffnung und Wunsch, in dem die Hoffnung der Befriedigung des Wunsches entgegensteht. Hier wird deutlich, inwiefern durch das Festhalten an den aus den Präkonzeptionen resultierenden Idealvorstellungen die aktuelle Wunscherfüllung in der Hoffnung auf eine zukünftige Erfüllung der Idealvorstellung aufgeschoben wird. Nach Boris bezieht sich eine Präkonzeption, aus der Hoffnung erwächst, auf den Besitz der Brust. Als Bezüge dazu fallen mir eine Patientin ein, die darüber fantasierte, mich zu kaufen, sodass ich ihr gehöre, und ein Patient, der es an den während der Coronapandemie online stattfindenden Sitzungen überaus genoss, mich überallhin mitnehmen zu können.

Patient*innen, die mit Hoffnungsfragen ringen, investieren ihre Hoffnungen oft in hypomanische Aktivitäten mit der Folge, dass sie ihre Hoffnungen nicht mehr wahrnehmen oder darüber sprechen können. Auch *Narrative* erlauben es Patient*innen, den schmerzhaften Wahrheiten der Unvereinbarkeit ihrer Hoffnungen mit der Realität auszuweichen. Am Beispiel der Fabel *Der Fuchs und die Trauben* verdeutlicht Boris wie eine frustrierende Erfahrung erträglich gemacht wird: Der Fuchs, der die zu hoch hängenden prächtigen reifen Trauben nicht erreicht, behauptet, dass ihm die Trauben noch nicht reif genug seien und er keine sauren Trauben möge. Boris argumentiert, dass Verleugnung allein oft nicht ausreicht und zusätzlich eine Deckgeschichte konstruiert werden muss. Als Beispiel führt er eine junge Frau an, die sich als »fett« wahrnimmt, obwohl sie nur leicht übergewichtig ist. Dadurch fühle sie sich außerstande, eine sexuelle Beziehung zu einem Mann einzugehen. Die Patientin »hofft«, dass das Problem lediglich ihr Gewicht ist. Indem sie an ihrer Wahrnehmung von sich selbst als übergewichtig festhält, kann sie andere möglicherweise schmerzhaftere und komplexere Probleme oder Ängste überdecken, die ihre Fähigkeit, eine sexuell befriedigende Beziehung zu führen, beeinträchtigen. Tatsächlich erhält sie diesen subjektiv erlebten Makel sogar aufrecht, weil er nicht nur die eigentliche Quelle ihrer Frustration verschleiert, sondern auch die Ambiguität bewahrt: »Ich erfülle meine Hoffnungen nicht, scheint sie zu sagen, weil etwas mit mir nicht stimmt, und nicht, weil meine Hoffnungen unerfüllbar sind« (Boris, 1976, S. 141; Übers. d. Verf.).

In der therapeutischen Arbeit stellt Boris die Bedeutung heraus, Patient*innen dabei zu unterstützen, *Krisen der Hoffnung* im Hier und Jetzt der analytischen Stunde erneut zu erleben, auszuhalten und zu besprechen, um aus ihnen zu lernen. Patient*innen verlagern ihre Hoffnung jedoch häufig auf Therapeut*innen selbst als Hauptquelle von Einsicht und Heilung. Wenn sich Analytiker*innen dieser Dynamik nicht bewusst sind, besteht das Risiko, diese überhöhte Erwartung zu akzeptieren und zu versuchen, Patient*innen Antworten oder Lösungen zu geben, anstatt sie durch den Prozess der Erkundung und Neudefinition der eigenen Hoffnungen zu begleiten. Auch Therapeut*innen müssen sich demnach von ihren Präkonzeptionen lösen, was sie sich für und von ihren Patient*innen erhoffen, um sich wirklich auf die gemeinsame Erfahrung einzulassen.

Boris empfiehlt daher, in den Erzählungen der Patient*innen als auch in den eigenen Interventionen weniger auf den Inhalt als auf *das Wie und Warum* zu achten, das heißt auf welche Art und zu welchem Zweck etwas vermittelt wird. Vor dem Hintergrund, dass Narrative Erfahrungen Ordnung und Bedeutung verleihen, können wir auch mit Deutungen Gefahr laufen, wie im Falle der Narrative von Patient*innen über eine Erfahrung zu sprechen, was dem gegenwärtigen Erleben dieser Erfahrung entgegensteht. Damit kann die Deutung Bedeutung und Kohärenz stiften, wo etwas noch nicht in seiner vollen Inkongruenz und Inkohärenz erlebt wurde. Analytiker*innen sollten sich stattdessen auf aktuell erlebte statt auf erzählte Ereignisse konzentrieren. Bei Krisen der Hoffnung liegt es an den Therapeut*innen, die Dinge in Worte zu fassen und zwar nicht durch lehrreiche oder erklärende Deutungen, die auch der Abwehr dienen können, sondern indem sie einfach die Erfahrung beschreiben, sodass Patient*innen diese in ihrer Gänze erfassen können.

Zusammengefasst ist Hoffnung nach Boris insofern regressiv, als sie einem *Festhalten an unrealistischen Idealvorstellungen* gleichkommt und die Wunscherfüllung blockiert.

Progressive Hoffnung

Die zweite von Mitchell (1993) identifizierte Perspektive auf Hoffnung in der psychoanalytischen Literatur betrachtet Hoffnung als grundlegend fortschrittlich und als etwas, das eine reichhaltigere Erfahrung ermöglicht. Beispielsweise werden nach Erik Erikson (1950) die Grundgefühle von Vertrauen und Misstrauen zur Quelle sowohl der ursprünglichen Hoffnung als auch eines Lebensgefühls von verhängnisvollem Schicksal. Erikson sieht Hoffnung nicht als von kindlichen Wünschen oder Sehnsüchten begrenzt an, sondern als etwas äußerst *Konstruktives und Wachstumsförderndes*. Auch Donald Winnicott (2016) sieht die Hoffnung als fortschrittlich. Er glaubt, dass Regression Hoffnung repräsentiert. Für ihn stellen kindliche Hoffnungen und Sehnsüchte keinen defensiven oder pathologischen Wunsch nach illusorischer Befriedigung dar, sondern eine Rückkehr zu dem Punkt, an dem das psychologische Wachstum ins Stocken geraten war. Winnicotts Unterscheidung zwischen dem wahren und dem falschen Selbst ermöglicht es dabei, echte Wünsche und Hoffnungen, die eine tiefere, authentischere Erfahrung repräsentieren, von oberflächlichen Anpassungswünschen zu unterscheiden.

Die Dialektik der Hoffnung

Mitchell (1993) betrachtet die anfänglichen Hoffnungen von Patient*innen in der Analyse weder als rein regressiv noch rein progressiv. Ihm zufolge geht es vor allem darum, als Analytiker*in *Möglichkeiten für neues Wachstum in alten Hoffnungen* zu erkennen und zwischen dem Altbekannten und der Sehnsucht nach etwas Erfüllenderem zu vermitteln. Dabei lassen sich alte Hoffnungen als Lösungen für frühere Verletzungen und Traumatisierungen auffassen, die in der aktuellen Situation jedoch nicht mehr hilfreich sind. Die alten Hoffnungen müssen demnach in der Interaktion zwischen Analytiker*in und Patient*in transformiert werden.

Zum Beginn der Analyse besteht nach Mitchell eine grundlegende Diskrepanz zwischen den Hoffnungen der Patientin und der Analytikerin: Obwohl sich beide ein reicheres und erfüllteres Leben für die Patientin wünschen, unterscheiden sich die Vorstellungen zumeist beträchtlich, was das bedeuten und beinhalten würde. Mitchell verdeutlicht dies am Beispiel zwanghafter Patient*innen, die keinesfalls daran interessiert sind, ihre omnipotente Kontrolle aufzugeben, sondern sich ganz im Gegenteil die Wiederherstellung und Stärkung ihrer Kontrolle erhoffen. In den Sackgassen und im Stillstand des analytischen Prozesses offenbart sich dann die Diskrepanz der Hoffnungen; eine Pattsituation entsteht, was im Schach bedeutet, dass die Person, die am Zug ist, nur noch die Option des ungültigen Zugs hat, den König auf ein Feld zu ziehen, auf dem er Schach gesetzt ist. Die Partie endet dann Remis. Der König der Analytiker*innen ist Mitchell zufolge *das Verstehen*. Und dieses Verstehen wird angegriffen, da es das Gleichgewicht bedroht, um das Patient*innen mühsam ringen. Mit Bezug auf die kleinianische Theorie erläutert Mitchell, wie gefährlich und riskant eine hoffnungsvolle Haltung gegenüber dem Verständnis der Analytiker*innen ist, da die Befriedigung durch die nährende Brust gleichzeitig die Abhängigkeit, Verwundbarkeit und Angst vor der Destruktivität bei Frustration verstärkt. Eine echte, authentische Hoffnung bezüglich des analytischen Prozesses ist daher anfangs kaum möglich, sondern kann nur in einer mühsamen Auseinandersetzung erreicht werden, die eine Überwindung der komplementären Strebungen der Idealisierung und des Neides erfordert.

Wenn sich die Verzweiflung und Zerstörungswut der Patient*innen auf die Fähigkeit des Verstehens der Analytiker*innen richtet, geraten Analytiker*innen auch *selbst* in eine Krise: Ihre Fähigkeit, zu verstehen und Trost zu spenden, stößt angesichts der schmerzhaftesten menschlichen Erfahrungen an Grenzen. Wir sehen uns unserer wichtigsten Qualität beraubt, was Hilflosigkeit weckt, uns mit eigenen Ängsten konfrontiert und eigene Hoffnungen infrage stellt. Das einzige, wenn auch wirkmächtige Mittel ist dann – wie Mitchell schreibt – »die fortwährende Präsenz« (ebd., S. 214; Übers. d. Verf.), das heißt, die Schrecken der Destruktivität und Verzweiflung zu überleben, ohne sich zurückzuziehen. Das Wiederfinden und Re-Definieren eines realistischen Gefühls von Hoffnung ist die Voraussetzung, um zu den Patient*innen auf eine Art und Weise zu sprechen, welche sich von den falschen Versprechungen der Vergangenheit unterscheidet

Mitchell (1993) illustriert die schrittweise Transformation von Hoffnung am Beispiel einer Anfang 30-jährigen Tänzerin, die in ihm einen liebevolleren, aber doch mächtigen und dominanten Vater suchte. In Vorbereitung auf ein Vortanzen bei einem angesehenen Tanzensemble probte sie mit ihrem Vater, einem erfolgreichen Tänzer, der jetzt als Choreograf arbeitete. Seiner vernichtenden Kritik unterwarf sie sich in der Art eines masochistischen Liebesbeweises. Da die Kritik sie sehr verunsicherte, wunderte sich Mitchell, weshalb sie nicht auf die Proben mit dem Vater verzichtete und sich einen eigenen geschützten Raum für ihre Kreativität schuf. Sie arbeiteten heraus, dass in der Familie bisher lediglich der Vater kreativen Raum für sich beansprucht hatte.

Kurz vor dem Vortanzen stand die Frage einer zusätzlichen Sitzung im Raum. Mitchell befand sich angesichts der Parallelen der Therapiesitzungen mit den Vater-Tochter-Tanzproben in dem Dilemma, weder die sadomasochistische Beziehungsdynamik mit dem Vater zu wiederholen noch sich übermäßig wohlwollend zu verhalten, sodass er mit der Patientin einen vorläufigen Termin vereinbarte, welchen die Patientin bis zu einem vereinbarten Zeitpunkt ab- oder zusagen sollte. Letztendlich sagte sie erst später, nämlich am Nachmittag vor dem geplanten Termin zu. Mitchell wusste, dass es seiner Patientin wichtig war, dass die Sitzung vor dem Vortanzen sie nicht aufwühlte, fühlte sich jedoch selbst aufgewühlt: Er konnte ihre ausschweifende Erzählung nicht unterbrechen, ohne dass sie es als einen Versuch erleben würde, ihr seine Agenda aufzudrücken und sie zu unterwerfen. Er fühlte sich so kontrolliert und hilflos wie sie in der Beziehung zu ihrem Vater. In der darauffolgenden Sitzung wurde deutlich, dass sie tatsächlich den Eindruck hatte, seiner Beharrlichkeit nachgegeben zu haben, ihre Ambivalenz bezüglich der zusätzlichen Sitzung zu ergründen. Vielleicht habe er sich behaupten wollen, weil er verärgert über ihr Hinauszögern des Anrufs war. Mitchell sprach an, ob sie dadurch, dass sie sich für ihre Entscheidung Zeit gelassen hatte, ihre Unabhängigkeit demonstrieren wollte, sodass sie ihn ausgeschlossen hatte wie ihren Vater aus den Proben. Sie arbeiteten heraus, dass sie aufgrund eines Schuldgefühls womöglich dazu geneigt war, den Kontakt nach ihrem alten Muster wiederherzustellen, indem sie sich als gehorsame Tochter erwies und unterordnete. Die Patientin konnte eingestehen, dass sie sicherlich testen wollte, wie er zu ihrer Unabhängigkeit stand. Als Mitchell zum Thema machte, wie sehr sie darum ringen würden, den Kontakt nach anderen als den ihr bekannten Mustern zu gestalten, aber noch unsicher wären, wie das möglich wäre, schloss er sich selbst explizit mit ein.

Die Patientin träumte daraufhin, dass sich das Leuchten des Mondes auf furchterregende Weise von dem kaum noch sichtbaren Mond selbst gelöst hätte. Dieser Traum bebilderte auf eindrückliche Weise ihr Erleben, lediglich eine Erweiterung des Glanzes der Eltern zu sein. Dies manifestierte sich in der Übertragungsbeziehung als Hoffnung, durch seinen reflektierten Ruhm erleuchtet zu werden. Davon löste sie sich nun zunehmend innerhalb und außerhalb der Analyse:

> »In der Enttäuschung alter Hoffnungen haben sich neue Möglichkeiten eröffnet. Wie der Mond erzeugt sie noch nicht ihr eigenes Licht und ihre eigene Wärme; es herrscht ein Gefühl von Dunkelheit und Leere, das beängstigend ist. Doch die schwache Kontur der dunklen Mondkugel entspricht ihrer eigenen Erfahrung, dass die Dunkelheit auch eine Chance für das Entstehen von etwas Eigenständigem und zutiefst Persönlichem bietet« (ebd., S. 221; Übers. d. Verf.).

Mitchell sieht es als zentralen Bestandteil einer hoffnungsvollen Haltung an, *Patient*innen in einem neuen Licht sehen* zu können. Vor diesem Hintergrund betrachtet Mitchell Psychopathologie als einen Mangel an Vorstellungskraft mit der Folge, dass alte Einschränkungen die Möglichkeit neuer Erfahrungen verhindern. Patient*innen können allein schon deshalb eine Deutung anfangs nicht analytisch nutzen, da sie diese mit dem Ohr alter Hoffnungen und Ängste hören und noch nicht als etwas Neues, das sich von den bisherigen Erfahrungen unterscheidet. Indem Analytiker*innen sich jedoch andere Möglichkeiten des Seins und des Zusammenlebens vorstellen können, eröffnen sich neue Wege für ihre Patient*innen, die zu persönlich bedeutsamem Wachstum inspirieren. Sobald Analytiker*innen ihre Patient*innen als die Version ihrer selbst adressieren, die sie im Begriff sind, zu werden, setzen sich Patient*innen mit dieser neuen Umgangsweise auseinander und gestalten eine persönliche, für sie stimmige Version aus.

Mitchell weist darauf hin, dass Sprache manchmal nicht ausreicht, um tiefe emotionale Erfahrungen und Traumata zu erreichen oder zu verarbeiten. Eine echte therapeutische Veränderung tritt oft erst dann ein, wenn Patient*in und Therapeut*in gemeinsam die schmerzhaftesten und am stärksten verdrängten Gefühle durchleben und diese in Worte fassen können. Dieser Prozess kann das Gefühl der Hoffnungslosigkeit intensivieren, da er die zugrundeliegenden Ängste und Schmerzen bloßlegt. Die anfänglichen, oft von früheren Schmerzen und Verletzungen geprägten Hoffnungen von Patient*innen entsprechen in der Regel nicht ihren wirklichen Bedürfnissen. Wahre, heilende Hoffnung kann oft nur durch das Erleben und Verarbeiten tiefer Ängste und Schmerzen erreicht werden. Dabei liegt die wahre Hoffnung nicht in der Befriedigung der anfänglichen Wünsche von Patient*innen, sondern in der Transformation und Neugestaltung der inneren Erfahrung.

Hoffnung als Inspiration

Sandra Buechler (1995) fügt mit ihrem Beitrag »Hope as Inspiration in Psychoanalysis« der psychoanalytischen Betrachtung von Hoffnung eine weitere Facette hinzu. Ihr zufolge müssen Analytiker*innen mehr als nur eine Methode zur Selbstuntersuchung der Patient*innen einbringen: Sie benötigen eine Vorstellung von menschlichem Wachstum und Potenzial. Dabei ist es nicht die Hoffnung der Analytiker*innen, die Hoffnung in Patient*innen hervorruft, sondern *die Beziehung von Analytiker*innen zum Leben*, die Patient*innen als Modell dient und sie »anstecken« kann – ihre Widerstandsfähigkeit, ihr Engagement, ihre Ehrlichkeit und ihre Leidenschaft für Wachstum. Auf ein solches Modell der Beziehung zurückgreifen zu können, erzeugt nach Buechler letztlich Hoffnung. Die aktive Hoffnung kommt dabei weniger durch den konkreten Inhalt der Kommunikation als vielmehr durch die Kraft und Überzeugung in der *Art und Weise der Kommunikation* zum Ausdruck. Die Einstellungen und Leidenschaften von Analytiker*innen wie ihre Liebe zur Arbeit, ihre Freude an den Herausforderungen des Lebens und ihre Bereitschaft zu kämpfen werden oft subtil, durch Timing und Gestik mehr als durch Worte vermittelt.

Zwischen Katastrophe und Glaube

Obwohl sich Michael Eigen (1985) in seinem Text »Toward Bion's Starting Point: Between Catastrophe and Faith« nicht explizit mit Hoffnung auseinandersetzt, hat seine Diskussion der Beziehung zwischen Katastrophe und Glaube bei Wilfred Bion Implikationen für das Verständnis von Hoffnung. Nach Eigen stellen *Beta-Elemente* bei Bion den »Urknall« beziehungsweise den Anfangspunkts psychischer Realität dar. Diese rohen affektiven Zustände sind sowohl gedankenlos als auch halluzinatorisch, und da noch kein Referenzrahmen für sie existiert, breiten sie sich mit unendlichem Schrecken im infantilen Kosmos aus. Bion betrachtet diese Katastrophe nicht einfach nur als negative oder destruktive Kraft, sondern auch als eine fundamentale und ursprüngliche Erfahrung des psychischen Lebens, zu der Fragmentierung und Trennung ebenso dazugehören wie Vereinigung und Kontinuität. Eigen zufolge zählt es zu den Verdiensten Bions, dass er neben dem Erreichen der depressiven Position (Ps → D) auch die Bedeutung des Aufbrechens der depressiven Position (Ps ← D) und damit *das Oszillieren zwischen Ps und D* betont und mit einem Doppelpfeil zwischen den Positionen dargestellt hat (Ps ↔ D). Dieses Oszillieren stelle einen natürlichen Rhythmus des Auseinanderfallens und Wieder-Zusammenfindens dar, der unterbrochen wird, wenn im Sinne eines misslingenden Containings vorzeitig nach D gestrebt oder an D festgehalten wird. Dabei enthält *die Katastrophe* in Ps das kreative Potenzial für einer Neuausrichtung. Wenn die Katastrophe nicht wirklich erlebt wird, verliert sie auch ihre Signalwirkung und wird – wie Eigen schreibt – »stumpf und leer« (ebd., S. 329). Dass wir diese Erfahrungskapazität, die unsere psychische Realität ausmacht, nicht zulassen und mit ihr arbeiten können, ist ihm zufolge eine schreckliche Paradoxie.

Bion schlägt vor, die inhärente und oftmals überwältigende Präsenz der Katastrophe mit einer ebenso mächtigen und grundlegenden Kraft zu konfrontieren: *dem Glauben oder Faith (F)*. Bei Bion bedeutet in Eigens Worten »Feuer mit Feuer zu bekämpfen« (S. 326), dass der Glaube in O (»O« für die emotionale Realität des Moments oder generell für die ultimative Realität) eine radikale Kraft darstellt, die dazu in der Lage ist, die Katastrophe zu konfrontieren und zu transformieren. Die Erfahrung der Katastrophe kann nicht nur durch unsere Beobachtungskapazität oder unser Wissen (K für Knowledge) erfasst werden, sondern beinhaltet auch eine tiefere Kapazität, die aufgerufen werden muss, wenn Heilung oder tiefgreifende Reifung stattfinden soll: Durch den Verzicht auf Erwartungen, Erinnerungen, Wünsche und Verstehen sollen Analytiker*innen sich für *den Glauben F in O* als wesentliche Qualität der psychoanalytischen Haltung öffnen, die auf eine reine Empfänglichkeit oder Aufnahmebereitschaft und letztlich auf die emotionale Wahrheit einer Sitzung abzielt. Diese Offenheit kann äußerst unangenehm sein, da man Fragmentierung und chaotische Leere ertragen muss. So wie die mütterliche Fürsorge die zerbrochene Kontinuität des Seins des Säuglings wiederherstellt, sollen die wiederholten Zyklen des »Sterbens« und der »Wiedergeburt« auch im analytischen Paar den Glauben nähren. Nach Eigen rettet der Glaube die Katastrophe und erkennt sie als einen grundlegenden Zustand unseres Seins an. Denn das Abstumpfen unseres Bewusstseins für Katastrophen würde bedeuten, unsere Sensibilität für uns selbst zu verlieren oder nie zu gewinnen.

– ? !

Ich möchte nun zum Abschluss auf die eingangs gestellten Frage zur Hoffnung zurückkommen und beginne mit der Trennung von Angst, Regression und Desintegration einerseits und Hoffnung andererseits durch den Gedankenstrich im Titel der Jahrestagung. Diese Trennung durch den *Gedanken*strich möchte ich sprachspielerisch beleuchten.

Eine Gemeinsamkeit der dargestellten psychoanalytischen Perspektiven auf Hoffnung besteht darin, dass diese Trennung zur Entstehung von wirklicher Hoffnung aufgehoben werden muss, dass etwas *erlebt anstatt gedacht* werden muss: die Krise der Hoffnung bei Boris, die Schrecken der Destruktivität und Verzweiflung in den analytischen Pattsituationen bei Mitchell, das Aufbrechen der depressiven Position, die Desintegration als Öffnung für die inhärente und oftmals überwältigende Präsenz der Katastrophe bei Eigen. Es muss gewissermaßen letztlich der Gedanke im Gedankenstrich aufgelöst werden: seien es die Narrative bei Boris oder Eigens Warnung vor dem Drang nach vorzeitiger Kohärenz im Sinne eins misslingenden Containings. In dieser Phase der Entstehung von Hoffnung geht es weniger um das, was in unseren Köpfen, als vielmehr um das, was in unseren Herzen passiert: das Erleben statt des Erzählens, die Erfahrung des Erlebens und Überlebens durch die fortwährende Präsenz. Angst, Regression und Desintegration sind damit ein integraler Bestandteil des Prozesses der Entstehung von Hoffnung.

In diesem Sinne ist auch das *Fragezeichen* hinter der Hoffnung – zumindest vorübergehend – unvermeidlich, denn es wird etwas infrage gestellt: Wir geraten als Analytiker*innen selbst in eine Krise, in der unser Verstehen, ja letztlich unser *Denken* angegriffen wird. Diese durch die Deutung repräsentierte sonst so zentrale analytische Qualität verliert ihr Potenzial, für unsere Patient*innen und für uns selbst Trost zu spenden, und *muss* verloren gehen. Mit Goethes Faust gesagt: »Ich habe keinen Namen dafür! Gefühl ist alles; Name ist Schall und Rauch.«

Es muss aber auch etwas dazukommen für die Konfrontation, Integration und Transformation des Alten, damit etwas Neues entsteht, sei es durch die Vorstellungskraft anderer Möglichkeiten des Seins bei Mitchell, die inspirierende und »ansteckende« Beziehung von Analytiker*innen zum Leben bei Buechler oder F in O bei Bion. Eigen hat darauf hingewiesen, dass Bion offengelassen hat, woher der Glaube kommt. Dass man ihn am ehesten als eine »freeing capacity« begreifen kann, macht noch einmal deutlich, dass etwas weggenommen werden muss. Die psychoanalytischen Perspektiven auf Hoffnung bleiben hier folgerichtig ambigue und muten zum Teil mystisch, meines Erachtens aber vor allem künstlerisch an (»Hoffnung als Inspiration«, »Psychopathologie als Mangel an Vorstellungskraft« etc.). Das dialektische Verhältnis von Regression und Hoffnung wird dabei passenderweise durch eine Definition des kreativen Prozesses auf den Punkt gebracht: »›making the strange familiar‹ and ›making the familiar strange‹« (Gordon, 1966, zitiert nach Buechler, 1995, S. 69).[1] Ich finde es hilfreich, vor diesem Hintergrund psychoanalytisch über Hoffnung nachzudenken: über das Erkennen von Möglichkeiten für neues Wachstum in alten Hoffnungen; dass Patient*innen sich zu einer Version ihrer selbst entwickeln, als die wir sie behandeln; dass das scheinbar Fremde der Katastrophe wieder vertraut gemacht werden muss, da sie als grundlegende Erfahrungskapazität das kreative Potenzial für einer Neuausrichtung enthält.

Ich hoffe, dass mein Text dazu beiträgt, die Trennung der Hoffnung von

1 Buechler (1995) bezieht sich auf das genannte Zitat im Zuge ihrer Auseinandersetzung mit dem von Mitchell (1993) betonten Behandlungsziel, sowohl eine Kontinuität als auch eine Vielfalt der Selbsterfahrung anzustreben. »Ich muss das Thema hören und seine Variationen erkennen« (ebd., S. 69; Übers. d. Verf.). Einerseits gilt es daher, vertraute Aspekte seiner selbst in scheinbar fremden Situationen zu entdecken, und andererseits die (feinen) Unterschiede in unterschiedlichen Kontexten im Sinne der eigenen Vielfältigkeit zu akzeptieren.

Angst, Regression und Desintegration aufzulösen und das Fragezeichen hinter Hoffnung zwar nicht zu streichen, aber sich für die Hoffnung auf beziehungsweise den Glauben an das *Ausrufezeichen* zu öffnen!

Literatur

Boris, H.N. (1976). On hope: Its nature and psychotherapy. *International Review of Psycho-Analysis, 3*(2), 139–150.

Buechler, S. (1995). Hope as inspiration in psychoanalysis. *Psychoanalytic Dialogues, 5*(1), 63–74.

Eigen M. (1985). Toward Bion's starting point: Between catastrophe and faith. *The International Journal of Psychoanalysis, 66*(3), 321–330.

Erikson, E.H. (1950). *Childhood and society*. W.W. Norton & Co.

Mitchell, S.A. (1993). The dialectics of hope. In ders., *Hope and dread in psychoanalysis* (S. 202–231). Basic Books.

Winnicott, D.W. (2016). Metapsychological and clinical aspects of regression within the psycho-analytical set-up (S. 201–218). In L. Caldwell & H. Taylor Robinson (Hrsg.), *The Collected Works of D. W. Winnicott: Volume 4, 1952–1955* (S. 201–218). Oxford Academic.

Biografische Notiz

Nils F. Töpfer, Prof. Dr. phil., ist Professor für Klinische Psychologie und Psychotherapie mit dem Schwerpunkt Tiefenpsychologisch-fundierte Psychotherapie an der MSH Medical School Hamburg, psychologischer Psychotherapeut (TP, AP) und Psychoanalytiker (DPG, IPV). Er ist Mitherausgeber der Zeitschrift *Psychotherapie im Alter*.

Die Herausgeber:innen

Eckehard Pioch, Dipl.-Psych., ist Psychoanalytiker, niedergelassen in eigener Praxis in Berlin, und Lehranalytiker (DPG, IPV, DGPT). Er ist Vorsitzender der Deutschen Psychoanalytischen Gesellschaft.

Luisa von Hauenschild, Dipl.-Psych., ist Psychoanalytikerin, niedergelassen in eigener Praxis in Berlin. Sie ist Lehrbeauftragte am Berliner Institut für Psychotherapie und Psychoanalyse e.V.

Katarzyna Meinert, Mag. Psych., ist Psychologische Psychotherapeutin und Psychoanalytikerin, niedergelassen in eigener Praxis in Berlin. Sie ist Dozentin am Psychoanalytischen Institut Berlin.

Isabel Mühlinghaus, Dipl.-Psych., ist Psychoanalytikerin, niedergelassen in eigener Praxis in Berlin. Sie ist Dozentin am Psychoanalytischen Institut Berlin.

Tilman Watzel, Dipl.-Psych., ist Psychoanalytiker, niedergelassen in eigener Praxis in Berlin, Lehranalytiker (DPG, IPV, DGPT) und Dozent am Psychoanalytischen Institut Berlin, Dozent und Supervisor an der Berliner Akademie für Psychotherapie und Dozent im Masterstudiengang Kunsttherapie an der Kunsthochschule Berlin-Weißensee.

Psychosozial-Verlag

Klaus Grabska, Angela Mauss-Hanke, Utz Palußek, Falk Stakelbeck (Hg.)

Virtuelle Berührung – zersplitternde Realität

Zur Psychoanalyse von Digitalisierung und Internetkultur

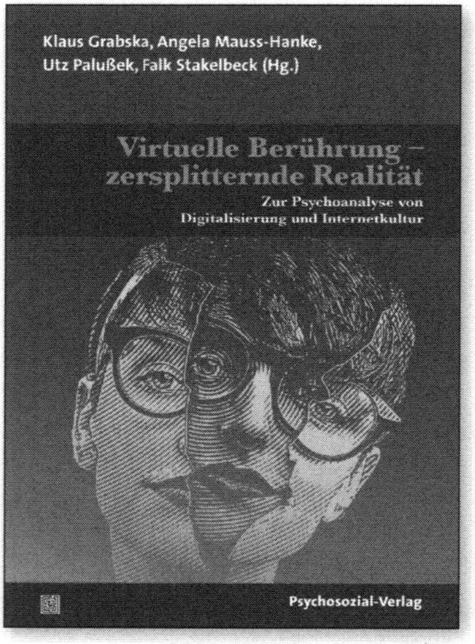

2023 · 263 Seiten · Broschur
ISBN 978-3-8379-3238-6

- **Anschaulicher und lebensnaher Dialog von Gesellschaftsanalyse und klinischer Praxis**
- **Anschlussfähig an gegenwärtige Debatten im Bereich von Digitalisierung und Gesellschaft**

Die virtuellen Welten, in denen wir uns seit der Pandemie verstärkt bewegen, berühren uns auf unterschiedlichste Weise. Sie sind Teil einer medialen Revolution mit tiefgreifenden Folgen für das Subjekt und erfordern einen kritischen Blick im Spannungsfeld von psychotherapeutischer Klinik, Kulturtheorie und reflexiver Sozialpsychologie.

Die Autor*innen des Bandes vertiefen aus einer psychoanalytischen Perspektive unser Verständnis der Digitalisierung in all ihren Facetten und Auswirkungen: Sie fragen, wie sich unser sinnliches Erleben verändert, wie sich virtuelle Berührungen ohne Körper verstehen lassen, welche unbewussten Fantasien wir im virtuellen Raum haben oder ob die mediale Revolution die Versprechen nach mehr gesellschaftlicher Teilhabe diverser Akteur*innen einlösen kann oder die gesellschaftlichen Spaltungen verstärkt.

Mit Beiträgen von C.-S. Adamidis, G. Brockhaus, G. Civitarese, J. K. Degenhardt, L. Garrels, A. Hamburger, B. Heimerl, A. P. Herrmann, A. Lemma, E. Löchel, F. Oberlehner, C. Schnackenberg, S. Thrul und N. F. Töpfer